JN496615

안경처방을 위한

굴절검사

제 2 판

(Principles & Practice of Refraction)

안경처방을 위한

굴절검사

제 2 판

(Principles & Practice of Refraction)

최혜정
진가헌
공저

월드사이언스
worldscience.co.kr

안경처방을 위한 굴절검사 제2판

(Principles & Practice of Refraction)

인 쇄 | 2011년 2월 20일
발 행 | 2011년 2월 28일

공 저 | 최혜정 진가헌
발행인 | 박선진
발행처 | 도서출판 월드사이언스

주 소 | 서울특별시 서초구 방배4동 864-31 월드빌딩1층
등록일자 | 1988년 2월 12일
등록번호 | 제 16-1601호
대표전화 | (02) 581-5811~3
팩스 | (02) 521-6418

E-mail | worldscience@hanmail.net
URL | http://www.worldscience.co.kr

정가 | 20,000원
ISBN | 978-89-5881-176-3

이 도서의 국립중앙도서관 출판시도서목록(CIP)은 e-CIP홈페이지(http://www.nl.go.kr/ecip)에서 이용하실 수 있습니다. (CIP제어번호 : CIP2011000793)

머리말

PREFACE

이 책의 초판이 출판 된지도 10년이 지났다. 이 기간 동안 검안학의 연구와 검사 기구들의 많은 발전이 있었으나, 자각적 굴절검사법의 경우는 검사자와 피검사자 간의 상호 관계에 의해 이루어지고 또한 검사결과가 도출됨으로 검사방법과 관련 기술에는 큰 변화가 없다.

올바른 안경을 조제가공하기 위해서는 먼저 정확한 검안이 필수적이다. 검안은 눈의 굴절이상 검사뿐 아니라 눈의 양안시 기능검사, 조절력 검사 그리고 안질환 검사 등의 여러 다른 검사들도 병행되어야 하나 이 책에서는 굴절검사만을 중점적으로 다루고자 한다. 그러나 공부하는 학생들은 시력장애를 일으키는 원인과 눈의 질환들에 대한 기초적인 지식들도 알고 있어야 하므로 간단하게나마 다루었다.

이 책은 굴절검사를 배우고자하는 안학생들이나 안경사들이 짧은 기간 동안 공부하면서 굴절검사기법을 터득하는데 있어 쉽게 이해할 수 있도록, 굴절검사의 원리나 이론보다 검사방법을 더 강조하여 써 놓았다. 특히 검사 과정을 순서적으로 기술해 놓아 학생들이나 초보 검사자들이 쉽게 검사법을 익힐 수 있도록 하였다. 또한 초판 보다 검사순서를 보다 자세하고 체계적으로 정리해 놓음으로서 필요한 부분을 바로 찾아 공부할 수 있도록 새로 정리하였다. 그리고 간단한 사진과 그림을 삽입하여 내용을 보다 쉽고 명확하게 이해를 돕게 하였다.

이 책의 내용 중 눈의 질환과 수술 등의 관한 부분에서는 질환의 약물치료나 수술치료의 과정 보다 치료 후 발생한 시력장애에 대한 시력교정 방법에 대해 자세히 다루었다. 더욱이 눈의 질환 뿐 아니라 여러 전신질환도 눈의 굴절상태에 변화를 일으킬 수 있다는 것에 대해 굴절검사자가 알아야 할 것들도 고루 다루었다.

의학의 발달로 노인 인구의 증가로 성인병인 고혈압, 당뇨병에 의한 합병증과 백내장, 연령관련황반변성과 같은 눈의 질환에 의해 시력장애를 일으키는 비율이 증가하는 추세이며 또한 시력장애의 원인도 다양해 졌다. 노령인구의 증가로 향후 저시력 인구가 훨씬 증가하게 될 것이라고 생각되나, 저시력의 검사와 진단은 간단한 것이 아니므로 이 책에서는 자세히 다루지 않았다.

이 책의 내용 중에는 아직도 미흡한 부분이 많고 보강해야 할 부분이 많을 것으로 생각되며 앞으로 계속 새로운 지식과 정보를 추가하고 보완해 나갈 것이므로, 여러분의 많은 조언과 지도를 부탁드립니다.

끝으로 이 책이 굴절검사를 공부하는 학생, 안경사 그리고 안경업종사자들에게 조금이나마 도움이 되었으면 한다.

어려운 여건 속에서도 이 책의 출판을 위해 교정업무에 노고를 아끼지 않으신 출판부 여러분께 감사를 드립니다.

2011년 2월

저 자 씀

차 례

Principles & Practice of Refraction

CONTENTS

CHAPTER 01

기본 약어

1 일반

R (right)	오른쪽
L (left)	왼쪽
OD (oculus dexter)	오른쪽 눈
OS (oculus sinister)	왼쪽 눈
OU (oculus uterque)	양쪽 눈
BE (both eye)	양쪽 눈
LE (left eye)	왼쪽 눈
RE (right eye)	오른쪽 눈
B (base)	기저
Conv (convergence)	눈모음(폭주)
Div (divergence)	눈벌림(개산)
↑(increase)	증가
↓(decrease)	감소
Rx (prescription)	처방
F (focal length)	초점거리
Hor. H (horizontal)	수평
Vert. V (vertical)	수직
NP (near point)	근점
FP (far point)	원점
Obj (objective)	타각적
Sub (subjective)	자각적

2 시력

VA (visual acuity)	시력
DA (distant acuity)	원거리 시력
NA (near acuity)	근거리 시력
BVA (best visual acuity)	최고 시력
As, Astig (astigmatism)	난시, 비점수차
BV (binocular vision)	양안시
CV (correcting vision)	교정시력
A (ametropia)	비정시
E (emmetropia)	정시
H (hyperopia)	원시
M (myopia)	근시
LV (left vision)	좌안시력
RV (right vision)	우안시력
Vd (visus dextra)	우안시력
Vs (visus sinistra)	좌안시력
Pb, P (presbyopia)	노시안
NE (naked eye)	나안
SV (stereoscopic vision)	입체시
Vis. V (vision, visus)	시력
$\bar{c}$c (with correction)	안경으로 교정한 상태
$\bar{s}$c (without correction)	안경으로 교정하지 않은 상태
PH (pinhole)	바늘구멍(핀홀)
CF (count fingers)	손가락세기
HM (hand motion)	손 흔듦
LP (light perception)	빛 감지(광각)
LProj (light projection)	빛 방향 알아보기
NLP (no light perception)	빛 감지 못함

3 렌즈미터로 검사 시

NW (now wearing)	현재 안경도수(현재 안경처방)
Add (addition)	가입도수
Segs (segments)	이중초점렌즈의 자렌즈
RP (reading portion)	근용부
MP (middle portion)	중간부
DP (distance portion)	원용부
BF/bi (bifocal)	이중초점렌즈
TF/tri (trifocal)	삼중초점렌즈
Sph (sphere)	구면렌즈 도수
Cyl (cylinder)	원주렌즈 도수
° (degree)	원주렌즈 축 방향의 각도
PL (plano)	평면렌즈
X (axis)	원주렌즈의 축 방향
AR (against the rule astigmatism)	도난시
OBL (oblique astigmatism)	사난시
WR (with the rule astigmatism)	직난시
△ (prism diopter)	프리즘 굴절력
D (diopter)	디옵터(렌즈 도수)
BU (base up)	기저 상방
BD (base down)	기저 하방
BI (base in)	기저 내방
BO (base out)	기저 외방
DBC (distance between centers)	두 렌즈의 광학중심점간거리
UV (ultra violet)	자외선
cm (centimeters)	센티미터
mm (millimeters)	밀리미터

4 콘택트렌즈

HCL (hard contact lens)	하드 콘텍트렌즈
SCL (soft contact lens)	소프트 콘텍트렌즈
EWCL (extended wear contact lens)	연속착용 콘텍트렌즈
GPCL/GP (gas permeable contact lens)	산소투과성 콘텍트렌즈
RGP (rigid gas permeable contact lens)	경성 산소투과성 콘텍트렌즈
BC (base curve)	곡률반경

5 굴절검사

PD (pupillary distance)	동공거리
IPD (interpupillary distance)	동공간거리
MR (manifest refractometry)	현성 굴절검사
CR (cycloplegic refractometry)	조절마비 굴절검사
PCR (post-cycloplegic refractometry)	조절마비 후 굴절검사(부하 조절마비굴절검사)
AR (autorefraction)	자동굴절검사
GR (gross retinoscopy)	총 검영값
NR (net retinoscopy)	실제 검영값
Accom (accommodation)	조절
A (accommodation)	조절
GL (green lens)	녹색렌즈
RL (red lens)	적색렌즈
OR (over-refractometry)	덧 굴절검사(안경이나 콘택트렌즈를 착용한 상태에서 굴절검사)
VD (vertex distance)	정점간거리
R (radius)	곡률반경(기저만곡도)
Ax (Axis)	원주렌즈의 축 방향
SE (spherical equivalent)	구면렌즈대응치

6 기타

AC (accommodative convergence)	조절성눈모음
AC/A (accommodative convergence/ accommodation)	단위조절량에 대한 조절성눈모음량의 비(조절눈모음비)
ACL (anterior chamber intraocular lens)	앞방인공수정체
ARC (abnormal retinal correspondence)	망막이상대응
CT (cover test)	가림검사
Dec (decentration)	편심
EOM (extraocular muscle)	외안근
Eso (esophoria)	내사위
ET (esotropia)	내사시
Exo. X (exophoria)	외사위
Hyper. (hyperphoria)	상사위
Hypo. (hypophoria)	하사위
HT (hypertropia)	상사시
IO (inferior oblique muscle)	아래빗근(하사근)
IOL (intraocular Lens)	인공수정체
IOP (intraocular pressure)	안압
IR (inferior rectus muscle)	아래곧은근(하직근)
LR (lateral rectus muscle)	가쪽곧은근(외직근)
MR (medial rectus muscle)	안쪽곧은근(내직근)
MR (maddox rod)	마독스간
NPA (near point of accommodation)	조절근점
NPC (near point of convergence)	눈모음근점
NRC (normal retinal correspondence)	망막정상대응
Ortho (orthophoria)	정위
PCL (posterior chamber intraocular lens)	후방인공수정체
SR (superior rectus muscle)	위곧은근(상직근)
SO (superior oblique muscle)	위빗근(상사근)
XT (exotropia)	외사시

02 CHAPTER 눈의 광학적 구조

눈의 기능은 외부 물체에서 발산되어 나오는 빛이 눈의 투명 매체를 통과할 때 굴절시켜 망막 위에 정확하게 도달하게 하여, 물체의 상이 또렷하게 보이게 하는 것이다.

눈의 구조는 카메라의 구조와 비슷하며 굴절력을 갖는 여러 렌즈의 조합체와 같다(표 2-1)(그림 2-1).

[표 2-1] 눈의 광학적 구조

눈과 카메라의 구조 비교	
눈의 구조	카메라의 구조
눈꺼풀	샷터
각막	대물렌즈
홍채	조리개
수정체	초점렌즈
망막	필름

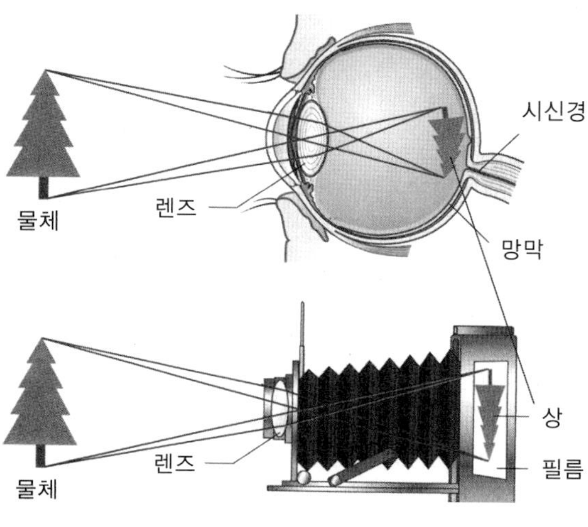

[그림 2-1] 눈과 카메라의 구조

각막은 약 +43D의 굴절력을 갖고 있으며 수정체는 물체의 상을 망막에 정확하게 맺히게 하기 위해 굴절력이 약 +19D에서부터 +33D까지 변화하면서 근거리 및 원거리 물체의 초점을 맞추는 성질을 갖고 있다.

눈의 여러 투명한 매질과 안경렌즈는 재질에 따라 각기 다른 굴절률을 가지고 있다(표 2-2).

[표 2-2] 투명체의 굴절률

매 질	굴절률	매 질	굴절률
공기	1.000	CR-39	1.498
눈물	1.336	Crown glass	1.523
각막	1.376	PMMA	1.49
방수	1.336	Silicone	1.44
수정체	1.420	HEMA	1.40
유리체	1.336	Flint glass	1.65
물	1.33		

눈 속으로 발산되어 들어온 광선은 눈 속 각 매질의 굴절률과 매질 상호간의 거리에 따라 광선이 눈 속에서 결상되는 위치가 결정된다. 눈의 매질에 의한 복잡한 상호 변수들을 각각의 상수를 이용하여 눈의 굴절력을 계산하기 쉽게 만든 것이 모형안이다.

모형안 중에서도 제일 간단하게 만들어진 것이 생략안이다.

생략안의 구조는 다음과 같다(표 2-3).

[표 2-3] 생략안의 구조

각막의 곡률반경	5.65mm
전 초점거리(fa)	17.0mm
후 초점거리(fp)	22.6mm
절점(N)	1. 각막의 전극으로부터 안구의 후극부 쪽으로 5.6mm떨어진 곳에 위치 2. 망막으로부터의 전극 쪽으로 17.0mm 떨어진 거리에 위치
눈의 전체 굴절력	+60 디옵터(D)

생략안의 모형은 다음과 같다(그림 2-2).

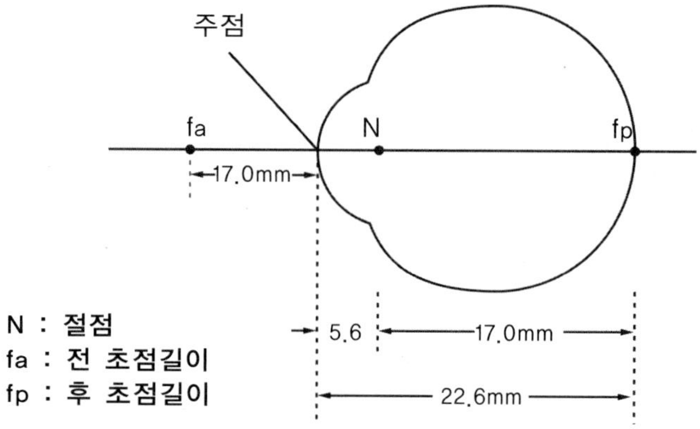

[그림 2-2] 생략안의 모형

다른 모형안으로 실제 눈의 광학적 특성과 가장 비슷하게 만든 것으로 굴스트란드(Gullstrand) 모형안(그림 2-3, 표 2-4)이 있다. 이 모형안은 각막과 수정체의 전, 후면 굴절력, 그리고 방수와 유리체의 굴절률 등과의 복잡한 변수들이 상호 관계하여 눈의 전체 굴절력을 나타낸다.

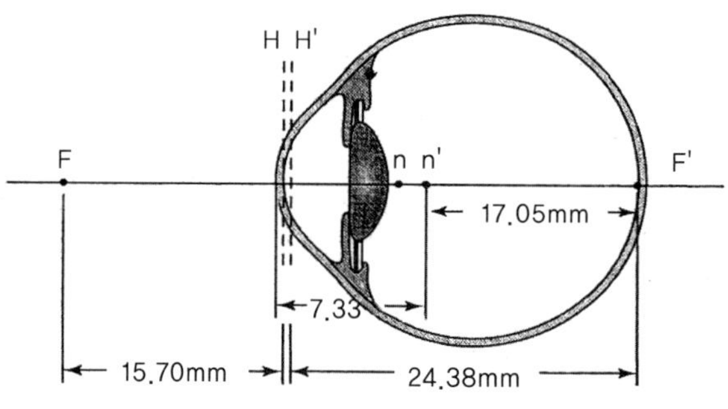

[그림 2-3] 굴스트란드 모형안

[표 2-4-1] 굴스트란드 모형안의 구조

요소		
굴절률	각막	1.376
	방수	1.336
	수정체 피질	1.386
	수정체 핵	1.406
	유리체	1.336
곡률반경	각막 전면	7.7mm
	각막 후면	6.8mm
	수정체 전면	10.0mm
	수정체 후면	6.0mm
각막정점으로 부터	제1초점거리	15.70mm
	제2초점거리	24.38mm
주점과 절점의 위치	각막 전정점에서 주점까지의 거리	H 1.35mm, H' 1.60mm
	각막 전정점에서 절점까지의 거리	n 7.08mm, n' 7.33mm

요소		
조직간 거리	각막 두께	0.5mm
	각막 전정점에서 수정체 전정점까지의 거리	3.6mm
	각막 전정점에서 수정체 후정점까지의 거리	7.2mm
	각막 전정점에서 망막까지의 거리 (안축장)	24.38mm
굴절력	각막	43.05D
	수정체	19.1D
	눈 전체 굴절력	조절하지 않은 상태에서 58.64D이다. (이 굴절력은 +1.00D의 원시상태이다. 눈의 실제 안축장은 이 모형안의 안축장보다 0.38mm 짧다)

03 CHAPTER

렌즈의 광학원리

굴절검사를 시행할 때와 굴절이상을 교정할 때 사용되는 구면렌즈와 원주렌즈의 광학적 정의와 단위를 간단하게 설명하고자 한다.

1. 제1 주초점 또는 전주초점 : 렌즈를 통과한 후 굴절된 빛이 평행광선을 이루게 하는 광원의 위치를 말한다.

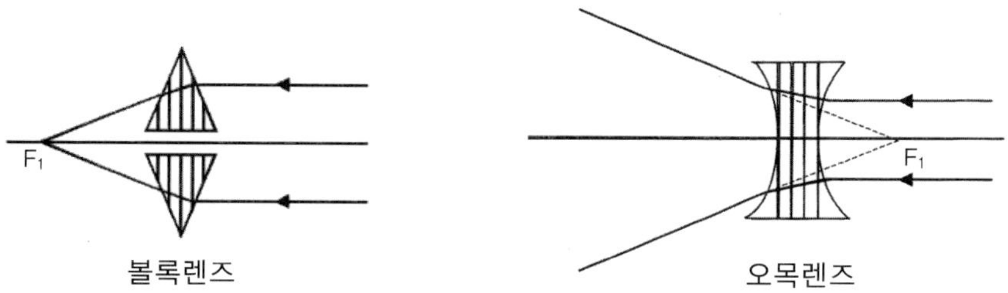

[그림 3-1] 제1 주초점(F_1)

2. 제2 주초점 또는 후주초점 : 광원에서 나온 평행광선이 렌즈를 통과한 후 실상이든 허상이든 한 점에 모이는 위치를 말한다.

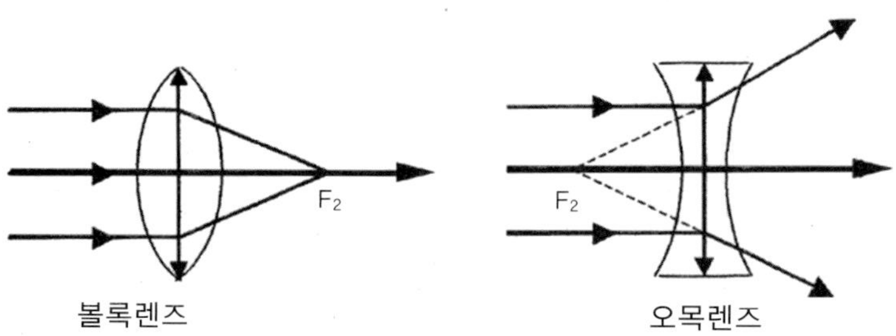

[그림 3-2] 제2 주초점(F_2)

3. 초점 : 렌즈에 의해 실상이든 허상이든 빛이 수렴하여 모이는 점을 말하며, 제2 주초점(그림 3-2)의 위치와 같다.
   렌즈가 실상이건 허상이건 상을 맺는 점을 초점이라고 한다. 볼록 구면렌즈를 통해 빛이 보다 선명하게 한 점에 모이도록 불빛과 렌즈를 움직이면서 초점을 맞추게 되면, 이 렌즈의 초점에 모인 실상의 빛을 보게 된다. 오목 구면렌즈에서는 실상의 초점을 볼 수 없으며 렌즈 앞에 허상의 초점이 맺히게 된다.

4. 초점거리 : 렌즈의 초점에서부터 렌즈의 중심까지의 거리를 의미한다(그림 3-3).
   실상이건 허상이건 관계없이 초점에서 렌즈의 중심까지의 거리를 초점거리라고 한다.

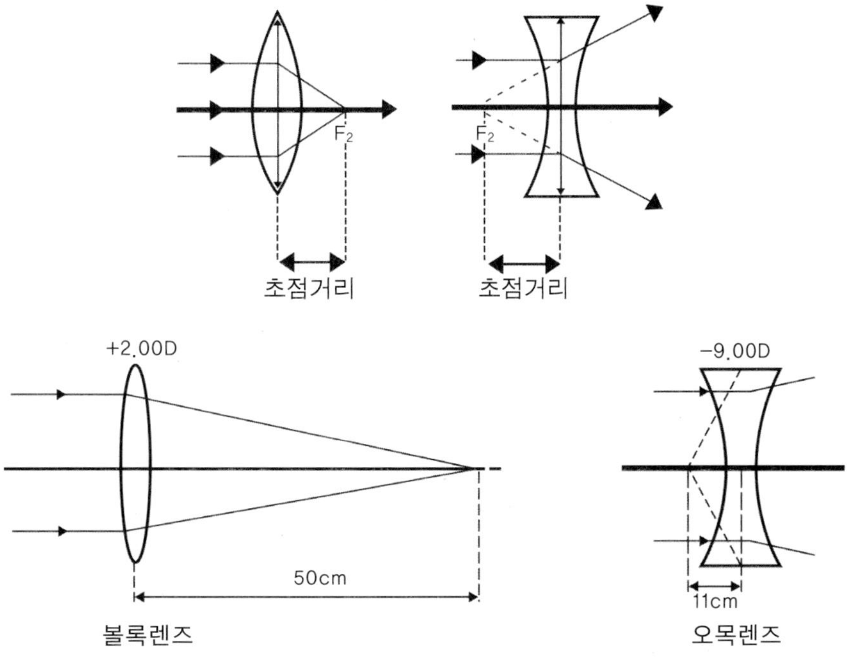

[그림 3-3] 초점거리

표 3-1에서 보는 것과 같이, 볼록 구면렌즈는 실제의 초점거리를 가지고 있는 반면에 오목 구면렌즈는 가상의 초점거리를 갖는다. 이러한 상태로 초점거리가 생기는 이유는 볼록 구면렌즈는 렌즈 후방 어느 거리에 실상을 가지지만 오목 구면렌즈는 렌즈의 앞쪽에 허상을 갖게 되기 때문이다.

[표 3-1] 구면렌즈 굴절력과 초점거리와의 관계

구면렌즈의 굴절력(D)과 초점거리(F)와의 관계		
굴절력(D)	D = 1 / F	초점거리(F: 단위는 미터)
+10.00	+10 = 1 / F	+0.10 m
+8.00	+8 = 1 / F	+0.13 m
+6.00	+6 = 1 / F	+0.17 m
+4.00	+4 = 1 / F	+0.25 m
+2.00	+2 = 1 / F	+0.50 m
PLANO(평면)	0 = 1 / F	무한대
-1.00	-1 = 1 / F	-1.00 m
-3.00	-3 = 1 / F	-0.33 m
-5.00	-5 = 1 / F	-0.20 m
-7.00	-7 = 1 / F	-0.14 m
-9.00	-9 = 1 / F	-0.11 m

5. 볼록(플러스) 구면렌즈 : 렌즈의 주변부 두께가 광축인 중심부 두께보다 얇은 렌즈, 즉 프리즘의 기저부 쪽끼리 붙어 있는 렌즈이다(그림 3-4).

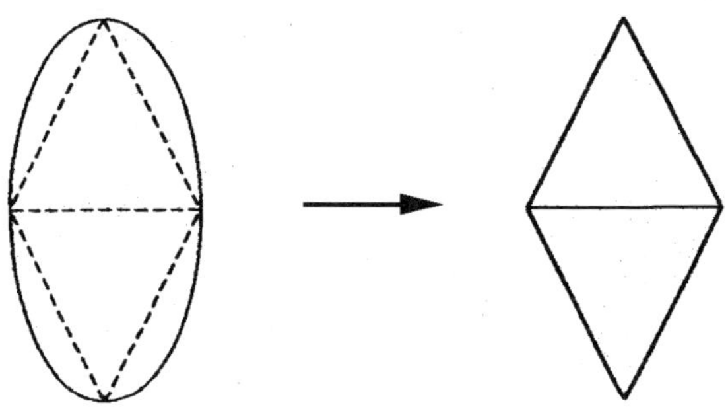

[그림 3-4] 볼록렌즈

6. 오목(마이너스) 구면렌즈 : 렌즈의 주변부 두께가 광축인 중심부 두께보다 두꺼운 렌즈, 즉 프리즘의 꼭지부 쪽끼리 붙어 있는 렌즈이다(그림 3-5).

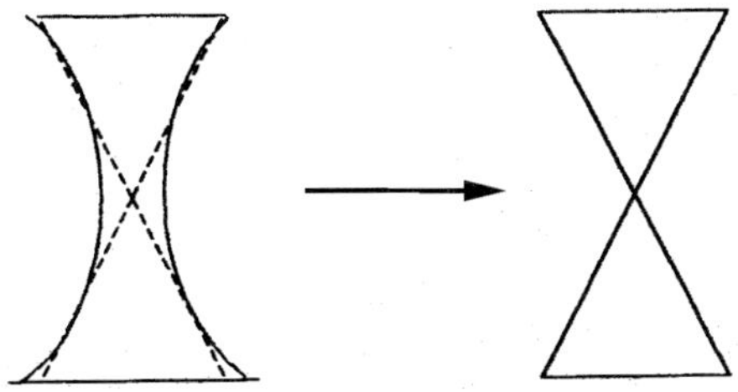

[그림 3-5] 오목렌즈

7. 원주렌즈 : 구면이 아닌 원주모양의 굴절면을 갖는 렌즈이다. 즉 마이너스 원주렌즈(그림 3-6)의 한 면은 편평하고 다른 면은 편평한 면을 향해 안으로 굽어져있다. 플러스 원주렌즈(그림 3-7)의 한 면은 편평하고 다른 면은 편평한 면으로부터 볼록한 면을 형성하는 렌즈이다.

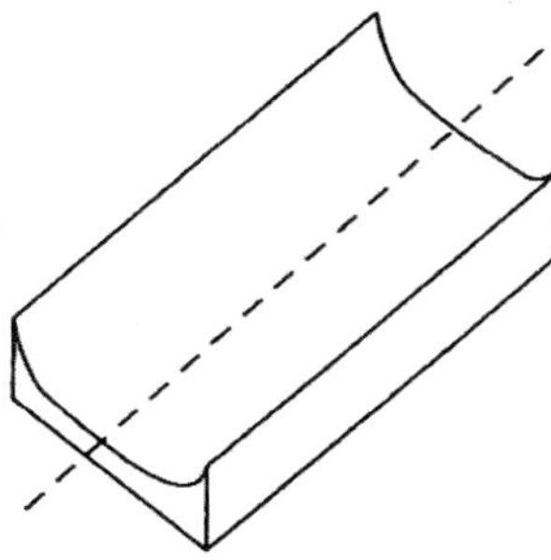

[그림 3-6] 마이너스 원주렌즈

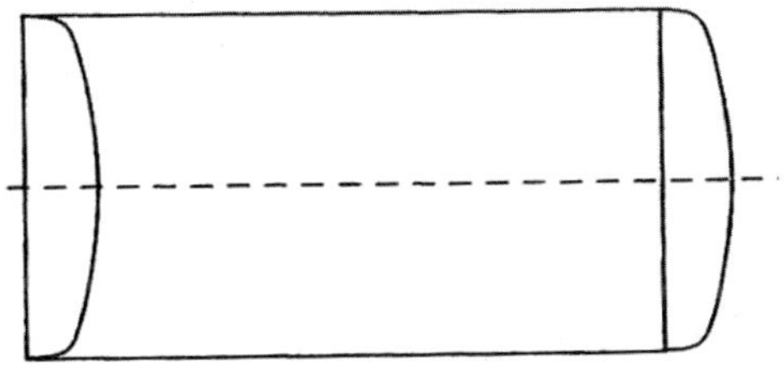

[그림 3-7] 플러스 원주렌즈

8. 디옵터 = D(diopter) : 렌즈의 굴절력을 나타내는 단위로 초점거리(m)와 반비례관계이다.
1디옵터란 평행광선을 굴절시켜 1m거리에 초점을 맺히게 하는 구면렌즈의 굴절력을 말한다. 이것은 구면렌즈에서 초점까지의 거리가 1m가 된다는 것이다. 평행광선만을 이야기하는 것은, 빛이 여러 각도에서 입사하게 되면 각도의 차이에 의해 여러 방향으로 굴절이 되기 때문이다. 기준을 정하기 위해 빛의 방향은 항상 평행광선으로 정한다.

- 렌즈의 굴절력이나 초점거리를 구하는 공식은 다음과 같다.

D=1/F ; D: 렌즈의 굴절력 (단위: 디옵터=D)
F: 초점거리 (단위: 미터=m)

구면렌즈의 굴절력이 클수록, 빛의 굴절이 커지고 초점거리는 짧아진다. 즉 구면렌즈의 굴절력은 초점거리와 반비례한다는 것을 알 수 있다(그림 3-8).

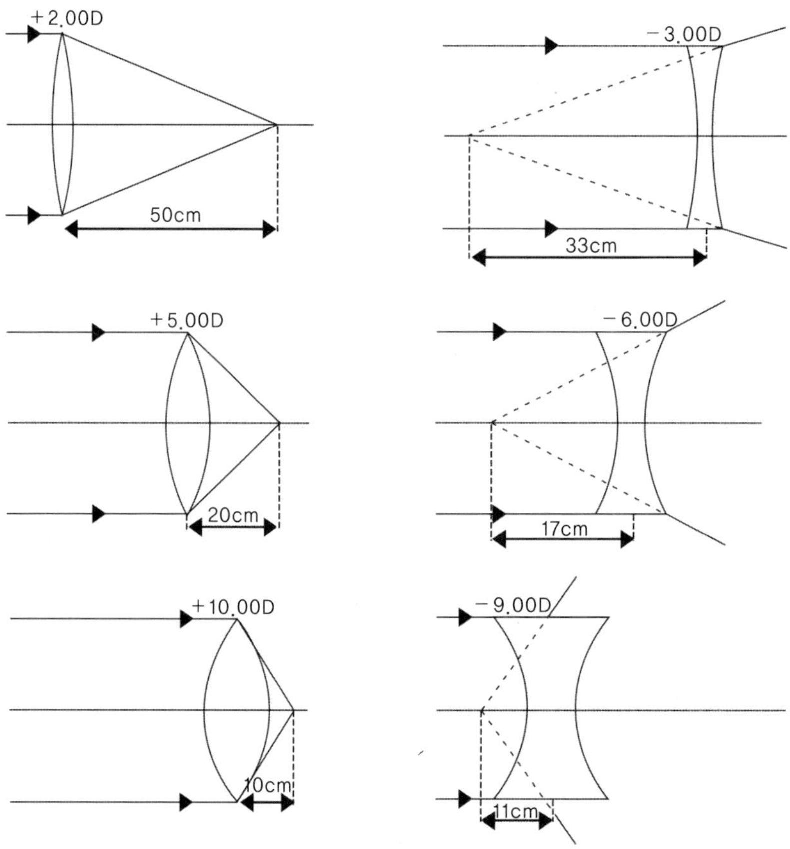

[그림 3-8] 구면렌즈 굴절력과 초점거리

9. 프리즘디옵터 : 1m 떨어진 거리에 있는 물체를 1cm 편위 시키는 프리즘의 굴절력을 1프리즘디옵터(1△ 또는 1PD)라고 한다(그림 3-9).

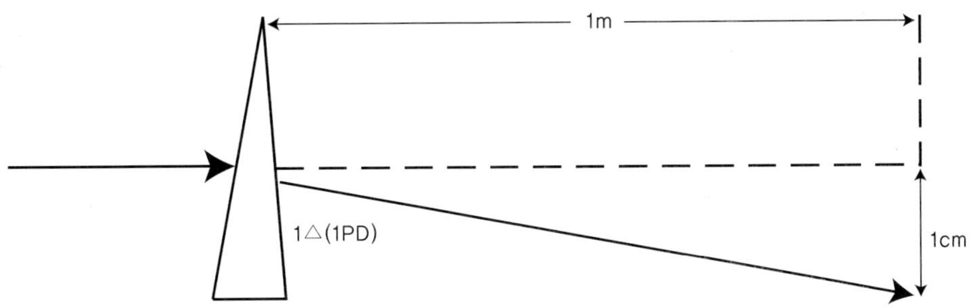

[그림 3-9] 1프리즘디옵터

04 CHAPTER 프리즘

굴절검사 때 사용되는 두 종류의 구면렌즈는 두 개의 프리즘이 기저부 쪽끼리 붙어 있던지 또는 꼭지부 쪽끼리 맞붙어 만들어진 렌즈들이다. 그러므로 구면렌즈의 특성들을 이해하기 위해서는 먼저 프리즘의 특성을 알아야 한다. 또한 렌즈가 어떻게 광선을 굴절시키는 가를 알기 위한 가장 쉬운 방법 역시 프리즘의 원리를 이해하는 것이다.

프리즘은 기저(base)부와 꼭지(apex)부로 이루어져 있다(그림 4-1).

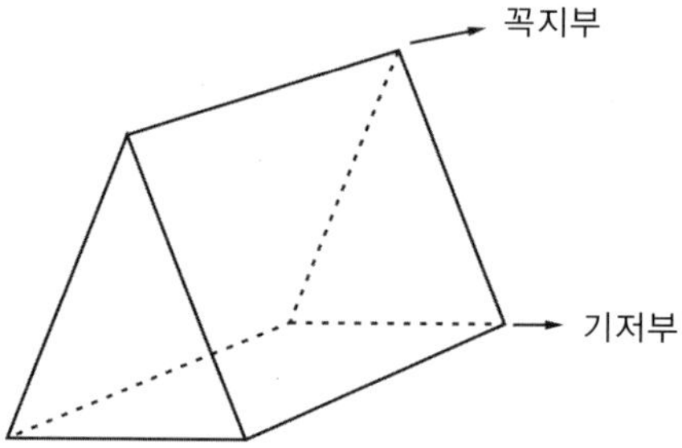

[그림 4-1] 프리즘의 구조

빛은 프리즘을 통과할 때 기저부 쪽으로 휘어진다(그림 4-2).

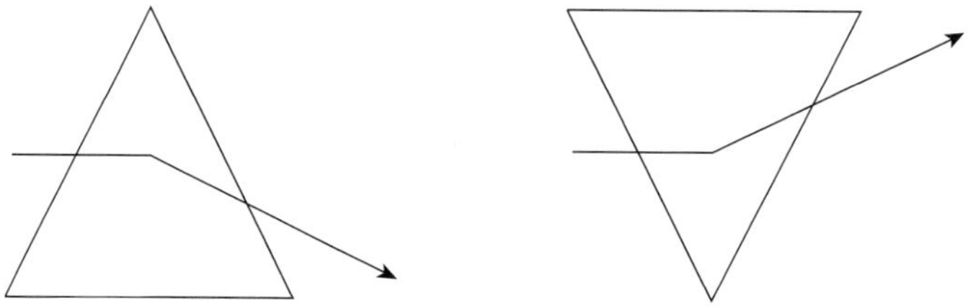

[그림 4-2 빛은 기저부 쪽으로 휘어짐

이 성질을 이용하여 사위 또는 사시의 편위 각도를 측정할 수 있다. 또한 사위와 사시를 프리즘을 사용하여 교정할 수도 있다. 내사위는 기저외방(BO) 프리즘을 사용하며, 외사위는 기저내방(BI) 프리즘을 사용하여 검사하고 교정한다(그림 4-3).

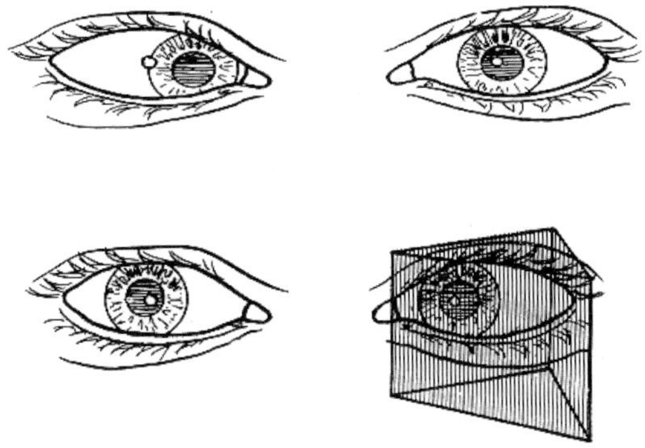

[그림 4-3 프리즘을 사용한 사시검사

반대로 프리즘을 통해 물체를 보게 되면 물체의 위치는 꼭지부 쪽으로 이동되어 보인다(그림 4-4).

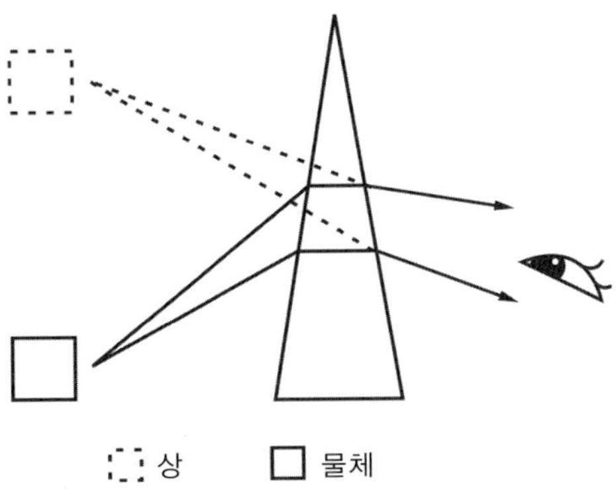

[그림 4-4] 프리즘을 통해 보이는 상의 위치

프리즘을 회전시키면 꼭지부를 따라 상의 위치 이동을 관찰 할 수 있다(그림 4-5).

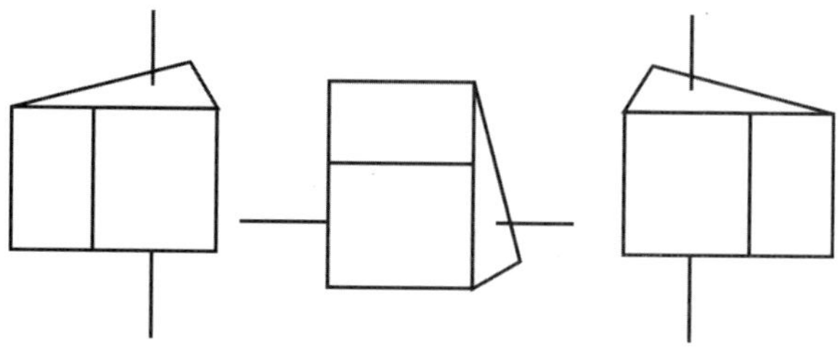

[그림 4-5] 프리즘을 회전시킬 때 상의 움직임

프리즘의 특성을 요약하면 다음과 같다(표 4-1).

[표 4-1] 프리즘의 특성

1. 프리즘을 통과한 광선은 기저부 쪽으로 휘게 한다.
2. 프리즘을 통해 물체를 관찰하면 물체는 꼭지부 쪽으로 이동되어 보인다.
3. 프리즘을 회전시키면 상이 꼭지부를 따라 크기의 변화와 상의 위치 이동이 나타난다.

05 CHAPTER

구면렌즈

농구공이나 탁구공처럼 모든 경선에서 같은 반경을 갖는 모양을 구(球)형이라고 한다. 렌즈의 종류 중 모든 경선의 반경이 같아 빛이 렌즈의 어느 경선으로 입사되더라도 고르게 굴절시키는 것을 구면렌즈라고 한다.

굴절검사 때 사용되는 두 종류의 구면렌즈로 볼록렌즈와 오목렌즈가 있다. 구면렌즈들은 두 개의 프리즘의 조합으로 만들어진 렌즈들이다.

볼록 구면렌즈는 플러스 구면렌즈라고도 하며, 이 렌즈들의 구조는 두 개의 프리즘의 기저부 쪽끼리 맞붙어 만들어진 렌즈이다(그림 5-1).

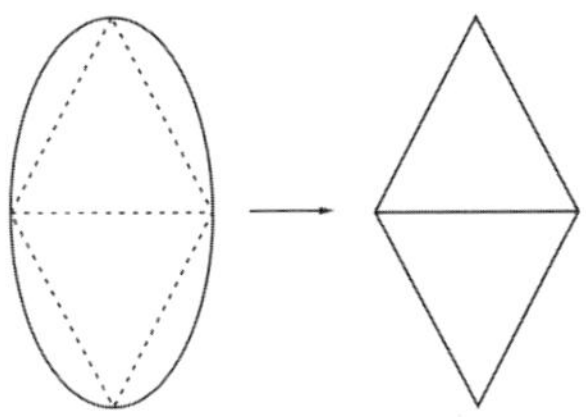

[그림 5-1] 볼록(플러스) 구면렌즈

맞붙어 있는 두개의 프리즘은 빛을 각각의 기저부 쪽으로 굴절시켜 렌즈의 후방 어느 위치(또는 점)에서 만나거나 수렴된다. 그러므로 이 볼록 구면렌즈는 수렴렌즈(convergent lens)라고도 한다(그림 5-2).

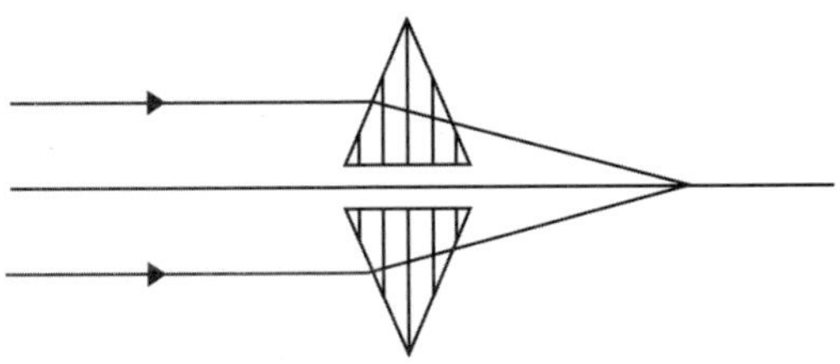

[그림 5-2] 빛이 볼록 구면렌즈를 지나 수렴됨

오목 구면렌즈는 마이너스 구면렌즈라고도 하며, 이 렌즈들의 구조는 꼭지부 쪽끼리 맞붙은 두 개의 프리즘에 의해 만들어진 렌즈이다(그림 5-3).

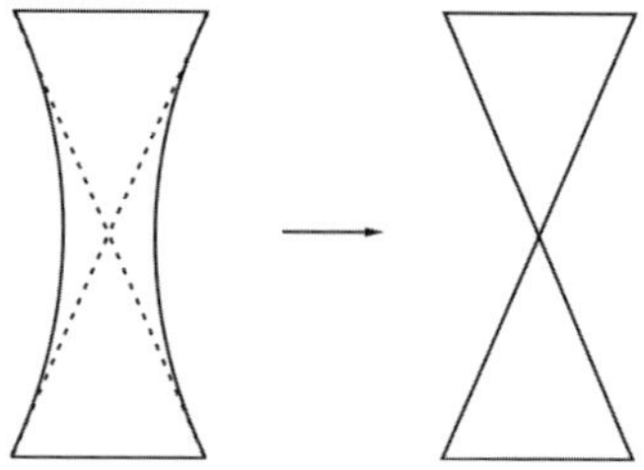

[그림 5-3] 오목(마이너스) 구면렌즈

맞붙어 있는 두 개의 프리즘은 빛을 각각의 기저부 쪽으로 굴절시키므로 빛들은 위와 아래로 분산되어 렌즈의 후방 어느 거리에서도 한곳으로 모여지지 않는다. 그러므로 이 오목 구면렌즈는 분산렌즈(divergent lens)라고도 부른다(그림 5-4).

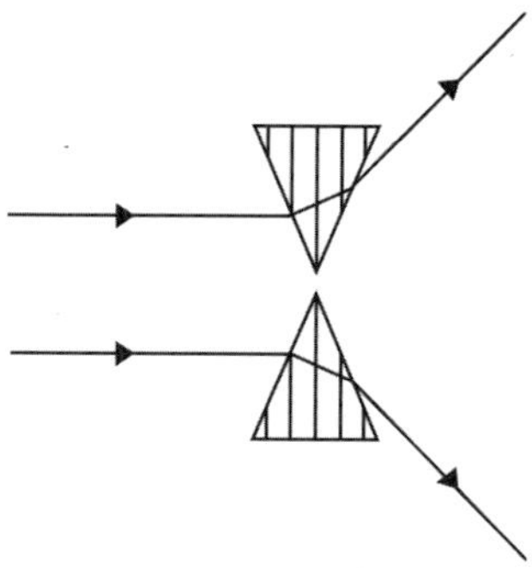

[그림 5-4] 빛이 오목 구면렌즈를 지나 분산됨

위에서 본 바와 같이, 볼록 구면렌즈는 빛을 한 점으로 수렴시키는 특성을 가지고 있다. 검안렌즈를 사용하여 실험해 보면 알 수 있다. 검안렌즈세트에서 +12.00D의 구면렌즈를 꺼내어 벽에서 약 12cm 거리에 위치시키고, 벽으로부터 25cm 떨어진 곳에서 벽 쪽을 향해 빛을 비추어 관찰한다. 구면렌즈 또는 불빛의 거리를 조금씩 움직여보면 벽에 환한 점이 나타나는 것을 볼 수 있다. 이것을 "실상"이라고 한다. 볼록 구면렌즈는 스크린 위에 실상의 초점을 맺는다는 것을 알 수 있다(그림 5-5).

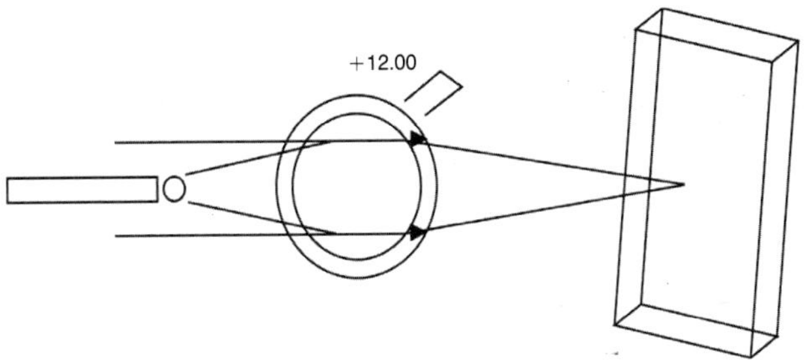

[그림 5-5] 볼록 구면렌즈는 실상을 만듦

만약 어린 시절에 할아버지의 돋보기를 가지고 종이에 불을 붙이는 놀이를 한 경험이 있다면 이 설명이 이해될 것이다.

오목 구면렌즈는 빛을 분산시키기 때문에 실상을 만들지 못한다. 그러나 분산된 빛의 선을 거꾸로 따라가 보면 허상이 맺히는 위치를 알 수 있다(그림 5-6).

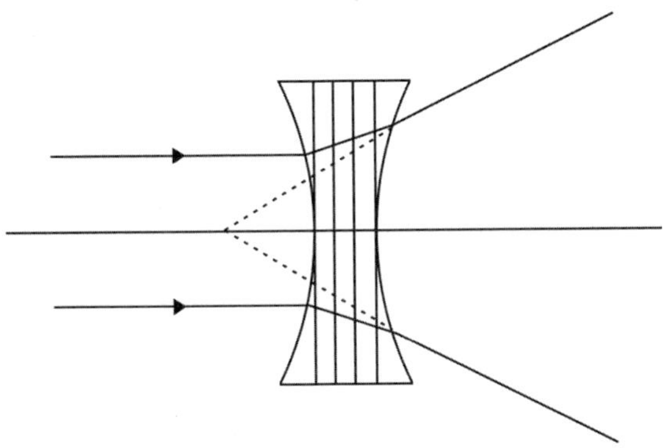

[그림 5-6] 오목 구면렌즈는 허상을 만듦

오목 구면렌즈에 의한 허상은 구면렌즈 앞쪽에 맺히게 되므로, 스크린에 상이 맺히지 못한다. 검안렌즈세트에서 −12.00D의 구면렌즈를 벽에서 12cm 떨어진 거리에 위치시키고, 구면렌즈로부터 25cm 떨어진 거리에서 벽 쪽을 향해 렌즈에 빛을 비추면서 초점이 맺히는지를 관찰한다. 렌즈나 볼 빛을 앞뒤로 아무리 움직여도 벽에는 상이 맺혀지지 않고 다만 검안렌즈 테의 그림자만 보인다(그림 5-7).

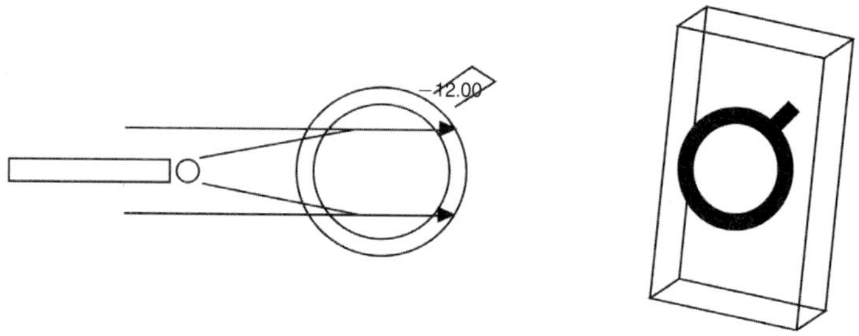

[그림 5-7] 오목 구면렌즈 테의 그림자만 드리움

볼록 구면렌즈와 오목 구면렌즈에 관해 알아야 할 또 다른 특성들이 몇 가지 더 있다. −12.00D와 +12.00D의 구면렌즈를 사용하여 책의 글씨들을 보면 오목 구면렌즈는 글씨들을 축소시키고(그림 5-8), 볼록 구면렌즈는 글씨들을 확대시킨다는 것을 알 수 있다(그림 5-9).

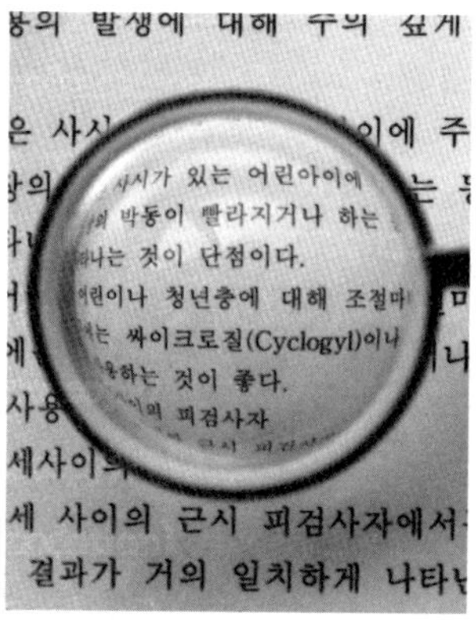

[그림 5-8] 상의 축소

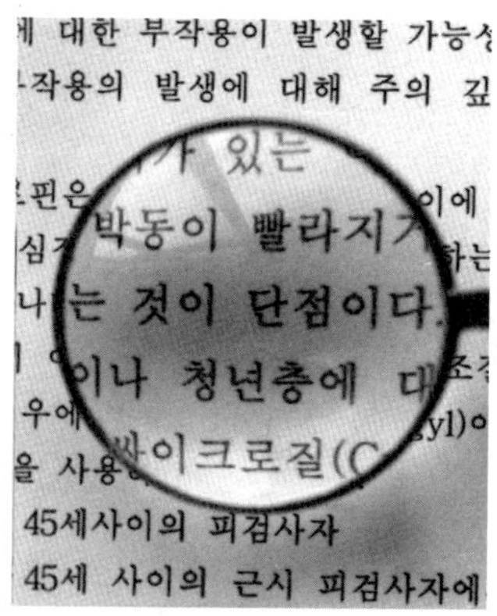

[그림 5-9] 상의 확대

상의 확대 또는 축소현상 때문에 구면렌즈들은 각각의 특유한 왜곡(distortion)현상을 나타내게 된다. 볼록 구면렌즈는 상을 확대시키므로 밖으로 휘는 바늘겨레변형(pincushion distortion)이 나타나며, 오목 구면렌즈는 상을 축소시킴으로 해서 안으로 휘게 하는 술통모양왜곡(barrel distortion)이 나타난다(그림 5-10, 5-11, 5-12).

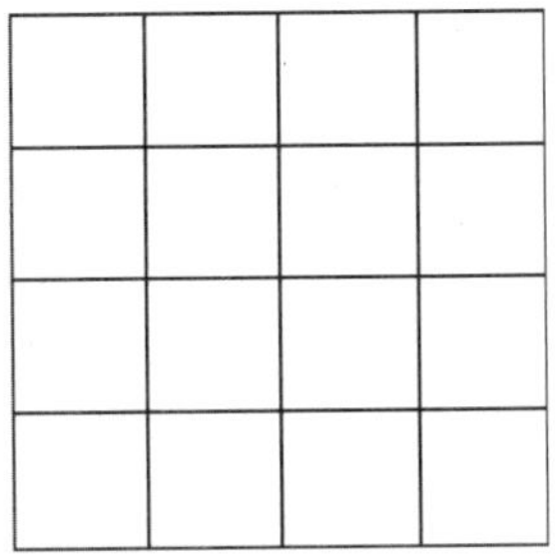

[그림 5-10] 정상모양

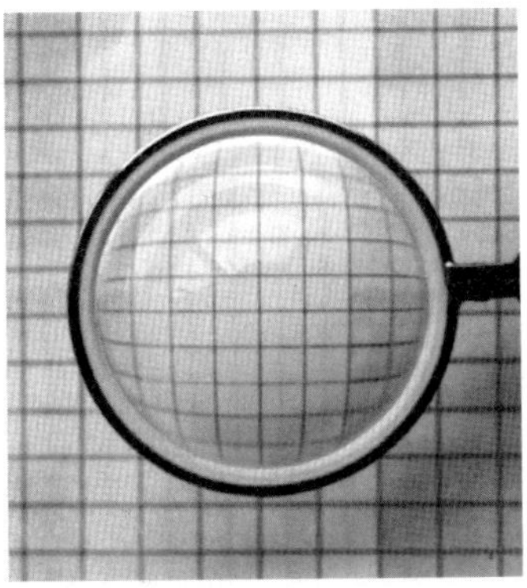

[그림 5-11] 술통모양왜곡

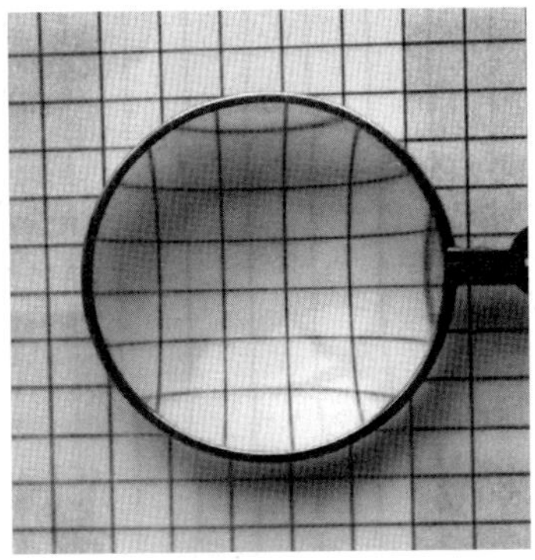

[그림 5-12] 바늘겨레변형

+12.00D의 구면렌즈를 사용하여 종이의 가장자리를 관찰해 보자. 렌즈를 오른쪽으로 이동시키면 종이는 왼쪽으로 움직이는 것을 보게 된다. 렌즈의 움직임방향과 상의 움직임방향이 반대로 나타나는 이러한 움직임을 역행운동이라고 한다(그림 5-13).

-12.00D의 구면렌즈를 사용하여 종이의 가장자리를 보면서 렌즈를 이동시키면, 렌즈가 움직이는 방향과 종이의 움직임방향이 같다는 것을 알 수 있다. 종이의 움직임 속도는 렌즈의 이동속도 보다 느리게 나타난다. 이러한 움직임을 동행운동이라고 한다(그림 5-14).

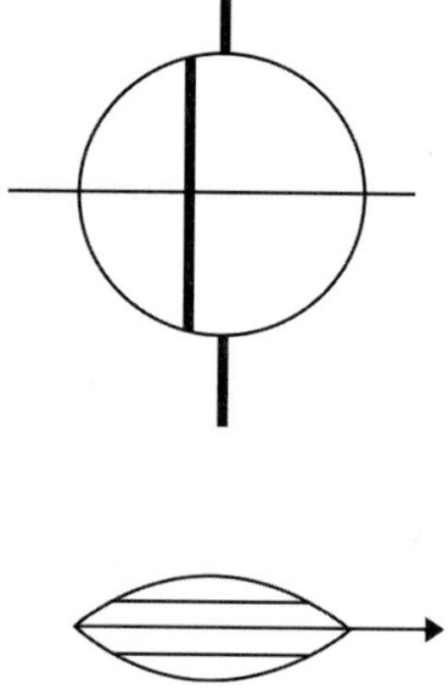

[그림 5-13] 역행

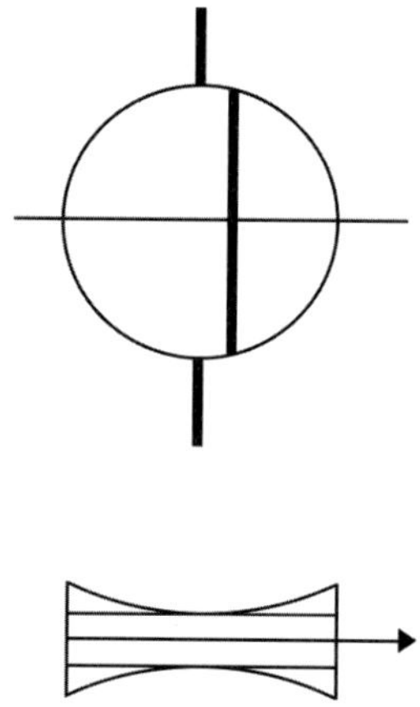

[그림 5-14] 동행

지금까지 설명한 구면렌즈인 볼록 구면렌즈와 오목 구면렌즈의 특성들을 정리하면 다음과 같다(표 5-1).

[표 5-1] 구면렌즈의 특성

볼록 구면렌즈	오목 구면렌즈
1. 빛을 수렴시킨다.	1. 빛을 분산시킨다.
2. 실상의 초점이 맺힌다.	2. 허상의 초점을 갖는다.
3. 렌즈의 중심부가 주변부보다 볼록하다.	3. 렌즈의 중심부가 주변부보다 오목하다.
4. 상을 확대시킨다.	4. 상을 축소시킨다.
5. 렌즈를 통해 보이는 상은 역행한다.	5. 렌즈를 통해 보이는 상은 동행한다.

06 CHAPTER 원주렌즈

굴절검사를 시행할 때 사용하는 렌즈로 구면렌즈 이외에 또 다른 모양의 렌즈를 사용하게 되는데, 이러한 렌즈를 원주렌즈라고 한다.

구면렌즈는 탁구공처럼 구형이므로, 볼록 구면렌즈와 오목 구면렌즈는 실상이든 허상이든 빛의 상을 한 점으로 맺히게 한다. 원주렌즈의 모양은 구면렌즈와 달리 구형이 아니기 때문에 원주렌즈를 통과한 빛의 초점은 한 점으로 맺히지 못하고 선으로 맺히게 되는데, 이를 초선이라고 한다.

1 플러스 원주렌즈

플러스 원주렌즈를 쉽게 이해하는 방법은 유리로 된 원기둥을 수직으로 가른다고 생각하면 된다. 이 반으로 가른 유리의 원기둥모양이 플러스 원주렌즈의 모양이다. 수직(상하)면은 편평하고 수평(좌우)면은 볼록하게 만곡이 있다(그림 6-1).

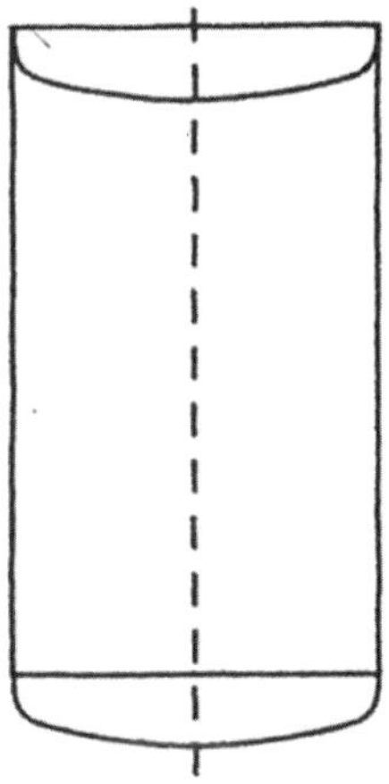

[그림 6-1] 플러스 원주렌즈

이러한 특별한 모양 때문에 원주렌즈는 빛을 특이하게 굴절시킨다. 빛은 굽어져 있는 면에서만 굴절이 일어나고 편평한 면에서는 굴절이 일어나지 않으므로 구면렌즈에서처럼 점으로 초점이 맺히는 것이 아니라 선 모양으로 초선이 생기게 된다(그림 6-2).

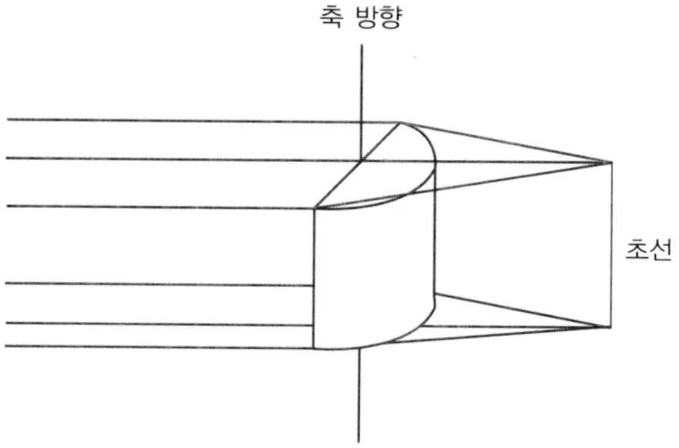

[그림 6-2] 플러스 원주렌즈를 통한 광선의 굴절

그림 6-2에서 보는 것처럼 원주렌즈의 굽은 방향이 수평방향일 때 초선의 모양은 수직방향이 된다. 이 선의 방향을 원주렌즈의 축 방향이라고 한다(그림 6-3). 원주렌즈의 굽은 방향을 어느 각도로 돌리건 축 방향은 항상 원주렌즈의 굽은 방향과 90도의 직각을 이룬다.

+6.00D짜리 원주렌즈를 꺼내어 벽에서 약 25cm 거리를 두고, 벽으로부터 60cm 떨어진 곳에서 벽 쪽을 향해 빛을 비추어 관찰한다. 불빛 또는 원주렌즈의 위치를 조금 움직여보면 벽에 맺히는 선의 모양을 볼 수 있다(그림 6-2).

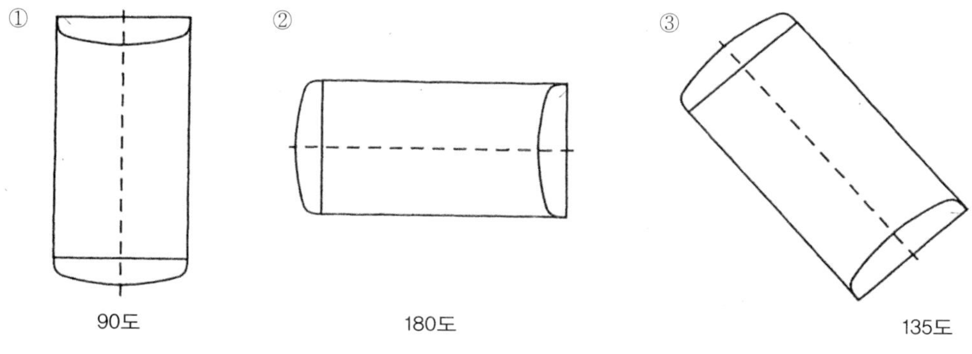

[그림 6-3] 플러스 원주렌즈의 축 방향

원주렌즈를 돌리면 선이 따라 돌아가는 것을 볼 수 있다. 이 선은 렌즈가 돌아가는 방향과 같은 방향으로 돌아가는데 이 선의 방향과 일치하게 원주렌즈의 가장자리에 표시를 한다. 렌즈에 표시해 놓은 방향이 바로 이 원주렌즈의 축 방향이다. 원주렌즈 축 방향의 각도는 1도에서 180도 까지를 사용하며, 단위는 "도"를 사용한다. 원주렌즈를 어느 방향으로 돌리더라도 원주렌즈의 축 방향은 표시된 위치를 확인함으로서 축 방향이 1도에서 180도 중 어느 각도에 있는지를 알 수 있다(그림 6-4).

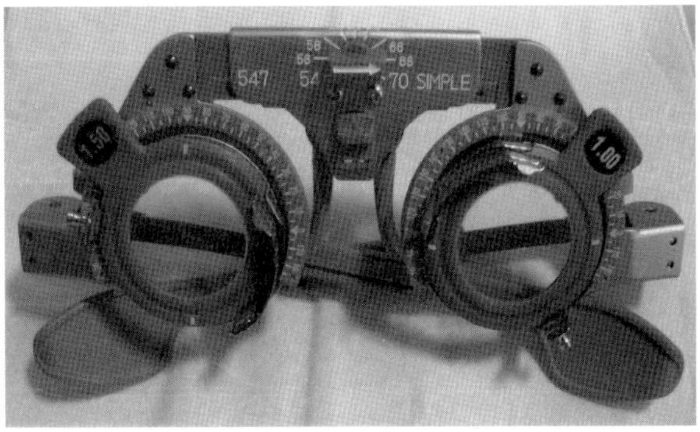

[그림 6-4] 원주렌즈 축 방향(090도와 180도)

2 마이너스 원주렌즈

마이너스 원주렌즈는 플러스 원주렌즈와 많은 부분에서 공통점이 있다. 마이너스 원주렌즈의 한 면은 편평하고 다른 면은 편평한 면을 향해 안으로 굽어져있다. 그림 6-5는 마이너스 원주렌즈를 보여주고 있다.

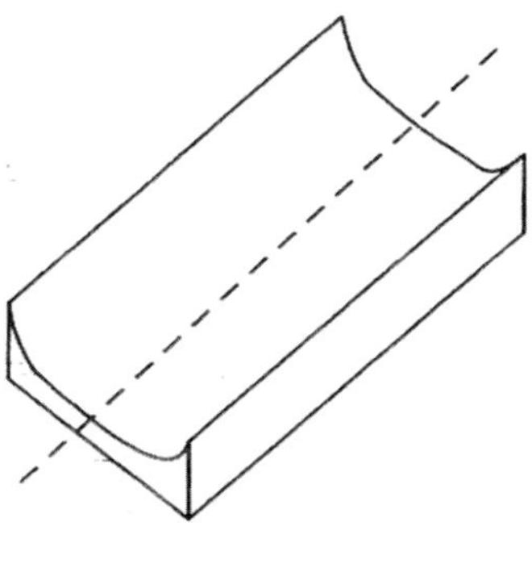

[그림 6-5] 마이너스 원주렌즈

오목 구면렌즈와 같이 마이너스 원주렌즈도 빛을 분산시키기 때문에 실상이 생기지 않는다. 마이너스 원주렌즈를 통해 보이는 상은 원주렌즈의 그림자일 뿐이다(그림 6-6).

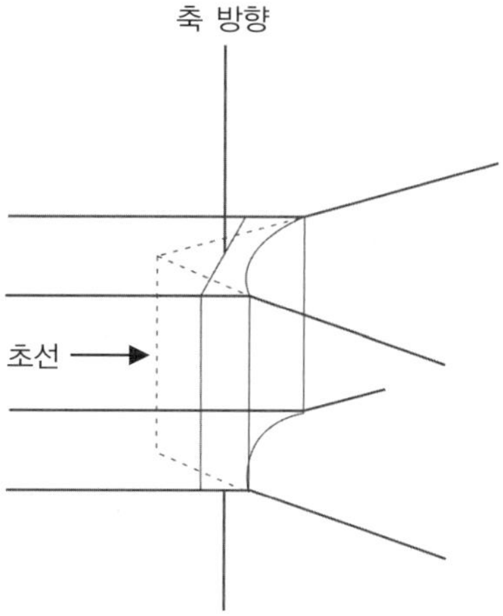

[그림 6-6] 마이너스 원주렌즈를 통한 광선의 굴절

그림 6-6에서 보듯이 원주렌즈의 만곡면이 수평방향이면 초선이 생기는 방향은 수직방향이 되고, 이 선의 방향이 원주렌즈의 축 방향이 된다. 마이너스 원주렌즈의 축 방향은 원주렌즈의 만곡 방향과 항상 90도를 이루고 있다. 또한 플러스 원주렌즈 때와 마찬가지로 마이너스 원주렌즈에 축 방향을 표시해 놓으면, 원주렌즈를 어느 방향으로 돌리더라도 축 방향이 1도에서 180도 사이 어느 각도에 있는지를 알 수 있다(그림 6-7).

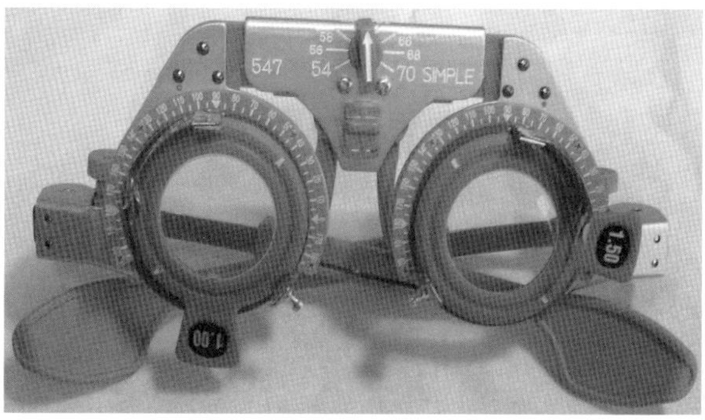

[그림 6-7] 원주렌즈 축 방향(040도와 130도)

원주렌즈의 특성들은 다음과 같다(표 6-1).

[표 6-1] 원주렌즈의 특성

1. 빛의 초점은 선으로 결상한다.
2. 한 면은 편평하고 다른 면은 굽어서 만곡이 있다.
3. 만곡면은 빛을 선으로 결상시키며 이 선은 만곡면의 경선과 90도를 이룬다.
4. 플러스 원주렌즈는 실상을 맺는다.
5. 마이너스 원주렌즈는 허상을 맺는다.

07 CHAPTER 시력의 종류

시력이란 물체의 존재 및 형태를 선명하고 정확하게 인식하는 능력을 말하는 것으로 눈의 가장 기본적인 기능이다. 이 능력을 측정함으로써 눈의 기능을 파악할 수 있으며, 이러한 능력은 최소가시시력, 최소분리시력, 그리고 최소가독시력이 복합된 종합감각에 의해 결정된다.

시력에는 다음과 같이 여러 종류가 있다.

1) **최소가시시력**: 시야 안에 물체가 있다는 것은 분간할 수 있으나 정확히 무엇인지는 구별할 수 없는 능력을 말한다. 즉 눈으로 느낄 수 있는 최소광선량, 예를 들면 밤하늘의 별들을 구별할 수 있는 능력을 말한다. 이는 별들의 크기보다 밝기에 따라 별들의 존재를 구별하는 능력을 의미한다. 또한 이 시력은 평면위에 점이나 선과 같이 가는 물체를 구별하는 능력으로 밝기의 예민도와 깊은 연관이 있다. 예를 들어 흰 바탕위에 긴 검은 선이나, 검은 바탕위에 긴 흰 선을 분간할 수 있는 능력을 말한다. 이 중에서 흰 종이 위의 긴 검은 선을 분간하는 것이 더 쉬우며 이 분별력은 0.5초각(角)까지 가능하다.

2) **최소분리시력**: 분리되어 있는 두 점을 두 개로 인식할 수 있는 능력을 말하며 두 점간의 최소간격, 즉 눈의 해상력을 의미한다. 예를 들어 밤하늘의 두 별이 간격을 두고 떨어져 있다는 것을 구별하거나 란돌트고리 시력표의 시표 간격을 구별하는 능력을 말한다(그림 7-1). 정상 최소분리시력은 30초에서 60초(1분) 각(角) 정도이다.

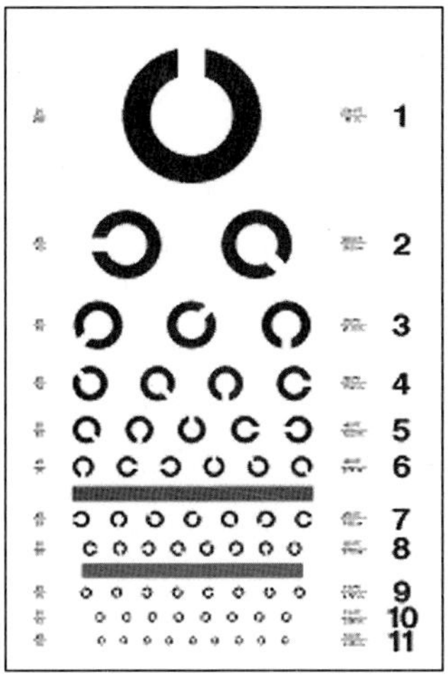

[그림 7-1] 란돌트고리 시력표

3) **최소가독시력**: 읽고 판단할 수 있는 문자 또는 형태의 가장 작은 크기이며 여기에는 눈의 생리적 기능 이외에 지능, 주의력 등 심리적 요인도 많이 관여한다. 예를 들어 글씨, 숫자, 그리고 그림 모양을 인식할 수 있는 능력을 말하며, 임상에서 시력검사를 위해 많이 사용되는 한천석 시력표나 스넬렌 시력표가 대표적인 예이다(그림 7-2). 정상 최소가독시력은 30초에서 60초(1분) 각 정도이다.

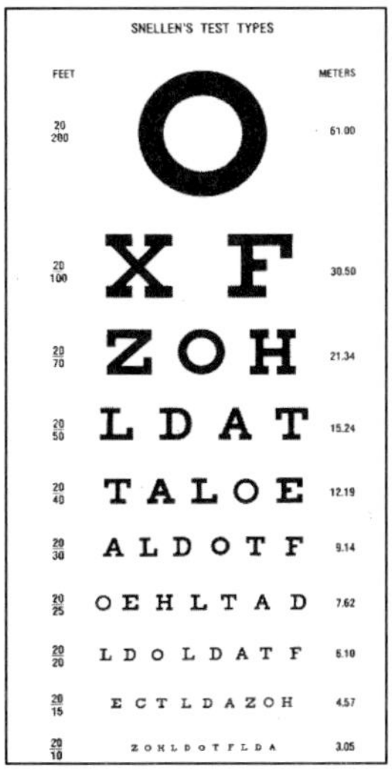

[그림 7-2] 스넬렌 시력표

4) **최소판별시력**: 한 쪽을 기준으로 다른 쪽의 위치이상을 구별할 수 있는 능력을 말한다. 즉 두 개의 선이 어긋나 있는 것을 인식하는 능력이다. 이것은 몇 초각의 크기를 구별하는 능력을 의미하며 나안으로는 측정이 불가능하다. 그러므로 이 시력은 다른 용어로 "초(超) 시력 hyperacuity"이라고도 한다. 이에 속한 시력으로 다음 몇 가지가 있다.

① 버니어시력(vernier acuity)

최소판별시력에 속하는 시력 중 하나로 버니어시력이 있다. 이 시력은 한 평면 위에 있는 두 개의 선이 서로 어긋나 있는 것을 인식하는 능력을 말한다(그림 7-3). 이 시력은 안광학기기를 사용하여 검사할 때 두 개의 선이 어긋나지 않도록 맞출 수 있는 능력을 말한다. 정상 버니어시력은 8초각이며, 최대 2초각의 크기까지 판별할 수 있다. 검사기기 중 각막곡률측정계, 압평안압계 및 렌즈미터 등은 이 시력을 사용하여 검사한다.

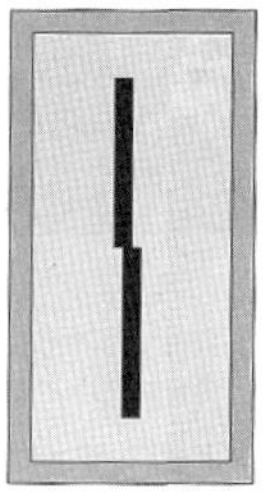

[그림 7-3] 버니아시력

② 입체시력(stereoscopic acuity)

입체시력은 깊이의 어긋남, 즉 물체의 원근을 판별하는 능력을 말한다. 정상 입체시력은 40초 정도이며, 최대 10초 각의 크기까지 판별할 수 있다(그림 7-4).

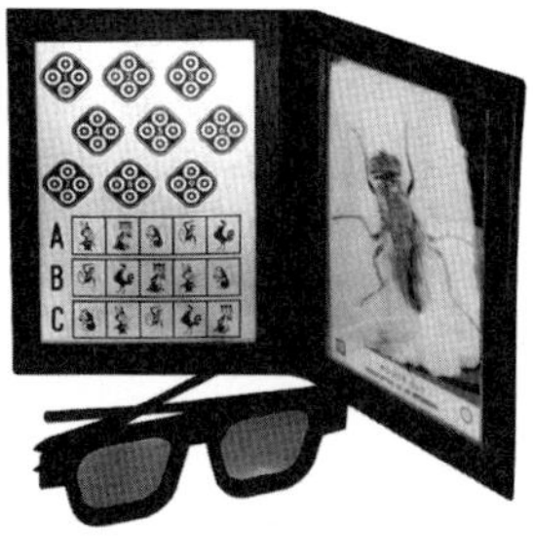

[그림 7-4] 입체시력 검사기구

③ 운동시력(motion acuity)

아주 느린 속도로 움직이는 물체의 움직임 여부를 판별하는 능력으로 시계바늘들의 어긋남을 판별하는 능력이 이에 속한다.

출생 후 성장에 따른 시력발달 과정은 다음과 같다(표 7-1).

[표 7-1] 성장에 따른 시력발달

나이	시력	시력발달
생후 1개월	6/480(0.0125) - 6/120(0.05)	간헐적인 주시 능력
생후 3개월	6/120(0.05) - 6/30(0.2)	원뿔세포의 발달이 완성
생후 3~4개월		조절능력이 완성
생후 6개월~	6/90(0.07) - 6/24(0.25)	황반부(원뿔세포)의 발달이 완성 주시능력과 융합기능의 발달이 시작
생후 12개월 (만 1세)	6/90(0.07) - 6/24(0.25)	
생후 18개월	6/45(0.13) - 6/15(0.4)	
2세	6/30(0.2) - 6/12(0.5)	
3세	6/12(0.5) - 6/9(07) (0.7~0.8)	
4세	6/6(1.0) (0.8~0.9)	
5~6세	6/6 (1.0)	양안시, 입체시력의 발달이 완성
10~12세	6/5~6/4 (1.2~1.5)	성인의 안축장으로 성장

출생 직후 신생아의 안 축장은 16.8mm 정도이며, 약 80%가 +2D에서 +3D의 원시를 가지고 있다. 신생아의 시력은 빛 느낌정도에서 손을 흔드는 것을 감지하는 정도이나 성장함에 따라 시력이 점차 발달하여 5-6세 사이에 정상성인의 시력인 1.0까지 도달한다. 양안시 기능과 입체시력의 발달도 6세가 되어야 완성된다.

시력은 검사하는 방법에 따라 표 7-2와 같이 분류할 수 있다.

일반인들이 말하는 시력이란 5m의 거리에서 측정한 원거리시력, 중심시력, 그리고 나안시력을 종합한 것을 의미한다.

시력은 망막에서의 결상 위치에 따라 달라지는데, 중심오목에 상이 맺힐 때의 시력을 중심시력이라고 한다. 시력 중 중심시력이 가장 좋으며, 망막에서의 결상위치가 중심오목으로부터 멀어질수록 시력은 저하된다. 주변시력은 시력보다 시야에 관한 정보를 제공하며, 중심오목에서 10도 정도 벗어나면 시력은 약 0.2(20/100)로 저하된다.

[표 7-2] 시력의 분류

분 류	내 용
중심시력	물체상이 망막의 중심오목에 맺혀질 때 가장 예민하고 선명하게 보이므로 시력을 말할 때에는 중심시력을 의미한다.
주변시력	망막주변으로 갈수록 시력은 저하된다.
나안시력	눈의 이상(질환) 유무와 관계없이 안경을 착용하지 않은 상태에서 측정한 시력을 말한다.
교정시력	굴절이상이 있는 사람이 안경교정을 받은 상태에서 측정한 시력을 말한다.
원거리시력	5미터 이상의 먼 거리에 있는 물체나 시표를 보면서 측정한 시력, 시력이란 이 원거리시력을 뜻한다.
근거리시력	근거리 시력은 30~40cm 거리를 두고 검사한 시력을 말한다.

CHAPTER 08

시력장애

눈은 외부 물체에서 발산되어 들어오는 광선을 눈의 투명매질인 각막, 방수, 수정체 및 유리체를 통과하는 과정에서 빛을 굴절시켜 망막 위에 상이 정확하게 맺히게 하고 그 자극을 뇌로 전달하는 기능을 가지고 있다(그림 8-1).

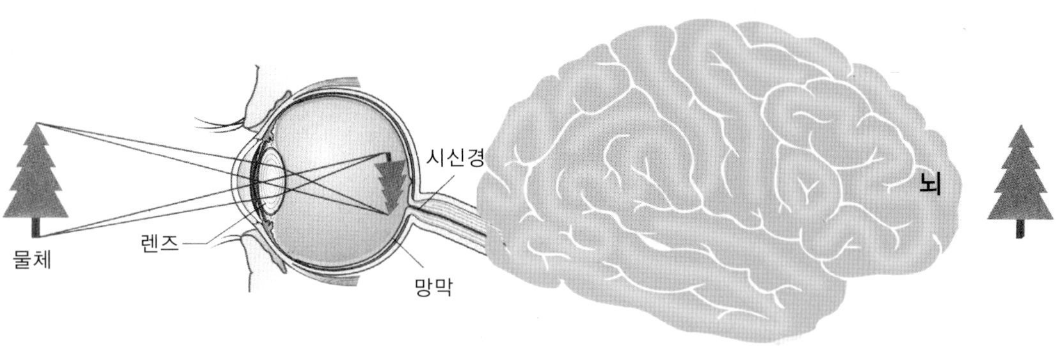

[그림 8-1] 망막 위에 상이 맺힘

시력검사에서 정상시력인 1.0은 외부로부터 눈으로 들어오는 광선이 망막 위에 정확하게 맺힐 때 얻을 수 있는 시력이다. 그러나 나안시력 검사 상 어떠한 원인에 의해 정상시력인 1.0에 도달하지 못할 경우 시력장애가 있다고 한다. 시력은 눈의 광학적 특성과 생리적 요소에 따라 영향을 받는다. 눈의 광학적 특성이 시력에 영향을 미쳐 시력장애를 유발시킬 수 있는 원인들은 굴절이상, 그리고 백내장과 같은 투명한 매질의 혼탁 등이다.

시력장애는 급격한 시력장애와 점진적인 시력장애로 분류할 수 있다. 급격한 시력장애를 유발시키는 원인으로 눈의 외상이나 화상, 그리고 중심각막궤양, 급성녹내장, 망막박리와 같은 질환들이 있다. 점진적인 시력장애의 원인으로는 굴절이상, 백내장, 원추각막, 당뇨망막병증, 그리고 고혈압망막병증 등이 있다.

시력장애의 원인을 분류하면 다음과 같다.

① 눈의 투명한 매질 또는 눈물의 혼탁 (표 8-1)

㉮ 투명한 매질의 혼탁: 각막혼탁, 앞방축농, 앞방출혈, 백내장, 유리체혼탁, 유리체출혈 등

㉯ 각막 표면의 불규칙성: 불규칙난시 (원추각막, 각막궤양, 각막흉터 등)

② 눈 매질의 굴절력 변화에 따른 시력장애 (표 8-1)

[표 8-1] 눈물과 눈의 매질이상에 의한 시력장애

눈물과 눈의 매체	시력장애의 원인
눈물	1. 눈물분비저하 2. 눈물분비과다 3. 눈물 속에 이물질이 섞였을 때
각막	1. 선천각막이영양증 및 선천이상 2. 각막부종 3. 염증이나 외상에 의한 혼탁 4. 원추각막, 구형각막에 의해 발생한 고도난시 또는 고도근시 5. 각막이식수술 후
방수	1. 앞방출혈 2. 염증에 의한 앞방축농
동공	1. 약물, 나이, 홍채신생혈관에 의한 동공축소 2. 무홍채증 3. 선천성 또는 수술에 의한 홍채결손 4. 포도막염에 의한 홍채유착
수정체	1. 피질, 핵, 또는 후극 백내장 2. 선천백내장 3. 완전 또는 부분 이탈
유리체	1. 증식당뇨망막병증에 의한 섬유성 띠 형성 2. 미숙아망막증에 의한 섬유성 띠 형성 3. 망막혈관파열에 의한 유리체출혈 4. 포도막염에 의한 유리체혼탁

③ 눈 굴절력과 안축장의 불균형에 의한 굴절이상 (표 8-2)

㉮ 굴절이상: 근시, 원시, 난시 (무수정체증 포함)

④ 눈의 조절력에 이상이 있는 경우 (표 8-2)

⑤ 안압에 변화가 있는 경우

㉮ 녹내장 등

⑥ 기능장애가 있는 경우

㉮ 히스테리 또는 정신적 장애 등

㉯ 약시

⑦ 망막에서 시중추인 후두엽까지 이르는 시로에 장애가 있는 경우(시력장애 또는 시야변화)

㉮ 망막맥락막질환: 중심장액맥락망막병증, 망막박리, 망막출혈, 망막맥락막위축 등

㉯ 시로 및 시중추의 이상: 시신경염, 시신경위축, 뇌종양, 뇌출혈 등

[표 8-2] 비정시의 유발 요인

눈의 조직	근시	원시	난시
1. 눈의 길이	길다	짧다	관계없음
2. 각막의 구면상태	구(球)형	구(球)형	타원형
3. 각막의 만곡도	크다	작다	각 경선의 만곡도가 다르다
4. 각막흉터	관계없음	관계없음	불규칙 난시 유발
5. 수정체의 변형	공모양수정체		원추 수정체
6. 수정체의 위치	전방 편위	후방 편위	수정체의 변형이나 기울어져 있을 때
7. 수정체의 만곡도	크다	작다	각 경선의 만곡도가 다르다
8. 초기 백내장	굴절력 증가로 근시유발		각 부위의 굴절력 차이로 난시유발
9. 매체의 굴절률	크다	작다	관계없음
10. 과다한 근업	근시 유발	거짓근시 유발	관계없음

굴절이상에 의한 시력장애는 나중에 공부하기로 하고, 물체에서 발산되어 나온 광선이 눈을 통과하여 뇌의 시중추까지 도달하는 과정에서 야기될 수 있는 시력장애에 대해 먼저 공부하고자 한다.

물체에서 발산된 빛이 눈을 통과하여 뇌에서 정상 시(視) 지각을 느끼기 위해서는 다음 여러 조직들이 관계한다(그림 8-2).

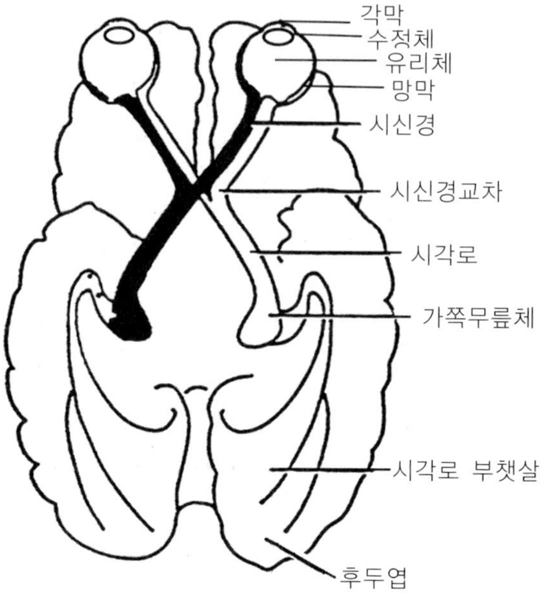

[그림 8-2] 빛의 경로

외부 물체에서 발산되어 나오는 광선이 눈을 통과하여 뇌중추까지 도달하기 위해 통과하는 조직들의 순서는 다음과 같다.

1. **눈물** : 빛이 눈으로 들어가는 경로에서 제일 먼저 통과하는 조직은 눈물막이다. 각막은 항상 눈물에 의해 촉촉하게 적셔져 있어야 하고, 눈을 매번 깜박거릴 때마다 눈꺼풀은 눈물을 각막 표면에 고르게 퍼지게 한다. 만약 눈물이 마르거나, 안연고와 같은 이물질이 눈물과 혼합되면 시력은 흐려진다. 눈물흘림 또는 눈물막에 이상이 있을 때에도 시력을 저하시킬 수 있다.
2. **각막** : 눈물막을 통과한 빛은 각막을 지나게 된다. 각막을 이루는 섬유들의 배열방향이 규칙적이고 일정하여 정상적인 상태에서는 각막이 항상 투명성을 유지하고 있다. 각막은 수정체를 포함한 모든 안구의 조직들 중에서 빛을 가장 심하게 굴절시킨다. 그러므로 각막 표면이 조금이라도 불규칙하게 되거나, 각막혼탁이 발생하여 각막의 투명성이 저하되면 각막을 통과하는 빛은 뒤틀리게 되어 시력에 심한 장애를 일으키게 된다.
3. **방수** : 각막을 통과한 빛은 각막과 수정체사이를 채우고 있는 투명한 액체인 방수를 지나게 된다. 혈액이나 염증세포가 방수와 혼합되면, 방수는 혼탁해지므로 빛은 방수를 쉽게 통과하지 못하게 되어 시력장애를 일으키게 된다.

4. **동공** : 방수를 통과한 빛은 그 다음으로 동공을 지나게 된다. 동공의 크기도 시력에 영향을 미친다. 동공이 확대되거나 축소된 경우, 동공크기가 작아지면 망막으로 들어오는 빛의 양은 감소되나, 초점심도는 깊어지고 최소착란원의 직경이 작아져 더 좋은 시력을 얻게 된다. 동공직경이 2.5mm보다 작아지면, 바늘구멍 효과에 의해 시력은 향상되나, 동공이 확대되어 직경이 5mm이상이 되면 시력은 구면수차에 의해 저하된다. 그리고 홍채이상에 의한 동공이상이 있을 때에도 시력에 영향을 미친다.
5. **수정체** : 동공을 통과한 빛은 수정체에 도달한다. 빛이 각막에 의해 굴절된 후 망막에 초점을 정확하게 맺히게 하는 과정에 있어서 조절작용이 아주 중요한 역할을 하는데, 눈의 여러 조직들 중에서 수정체가 조절작용에 중요한 역할을 담당한다. 조절장애가 있는 경우에는 초점을 망막에 정확하게 맺히지 못하므로 시력은 저하된다.
   수정체는 섬모체소대에 의해 매달려 있다. 이 섬모체소대들의 한 쪽 끝은 섬모체근에 붙어있으며 다른 한 쪽 끝은 수정체에 붙어있다. 섬모체근이 수축하면 섬모체소대는 느슨해지고 수정체는 두꺼워진다(그림 8-3).
   반대로 섬모체근이 이완되면 섬모체소대는 팽팽하게 당겨지며 수정체도 동시에 당겨지게 되어 수정체의 두께는 얇아진다(그림 8-4). 그러므로 수정체는 "초점 렌즈(focusing lens)"와 같은 원리의 구조를 가지고 있는 셈이다.
6. **유리체** : 빛이 수정체의 조절작용을 거쳐 망막 위에 초점을 맺히기 위해서는, 빛은 더 진행하여 수정체와 망막사이를 채우고 있으며, 안구용적의 대부분을 차지하고 있는, 젤리모양의 유리체를 통과해야 한다. 상이 망막 위에 정확하게 맺히게 하기 위해서는 방수와 마찬가지로 유리체도 항상 투명도를 유지하고 있어야 한다.

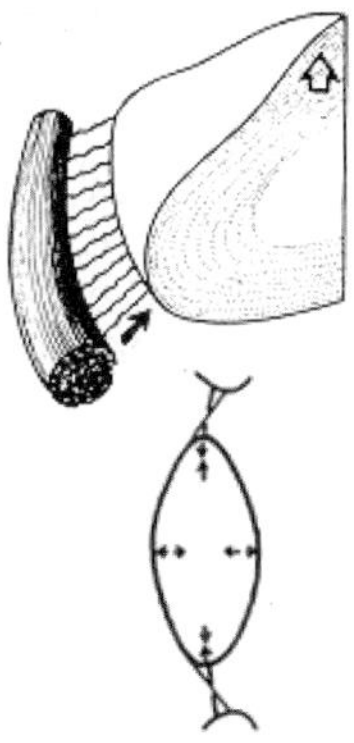

[그림 8-3] 섬모체근이 수축됐을 때

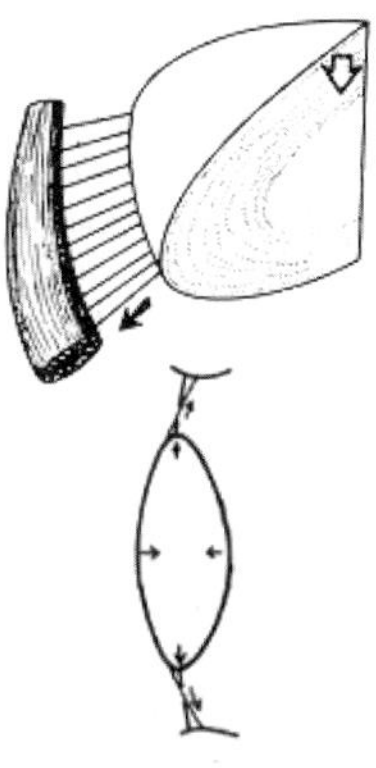

[그림 8-4] 섬모체근이 이완됐을 때

7. **망막** : 빛의 자극이 눈의 조직들을 통과하여 마지막으로 도달하는 부위가 망막이다. 망막의 10층 중 한 층은 막대세포와 원뿔세포라고 하는 감광세포들로 이루어져 있으며, 이 세포층을 광수용세포층이라고 부른다. 망막에 도달한 빛은 이 광수용세포층을 자극한다.
8. **뇌의 후두엽** : 광수용세포층으로 전달된 자극은 시신경을 거쳐 뇌의 후두엽으로 전달된다. 후두엽은 시신경으로부터 전달된 정보를 받아서 해석하는 역할을 한다. 사람이 외계로부터 얻는 지식정보의 80~90%는 시각을 통해 얻어진다. 눈이 "정보의 수집자"라면 뇌는 "정보의 해석자"이다.

이상의 복잡한 조직들은 최상의 시력을 얻기 위해 반드시 필요한 것들이며, 이들 조직 중 어느 하나에 문제가 발생하면 시력장애를 유발시킬 수 있다.

09 CHAPTER 정시와 비정시

시력장애를 일으키는 여러 원인이 있으나, 이 장에서는 눈의 굴절이상과 관계되는 시력장애에 대해서만 공부하고자 한다. 눈의 굴절상태에 따른 분류는 굴절이상이 없는 정시안과 굴절이상이 있는 비정시안으로 분류할 수 있다.

눈의 구조들이 생리적으로 아무 이상이 없는 건강한 상태 하에서 원거리에 있는 물체의 상이 망막 위에 정확하게 맺히는 것을 정시라고 하고, 눈에 구조적, 생리적 이상이 없는 상태에서 원거리에 있는 물체의 상이 망막 위에 정확하게 맺히지 못하는 경우를 비정시라고 한다.

1 정시

굴절이상이 없는 정시안은 조절하지 않은 상태에서 외부로부터 눈으로 들어오는 평행광선이 망막의 중심오목에 정확하게 결상하는 눈을 말한다(그림 9-1).

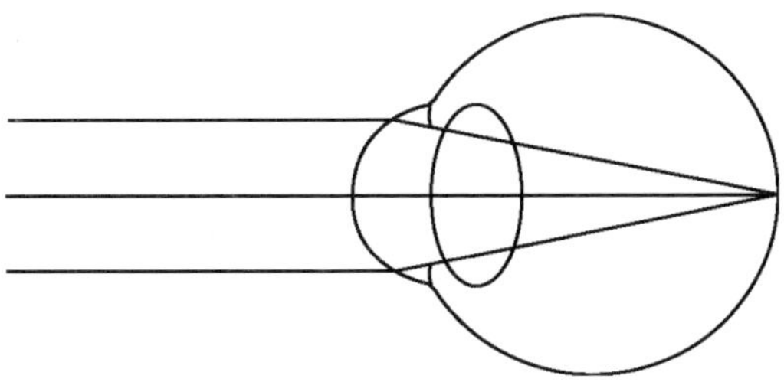

[그림 9-1] 정시

다시 말해서, 중심오목에서 발산되어 나온 빛이 수정체와 각막을 통과하면서 굴절된 광선이 평행광선으로 된다는 것이다(그림 9-2). 이런 눈의 원점은 무한대에 있으며 어떠한 교정도 필요하지 않다.

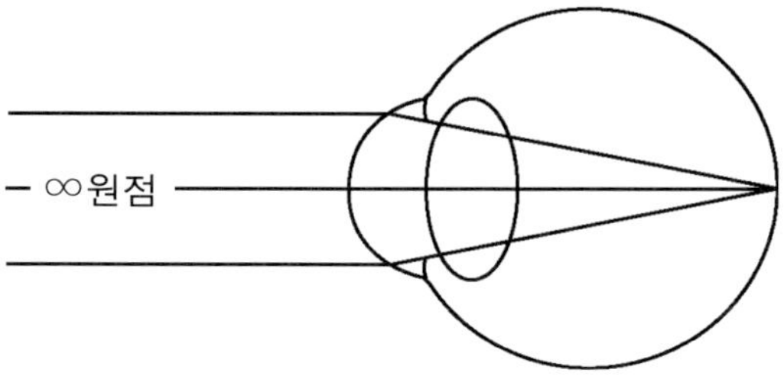

[그림 9-2] 정시의 원점

2 비정시

굴절이상이 있는 비정시안은 조절하지 않은 상태에서 외부로부터 눈으로 들어오는 평행광선이 망막의 중심오목에 정확하게 결상하지 못하는 눈을 말한다.

비정시를 유발하는 원인은 다음과 같다.

1. 안구의 길이가 비정상적으로 짧거나 긴 경우
2. 수정체가 정상위치보다 앞쪽 또는 뒤쪽에 위치할 때
3. 각막의 만곡도가 비정상적으로 크거나 작을 때이다.

(1) 단순원시

굴절이상안 중 원시에 대해 먼저 알아보도록 하자. 원시성 굴절이상안이란 조절하지 않은 상태에서 외부로부터 들어오는 평행광선이 망막의 중심오목보다 뒤쪽에 초점을 맺게 되어 상이 선명하게 보이지 않는 상태를 말한다(그림 9-3).

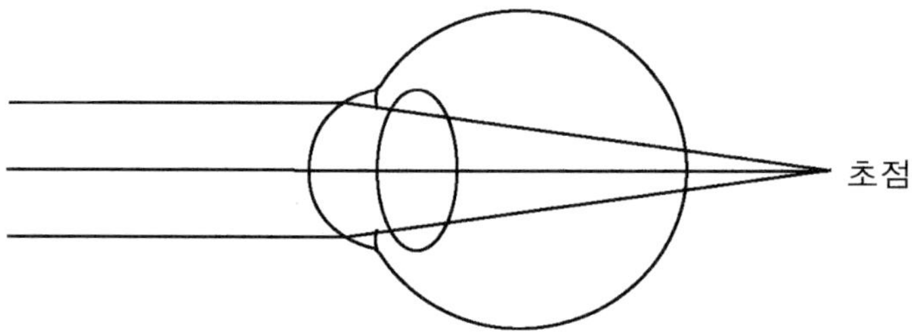

[그림 9-3] 원시

즉 망막의 중심오목에서 발산되어 나온 빛이 수정체와 각막을 통과하면서 굴절된 광선들이 발산광선이 되어 눈 뒤 어느 유한거리에 결상하는 눈을 말한다(그림 9-4). 이런 눈의 원점은 눈 뒤 유한거리에 있다.

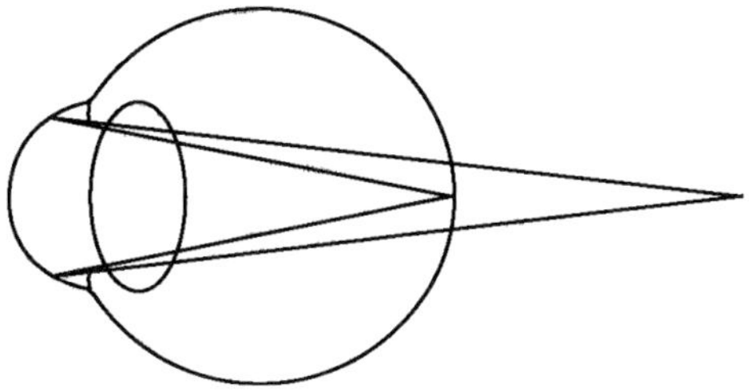

[그림 9-4] 원시의 원점

원시안은 일반적으로 멀리 있는 것은 잘 보인다. 이러한 눈은 먼 것은 잘 보이나 가까운 것이 흐릿하게 보인다고 호소하는 경우가 있다. 원시의 정도가 심한 경우에는 먼 것과 가까운 것 모두가 흐릿하게 보일 수 있다. 원시안은 일반적으로 안구의 길이가 짧기 때문에 발생한다.

원시성 굴절이상안은 난시를 동시에 가지고 있는 복합원시난시와 난시가 없는 단순원시로 분류한다.

(2) 단순근시

굴절이상안 중 근시성 굴절이상안이란 외부로부터 눈으로 들어오는 평행광선이 조절하지 않은 상태에서 초점이 망막의 중심오목보다 앞쪽, 즉 안구의 길이가 너무 길어 빛이 망막에 도달하기 전에 유리체강 내에서 초점이 맺혀 상이 선명하게 보이지 않는 상태를 말한다(그림 9-5).

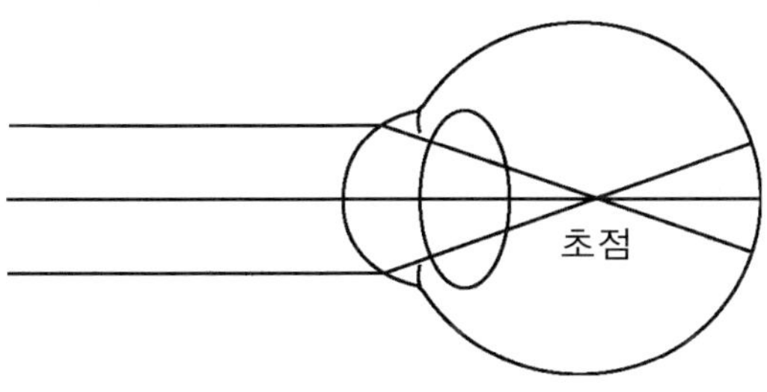

[그림 9-5] 근시

즉 중심오목에서 발산되어 나온 빛이 수정체와 각막을 통과하면서 굴절된 광선들이 수렴광선으로 되어 눈 앞 어느 유한거리에서 결상되는 눈을 말한다(그림 9-6). 이런 눈의 원점은 눈 앞 유한거리에 있다.

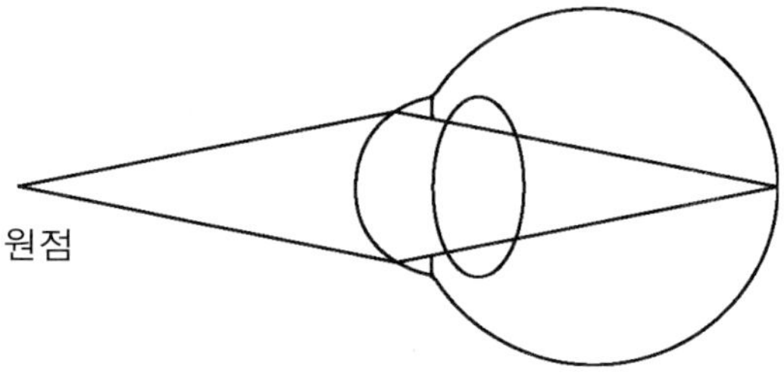

[그림 9-6] 근시의 원점

근시성 굴절이상이 있는 눈 또한 난시의 동반여부에 따라 복합근시난시와 단순근시로 분류한다.

(3) 난시

각막은 눈의 다른 어느 조직보다 빛을 많이 굴절시킨다. 각막의 모양이 완벽한 구형이라면 빛은 모든 경선에서 똑같이 굴절된다. 그러나 각막의 한쪽 경선이 다른 쪽 경선보다 더 굽어져 있다면 빛이 모든 경선에서 똑같이 고르게 굴절되지 못한다. 이러한 눈에 의해 유발된 굴절이상을 난시라고 한다. 즉, 난시성 굴절이상은 각막 또는 수정체의 굴절력이 모든 경선에서 균일하지 않아 경선에 따라 굴절력의 차이가 나타나는 상태를 말한다. 난시안은 물체에서 발산되어 들어오는 평행광선이 한 점으로 결상되지 못하고 두 개의 선 혹은 그 이상의 선으로 결상되는 눈의 상태를 말한다.

난시안은 원거리 및 근거리 시력 모두에서 불편을 호소한다. 원거리에서 근거리로 시야를 옮길 때 불편을 느끼며 또한 그 반대 상황에서도 같은 증상이 나타날 수 있다.

난시안을 쉽게 이해하는 방법으로, 둥근 공이나 풍선을 양손으로 잡고 양쪽에서 누르게 되면 둥근 공이나 풍선이 그림 9-7에서 보는 것과 같이 럭비공처럼 수평경선은 구부러지게 되고 수직경선은 더욱 편평해지게 되어 타원형 모양이 된다.

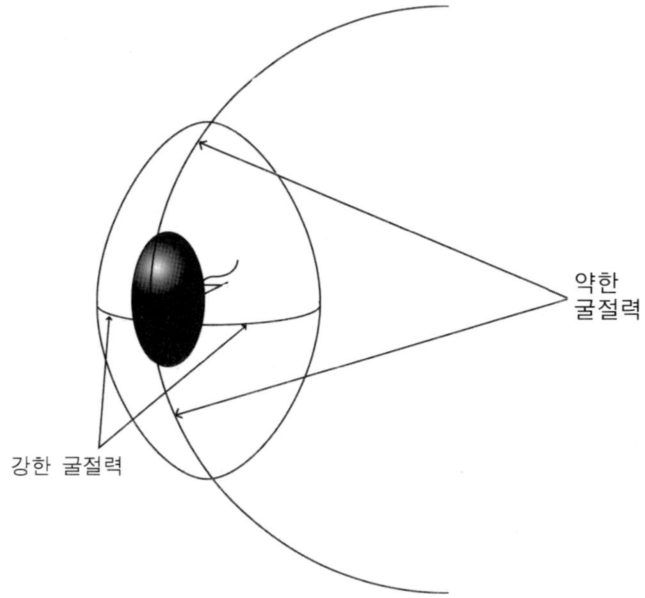

[그림 9-7] 타원형 모양의 각막

원주렌즈와 같이 각막에서도 만곡이 심한 부분일수록 굴절력이 더 크고, 만곡도가 가장 큰 경선과 가장 편평한 경선은 서로 90도 각도를 이루고 있다. 그러나 각막과 원주렌즈의 다른 점은 원주렌즈의 가장 만곡이 적은 경선에는 굴절력이 전혀 없으나 각막의 모든 경선에는 굴절력이 있다.

그림 9-7에서 보는 것과 같이, 수평경선이 수직경선 보다 더 큰 굴절력을 가지고 있지만 두 경선 모두에서 빛을 굴절시킨다는 것을 알 수 있다. 이 때문에 여러 종류의 난시가 발생한다.

난시는 크게 규칙난시와 불규칙난시 두 종류로 나눌 수 있다. 각막의 두 주경선이 서로 직각을 이루는 상태에서 발생한 난시를 규칙난시라고 한다. 드물게 각막의 두 주경선이 서로 직각을 이루지 못하는 경우가 있는데, 이에 의해 발생한 난시를 불규칙난시라고 한다.

① 규칙난시는 다음과 같이 분류한다.

㉮ 각막의 만곡도에 따른 분류:

㉠ 직난시(WR; with the rule astigmatism)(그림 9-8)

각막의 경선들 중 가장 큰 만곡도(굴절력)가 수직방향에 있는 눈으로 플러스 원주렌즈를 사용하여 교정할 때에는 90도를 중심으로 좌우 30도 이내, 그리고 마이너스 원주렌즈로 교정할 때에는 180도를 중심으로 상하 30도 내에서 교정되는 난시를 말한다.

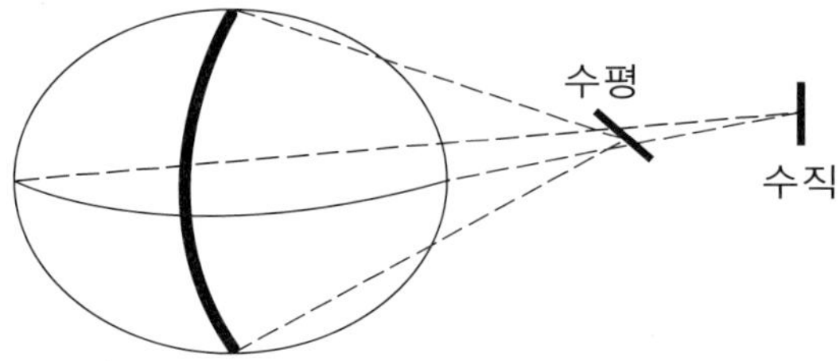

[그림 9-8] 각막의 가장 큰 만곡도가 수직방향에 있음

㉡ 도난시(AR; against the rule astigmatism)(그림 9-9)

각막의 경선들 중 가장 큰 만곡도가 수평방향에 있는 눈으로 플러스 원주렌즈를 사용하여 교정할 때에는 180도를 중심으로 상하 30도 이내, 그리고 마이너스 원주렌즈로 교정할 때에는 90도를 중심으로 좌우 30도 내에서 교정되는 난시를 말한다.

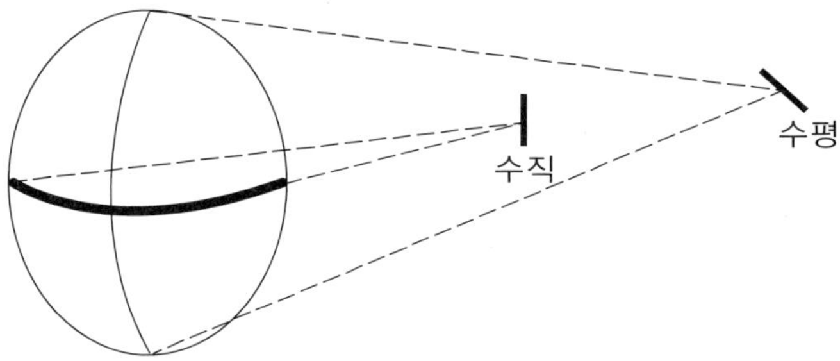

[그림 9-9] 각막의 가장 큰 만곡도가 수평방향에 있음

㉢ 사난시(OBL; oblique astigmatism)

각막의 경선들 중 가장 큰 만곡도가 사방향에 있는 눈으로 플러스 원주렌즈나 마이너스 원주렌즈를 사용하여 교정할 때 45도나 135도를 중심으로 좌우 15도 내에서 교정되는 난시를 말한다.

㉯ 각막의 굴절력에 따라 외부로부터 들어온 평행광선이 결상되는 망막의 위치와의 관계에 따른 분류:

㉠ 단순난시
(1) 단순원시난시
(2) 단순근시난시
㉡ 복합난시
(1) 복합원시난시
(2) 복합근시난시
㉢ 혼합난시

(a) 단순원시난시

이러한 눈은 각막의 한 주경선에 의해 굴절되어진 평행광선의 초선은 망막 위에 맺혀지고, 다른 주경선에 의해 만들어진 초선은 망막 뒤쪽에 맺혀짐으로써 난시가 발생한 경우이다(그림 9-10).

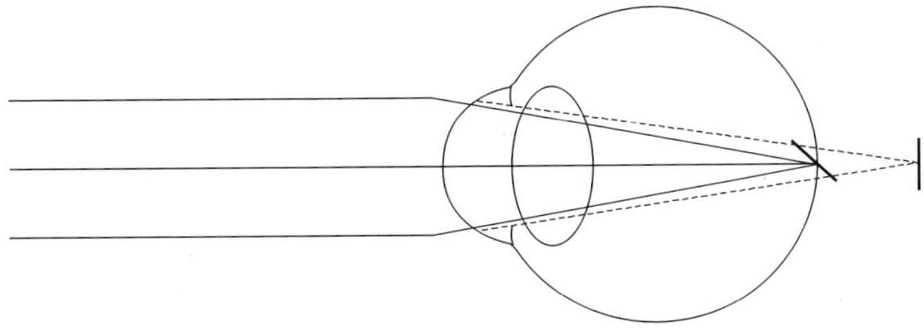

[그림 9-10] 단순원시난시

(b) 단순근시난시

이러한 눈은 각막의 한 주경선에 의해 굴절되어진 평행광선의 초선은 망막 위에 맺혀지고, 다른 주경선에 의해 만들어진 초선은 망막 앞쪽에 맺혀지게 된다(그림 9-11).

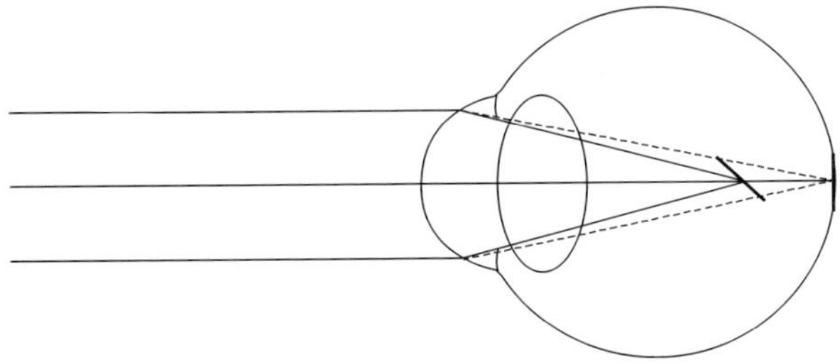

[그림 9-11] 단순근시난시

(c) 복합원시난시

이러한 종류의 난시는 평행광선이 각막의 두 주경선에서 굴절되어 만들어진 두 개의 초선이 모두 망막의 뒤쪽에 맺혀진다(그림 9-12).

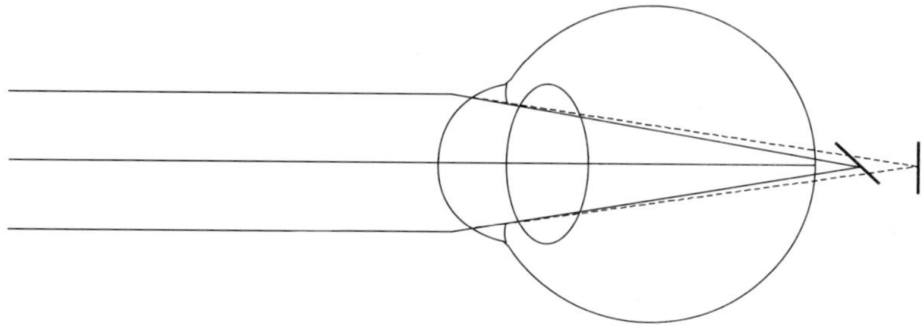

[그림 9-12] 복합원시난시

(d) 복합근시난시

이러한 종류의 난시는 평행광선이 각막의 두 주경선에서 굴절되어 만들어진 두 개의 초선이 모두 망막의 앞쪽에 맺혀진다(그림 9-13).

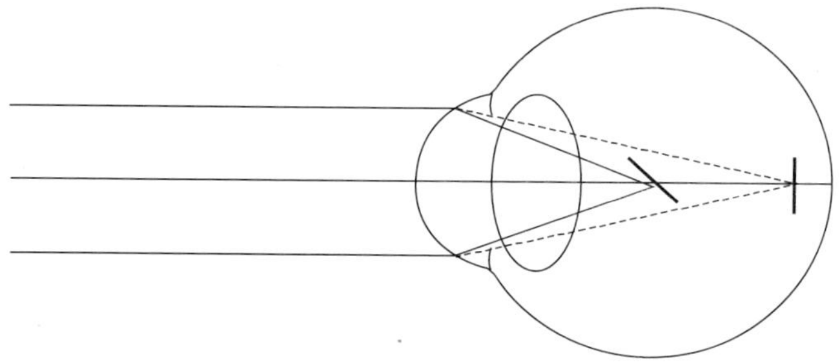

[그림 9-13] 복합근시난시

(e) 혼합난시

이러한 종류의 난시는 각막의 한 주경선을 지나 굴절되어진 평행광선의 한 초선은 망막 뒤쪽에 맺혀지나, 각막의 다른 주경선으로부터 만들어진 초선은 망막의 앞쪽에 맺힌다(그림 9-14). 즉, 한 주경선은 근시상태를 보이고 다른 한 주경선은 원시상태를 보이는 것을 혼합난시라고 한다.

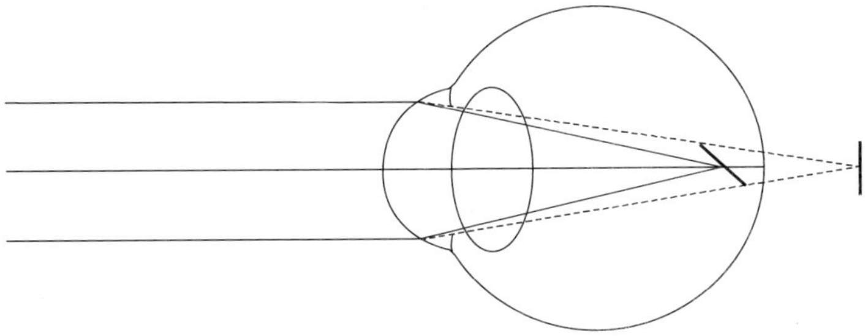

[그림 9-14] 혼합난시

② 불규칙난시

각막의 두 주경선이 서로 직각을 이루지 못하여 발생한 난시를 불규칙난시라고 한다. 불규칙난시는 눈의 외상이나 각막질환에 의해 발생한 각막흉터, 그리고 원추각막이나 각막전면이 평활하지 못하여 각막 각 부위의 굴절력 차이에 의해 유발되는 경우가 대부분이다. 검사자나 안경사들은 여러 종류의 난시가 가지고 있는 특성들에 대해 자세히 알고, 이해하고 있어야 한다. 불규칙난시는 일반적인 안경으로 교정이 어렵다는 것도 알고 있어야 한다. 불규칙난시는 안경으로 시력교정이 잘 안되지만, 균일하지 못한 각막전면의 불규칙성은 하드콘택트렌즈를 착용하면 좋은 교정효과를 얻을 수 있는 경우가 많다. 불규칙난시는 플라시도 각막계(그림 9-15)나 각막곡률계를 사용하여 검사할 수 있다.

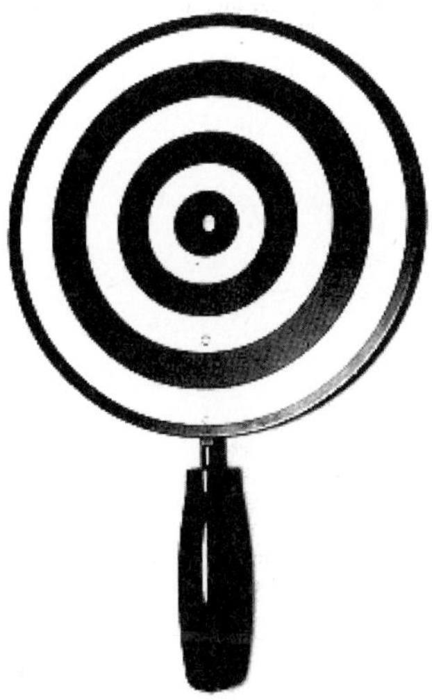

[그림 9-15] 플라시도 각막계

(4) 굴절부동

사람의 양쪽 눈이 완벽하게 똑같을 수는 없다. 일반적으로 두 눈은 비슷한 굴절력을 가지고 있으나, 때로는 아주 다른 굴절력을 가지고 있는 경우도 있다. 양안의 굴절력 차이가 큰 경우, 일반적으로 양안의 굴절상태가 2D(디옵터)이상 차이나는 눈을 굴절부동이라고 한다.

(5) 노시안

노시안은 연령이 증가함에 따라 섬모체근과 수정체의 변화로 조절력이 감퇴되어 근거리(30 ~ 40cm)에서의 작업이 장애를 받는 눈의 상태를 말한다.

(6) 무수정체증

무수정체증이란 수정체가 수술에 의해 적출 되었거나 또는 외상 등에 의한 수정체의 이탈로 수정체가 시축에 없는 눈의 상태를 말한다.

비정시안은 원시성, 근시성 그리고 난시성 굴절이상안으로 분류할 수 있으며(표 9-1), 이외에도 노시안, 무수정체증 및 굴절부동도 비정시안으로 분류한다.

[표 9-1] 굴절 이상의 종류

굴절 이상	종류
원시	축성원시, 굴절성원시 전체원시, 현성원시, 잠복원시, 허용원시, 절대원시
근시	축성근시, 굴절성근시(각막, 수정체) 단순근시, 악성근시(병적근시) 거짓근시 합병근시(당뇨병, 백내장)
난시	규칙난시: 직난시, 도난시, 사난시, 단순난시, 복합난시, 혼합난시 불규칙난시
노시안	
무수정체증	
굴절부등	

(7) 굴절이상의 빈도

굴절이상의 유병율은 나이, 국가, 성별, 인종, 민족, 직업, 그리고 환경에 따라 많은 차이가 있다.

① 2008년 한국의 굴절이상 유병율은 다음과 같다.

종류	전체	남자	여자
근시 (5세 이상; 구면렌즈대응치 −0.75D)	53.0%	52.8%	53.2%
원시 (5세 이상; 구면렌즈대응치 +1.00D)	11.2%	9.9%	12.6%
난시 (5세 이상; 원주렌즈 도수 0.75D)	71.3%	69.4%	73.2%

② 국가별 굴절이상 빈도 (40세 이상)

굴절 이상	한국	미국	유럽	호주
원시 +3.00D 이상	0.8	9.0	11.8	5.6
근시 −1.00D 이하	30.6	25.4	26.6	16.4
근시 −5.00D 이하	11.6	4.5	4.6	2.8

③ 인종별 굴절이상 빈도

국가(10~50세):		근시	원시	난시
한국		48.65%	13.75%	59.9%
미국	아시아계	78.5%	6.3%	33.6%
	히스패닉	13.2%	12.7%	36.9%
	흑인	6.6%	6.4%	20.0%
	백인	4.4%	19.3%	26.4%

CHAPTER 10 비정시안의 교정법

눈 굴절상태의 이상 유무에 따라 정시안과 비정시안으로 분류한다는 것을 앞 장에서 설명하였다.

눈에 굴절이상이 없는 정시안은 조절하지 않은 상태에서 외부로부터 눈으로 들어오는 평행광선이 망막의 중심오목에 정확하게 결상되므로, 이러한 눈은 어떠한 교정도 필요하지가 않다.

굴절이상이 있는 비정시안은 조절하지 않은 상태에서 외부로부터 눈으로 들어오는 평행광선이 망막의 중심오목에 정확하게 결상되지 못하므로, 이러한 눈은 구면렌즈 또는 원주렌즈를 사용하여 교정해 주어야 한다.

다음에 나오는 그림들은 렌즈로 굴절이상을 교정했을 때 눈의 망막과 초점과의 관계에 있어서 나타날 수 있는 상황을 이해하기 쉽게 도해한 것이다.

1 원시의 교정

원시안은 조절하지 않은 상태에서 외부로부터 들어오는 평행광선이 망막의 뒤쪽에 초점을 맺히는 상태이므로, 망막 뒤에 맺힌 초점을 망막 위에 맺히게 해 주기 위해서는 빛을 수렴시켜야 한다. 빛을 수렴시키면 그 빛의 초점거리는 짧아지게 되어, 초점을 망막 위에 맺히게 할 수 있다. 그러므로 원시안은 볼록 구면렌즈를 사용하여 교정한다(그림 10-1).

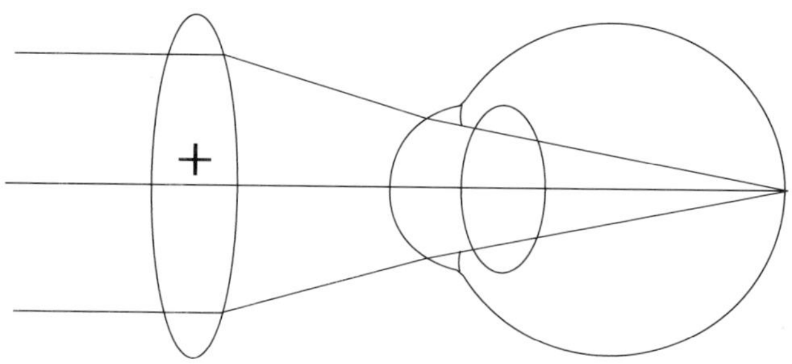

[그림 10-1] 볼록 구면렌즈를 사용한 원시교정

2 근시의 교정

근시안은 외부에서 눈으로 들어오는 평행광선이 조절하지 않은 상태에서 초점이 망막의 앞쪽에 맺히므로, 가까운 것은 선명하게 볼 수 있으나, 먼 곳은 흐릿하게 보인다. 이런 눈은 빛을 조금 더 분산시켜 망막 쪽으로 밀어주면 빛의 초점을 망막 위에 맺히게 할 수 있다. 그러므로 근시안은 오목구면렌즈를 사용하여 교정한다(그림 10-2).

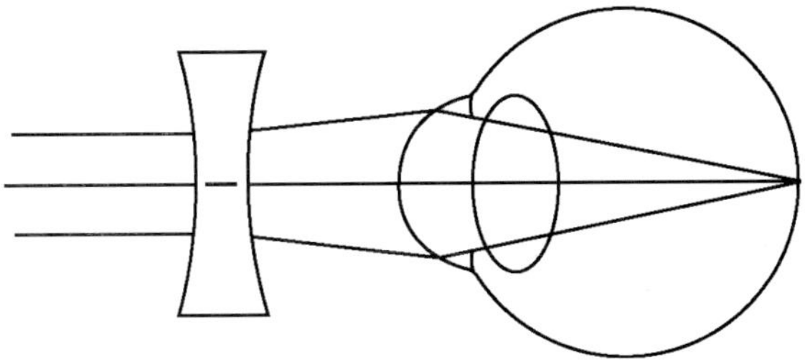

[그림 10-2] 오목 구면렌즈를 사용한 근시교정

3 난시의 교정

각막의 모양이 구형이라면 난시는 발생하지 않는다. 각막이나 수정체의 한 경선이 다른 경선보다 더 굽어져 있어 외부에서 눈으로 들어오는 평행광선이 모든 경선에서 균일하게 굴절되지 못하고 경선에 따라 굴절력의 차이가 나타나는 굴절이상을 난시라고 한다.

난시에는 규칙난시와 불규칙난시로 분류한다고 앞에서 설명하였다. 규칙난시는 외부로부터 들어오는 평행광선이 한 점으로 결상되지 않고 두 개의 초선으로 결상되므로 난시를 교정하기 위해서는 한 경선에만 굴절력이 있고 그와 직교하는 경선에는 굴절력이 전혀 없는 원주렌즈가 필요하다. 그러나 불규칙난시는 두 개 이상의 초선으로 결상되므로 안경으로 교정이 불가능하며, 안경으로 교정이 가능한 난시는 규칙난시뿐이다.

굴절검사실이나 안경원에서 난시는 마이너스 원주렌즈나 플러스 원주렌즈 중 한 가지를 선택하여 사용한다. 대부분의 안경원에서는 마이너스 원주렌즈만을 사용하여 난시를 검사하고 교정한다. 그러나 플러스 원주렌즈를 사용하여 난시를 검사하고 교정하는 원리도 알고 있어야 하므로 여기서 같이 설명한다.

(1) 규칙난시 교정법

① 단순원시난시

이러한 눈은 각막의 한 경선에 의해 굴절되어진 빛의 초선은 망막 위에 맺혀지고, 다른 경선에 의해 만들어진 초선은 망막 뒤쪽에 맺혀 짐으로서 난시가 발생한 경우이다(그림 10-3).

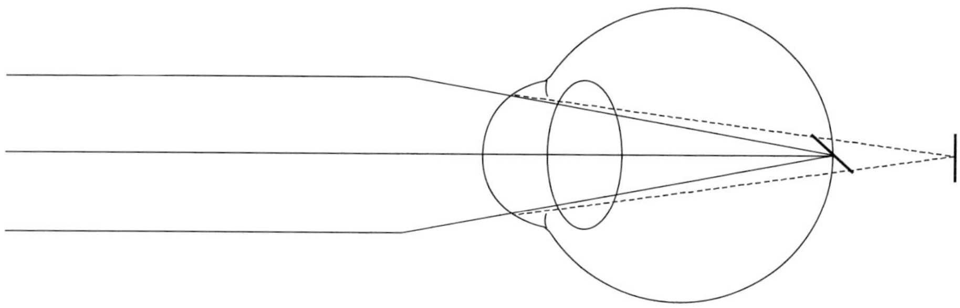

[그림 10-3] 단순원시난시

이러한 눈을 볼록 구면렌즈를 사용하여 교정하면 망막 뒤 쪽에 맺혀있던 초선은 망막 위로 이동되나, 망막 위에 맺혀있던 초선은 앞으로 이동되어 망막 앞쪽에 맺히게 된다.(그림 10-4)

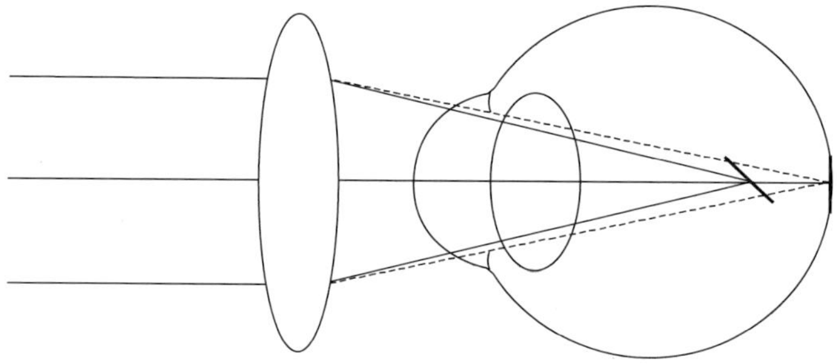

[그림 10-4] 단순원시난시를 볼록 구면렌즈를 사용하여 교정한 그림

이러한 눈은 단지 원시상태를 유발시킨 한 초선만을 망막 위로 옮겨야 하므로 원주렌즈를 사용하여 교정해야 한다. 원주렌즈는 한 경선에서만 빛을 굴절시킨다.

㉮ 마이너스 원주렌즈를 사용한 교정법

단순원시난시를 마이너스 원주렌즈를 사용하여 교정해 주기 위해서는, 먼저 볼록 구면렌즈를 사용하여 망막 뒤에 맺혀있던 초선을 망막 위에 맺히게 한다. 이때 망막 위에 맺혀있던 초선은 망막 앞쪽으로 이동되어 단순근시난시 상태가 된다(그림 10-4).

단순근시난시를 교정하는 가장 쉬운 방법은 마이너스 원주렌즈를 사용하는 방법이다. 마이너스 원주렌즈의 축 방향을 각막의 굴절력이 가장 약한 경선과 일치하게 놓는다. 이 교정법은 각막의 만곡을 "깎아내는" 방법을 사용하여 교정하는 것이다. 다시 말해서, 각막의 여러 경선 중 가장 볼록한 경선의 굴절력을 낮추어서 각막의 모든 경선의 굴절력을 동일하게 만드는 것이다.

이 처럼 인위적으로 만들어진 단순근시난시는 마이너스 원주렌즈를 사용하여 교정한다(그림 10-5). 이 처럼 가해준 굴절력은 각막의 모든 경선의 굴절력이 동일하도록 만들어주므로, 각막의 모든 경선에서 굴절된 빛은 망막 위의 동일한 위치에서 초점으로 맺혀지게 된다.

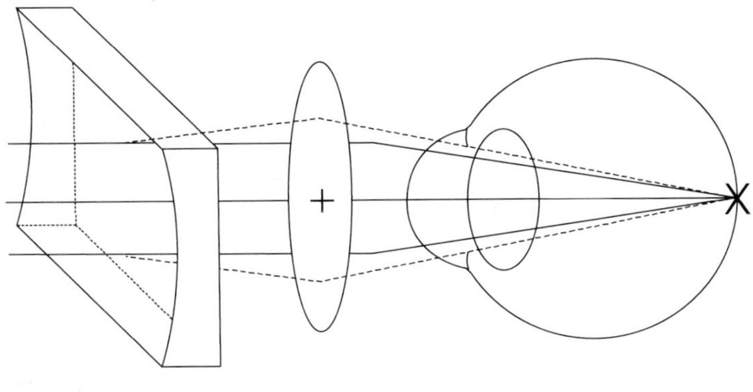

[그림 10-5] 마이너스 원주렌즈를 사용하여 교정한 그림

㉯ 플러스 원주렌즈를 사용한 교정법

단순원시난시를 교정하는 가장 쉬운 방법은 플러스 원주렌즈를 사용하여 각막의 가장 볼록한 경선에 그 축 방향이 가도록 교정하는 것이다. 원주렌즈의 축 방향은 그 굽어져 있는 경선과 90도의 각도를 이루고 있다. 이 교정법은 각막의 가장 편평한 경선에 굴절력을 가해주는 것이다. 이 처럼 가해준 굴절력은 각막의 모든 경선의 굴절력이 동일하도록 만들어주므로, 각막의 모든 경선에서 굴절된 빛은 망막 위의 동일한 위치에서 초점으로 맺혀지게 된다.

위에서 설명한 것과 같이, 단순원시난시를 각막의 가장 볼록한 경선과 같은 방향으로 플러스 원주렌즈의 축 방향을 대 주어 교정하면, 망막 위에 맺혀있던 초선은 그대로 있고, 망막 뒤에 맺혀있던 초선은 앞으로 당겨져 망막 위에 놓이게 된다(그림 10-6).

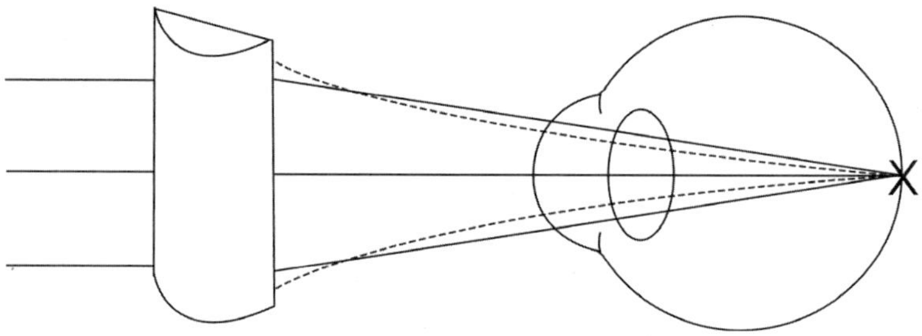

[그림 10-6] 단순원시난시를 플러스 원주렌즈를 사용하여 교정한 그림

② 단순근시난시

이러한 눈은 각막의 한 경선에 의해 굴절되어진 빛의 초선은 망막 위에 맺혀지고, 다른 경선에 의해 만들어진 초선은 망막 앞쪽에 맺혀 난시가 발생한 경우이다(그림 10-7).

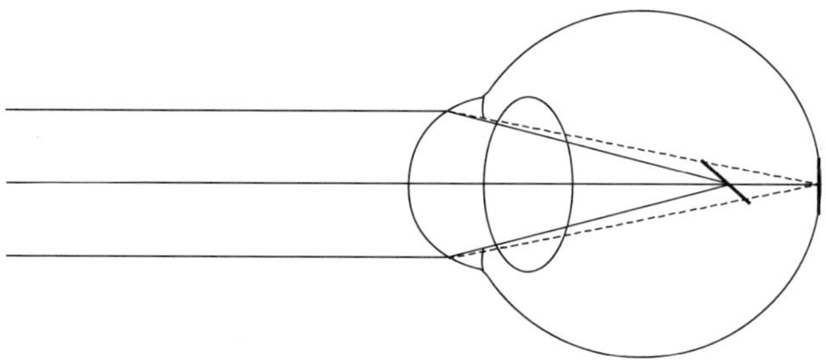

[그림 10-7] 단순근시난시

㉮ 마이너스 원주렌즈를 사용한 교정법

단순근시난시를 교정하는 가장 쉬운 방법은 마이너스 원주렌즈를 사용하여 각막의 가장 편평한 경선에 그 축 방향이 위치하도록 교정하는 것이라고 앞에서 설명했다. 단순근시난시를 마이너스 원주렌즈를 사용하여 교정하면, 망막 위에 맺혀있던 초선은 그대로 있고, 망막 앞쪽에 맺혀있던 초선은 뒤로 밀려 망막 위에 놓이게 된다(그림 10-8).

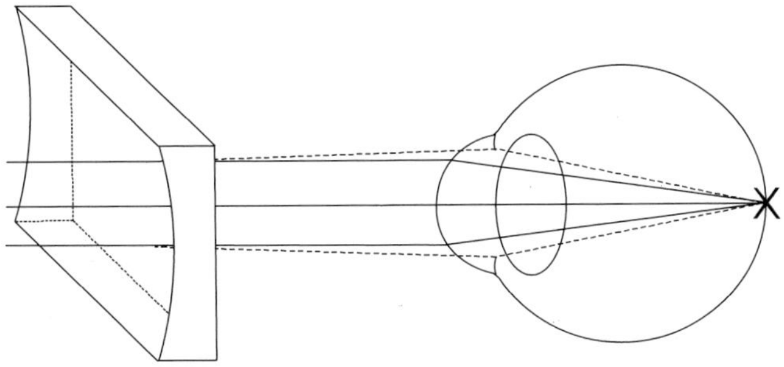

[그림 10-8] 단순근시난시를 마이너스 원주렌즈로 교정한 그림

㈏ 플러스 원주렌즈를 사용한 교정법

단순근시난시를 플러스 원주렌즈를 사용하여 교정해 주기 위해서는, 먼저 오목 구면렌즈를 사용하여 망막 앞쪽에 맺혀있던 초선을 망막 위에 맺히게 한다. 이때 망막 위에 맺혀있던 초선은 망막 뒤쪽으로 이동하게 되어 단순원시난시 상태가 된다(그림 10-9).

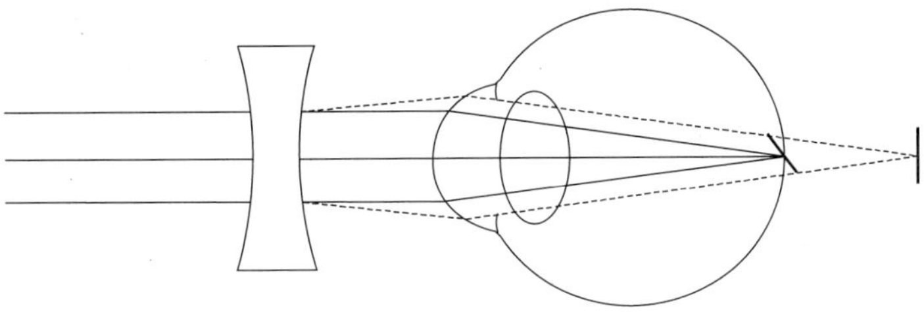

[그림 10-9] 단순근시난시를 오목 구면렌즈로 교정한 그림

이 처럼 인위적으로 만들어진 단순원시난시는 플러스 원주렌즈를 사용하여 교정한다(그림 10-10).

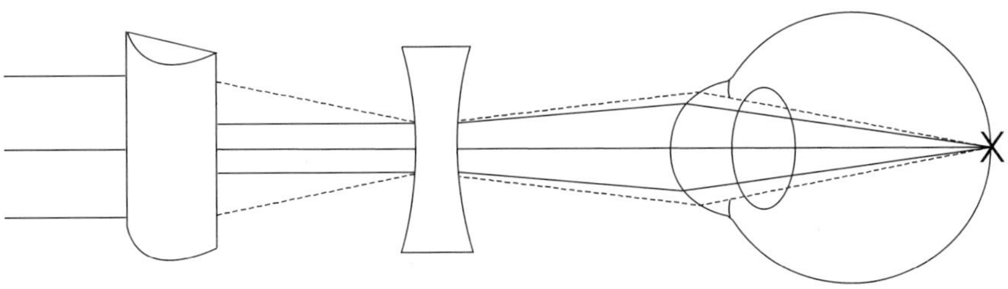

[그림 10-10] 플러스 원주렌즈를 사용하여 교정한 그림

③ 복합원시난시

이러한 종류의 난시는 각막의 두 주경선을 지나 굴절된 평행광선에 의해 맺혀지는 두 개의 초선이 모두 망막의 뒤쪽에 위치하는 상태이다(그림 10-11).

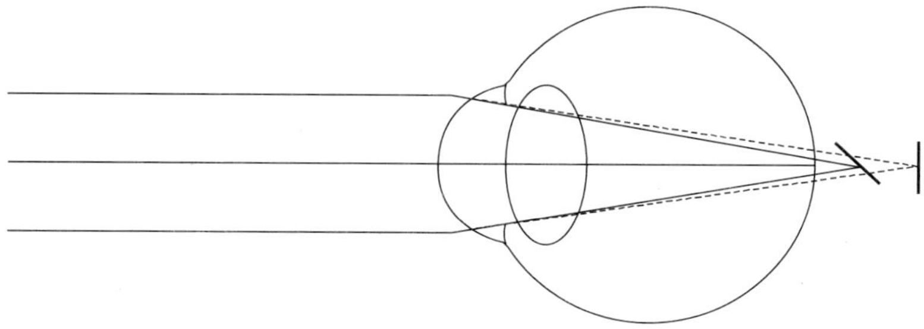

[그림 10-11] 복합원시난시

㉮ 마이너스 원주렌즈를 사용한 교정법

복합원시난시를 마이너스 원주렌즈를 사용하여 교정하기 위해서는 볼록 구면렌즈를 사용하여 망막으로부터 멀리 위치하고 있는 초선을 먼저 망막 위로 이동시킨다. 이렇게 되면 망막에서 가까이 위치하고 있던 초선은 망막의 앞쪽으로 이동하게 되어 단순근시난시 상태가 된다(그림 10-12).

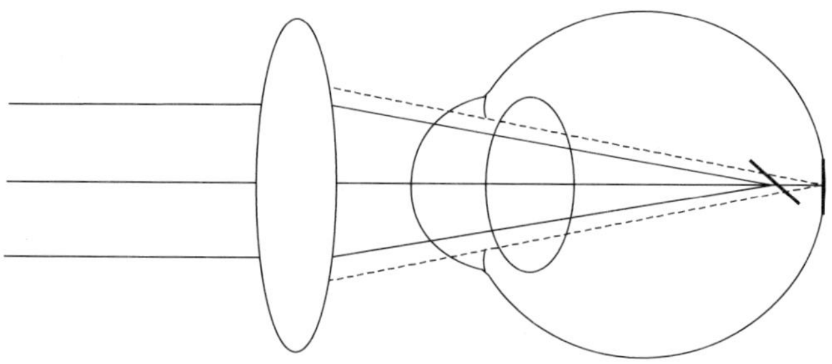

[그림 10-12] 복합원시난시를 볼록 구면렌즈로 교정한 그림

다시 한 번, 단순근시난시가 만들어졌다. 마이너스 원주렌즈를 사용하여 망막의 앞쪽에 결상되어 있는 초선을 뒤로 밀어 망막 위에 위치하도록 교정한다(그림 10-13).

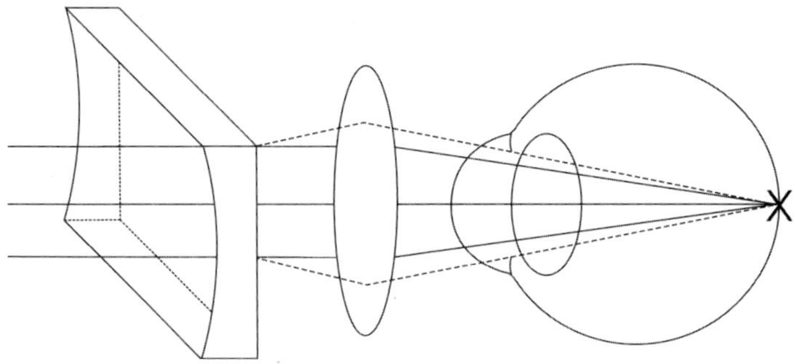

[그림 10-13] 마이너스 원주렌즈를 사용하여 교정한 그림

㉯ 플러스 원주렌즈를 사용한 교정법

복합원시난시를 플러스 원주렌즈를 사용하여 교정하기 위해서는 먼저 볼록 구면렌즈를 사용하여 망막에서 가까이 위치한 초선을 먼저 망막 위로 이동시켜 단순원시난시 상태로 만든다(그림 10-14).

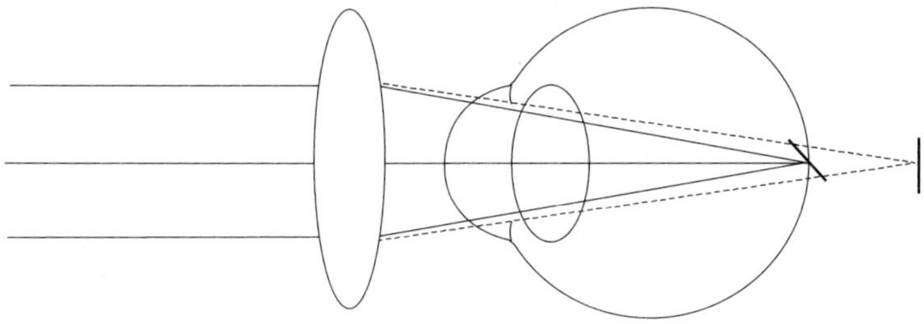

[그림 10-14] 복합원시난시를 볼록 구면렌즈로 교정한 그림

단순원시난시가 다시 만들어졌다. 플러스 원주렌즈를 사용하여 망막에서 멀리 떨어져 있던 초선을 앞으로 당겨 망막 위에 위치하게 한다(그림 10-15).

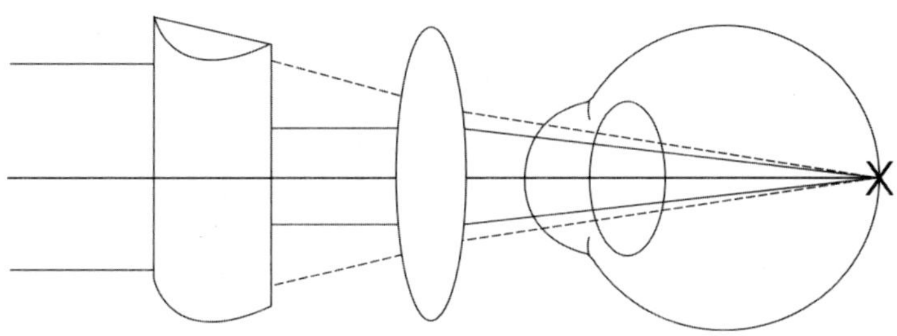

[그림 10-15] 플러스 원주렌즈를 사용하여 교정한 그림

④ 복합근시난시

이러한 종류의 난시는 각막의 두 주경선을 지나 굴절된 평행광선에 의해 맺혀지는 두 개의 초선이 모두 망막의 앞쪽에 위치하는 상태이다(그림 10-16).

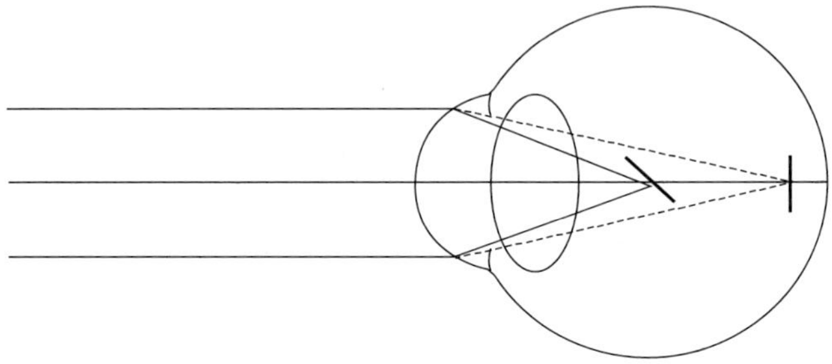

[그림 10-16] 복합근시난시

㉮ 마이너스 원주렌즈를 사용한 교정법

복합근시난시를 마이너스 원주렌즈를 사용하여 교정하기 위해서는 오목 구면렌즈를 사용하여 망막에 가까이 위치하고 있는 초선이 망막 위에 맺혀지도록 이동시킨다. 이렇게 되면 망막으로부터 멀리 떨어져 있던 초선도 망막 쪽으로 가깝게 이동되었으나 아직도 망막의 앞쪽에 위치하고 있으므로 단순근시난시 상태가 된다(그림 10-17).

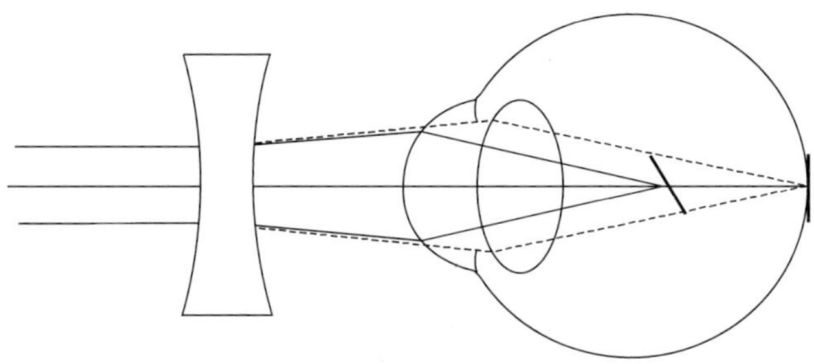

[그림 10-17] 복합근시난시를 오목 구면렌즈로 교정한 그림

이렇게 만들어진 단순근시난시를 마이너스 원주렌즈를 사용하여 교정한다(그림 10-18).

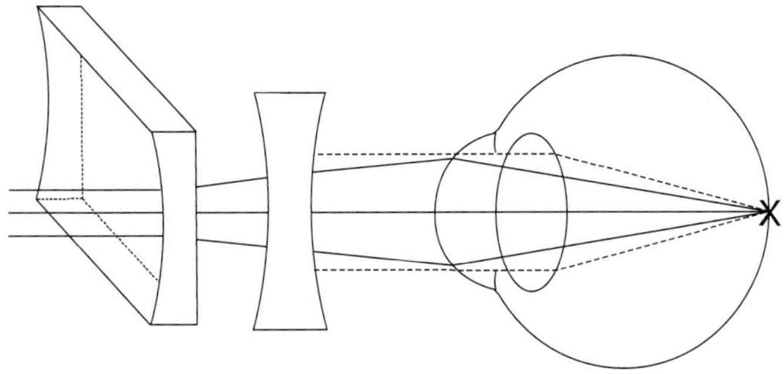

[그림 10-18] 마이너스 원주렌즈로 교정한 그림

㉯ 플러스 원주렌즈를 사용한 교정법

복합근시난시를 플러스 원주렌즈를 사용하여 교정하기 위해서는 오목 구면렌즈를 사용하여 망막으로부터 멀리 떨어져 있는 초선을 망막 위에 위치시킨다. 이렇게 되면 망막으로부터 가까이 위치하고 있던 초선은 망막 뒤쪽으로 이동하게 되어, 단순원시난시 상태가 된다(그림 10-19).

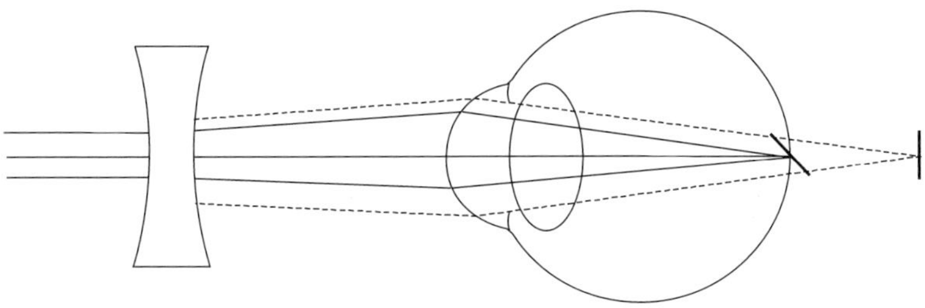

[그림 10-19] 복합근시난시를 오목 구면렌즈로 교정한 그림

이 처럼 만들어진 단순원시난시를 플러스 원주렌즈를 사용하여 교정한다(그림 10-20).

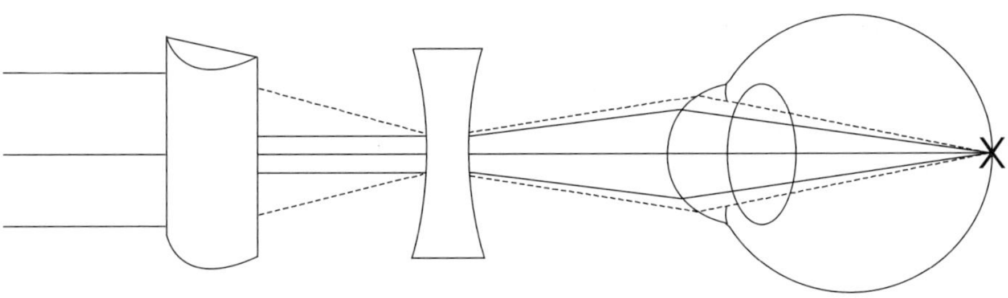

[그림 10-20] 플러스 원주렌즈로 교정한 그림

⑤ 혼합난시

이러한 종류의 난시는 각막의 한 주경선을 지나 굴절되어진 평행광선의 초선은 망막 뒤쪽에 맺혀지나, 각막의 다른 주경선으로부터 만들어진 초선은 망막의 앞쪽에 맺혀지는 상태이다(그림 10-21).

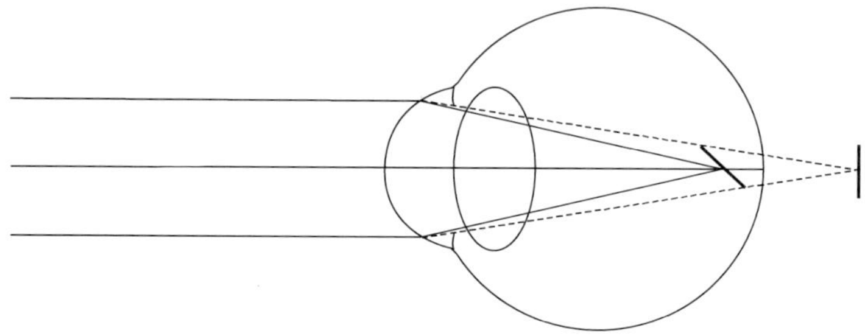

[그림 10-21] 혼합난시

㉮ 마이너스 원주렌즈를 사용한 교정법

혼합난시를 마이너스 원주렌즈를 사용하여 교정하기 위해서는 먼저 볼록 구면렌즈를 사용하여 망막 뒤쪽에 결상되어 있는 초선을 망막 위로 옮겨 놓아야 한다. 이렇게 되면 망막 앞쪽에 위치하고 있던 초선은 망막으로부터 더 앞쪽으로 이동되어 위치하게 되면서 단순근시난시 상태가 된다(그림 10-22).

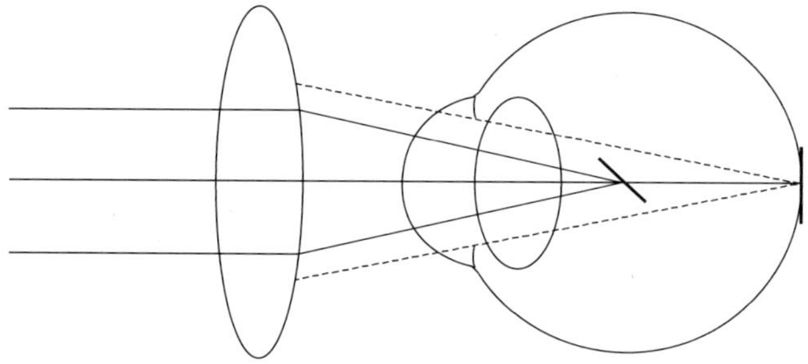

[그림 10-22] 혼합난시를 볼록 구면렌즈를 사용하여 교정한 그림

이렇게 만들어진 단순근시난시를 마이너스 원주렌즈를 사용하여 교정한다(그림 10-23).

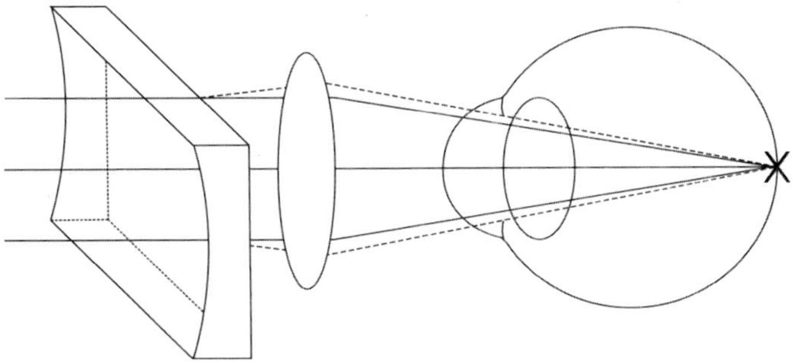

[그림 10-23] 마이너스 원주렌즈로 교정한 그림

㉯ 플러스 원주렌즈를 사용한 교정법

혼합난시를 플러스 원주렌즈를 사용하여 교정하기 위해서는 먼저 오목 구면렌즈를 사용하여 망막 앞쪽에 결상되어 있는 초선을 망막 위로 옮겨 놓아야 한다. 이렇게 되면 망막 뒤쪽에 위치하고 있던 초선은 망막으로부터 더 뒤쪽으로 멀리 밀려 위치하게 되면서 단순원시난시 상태가 된다(그림 10-24).

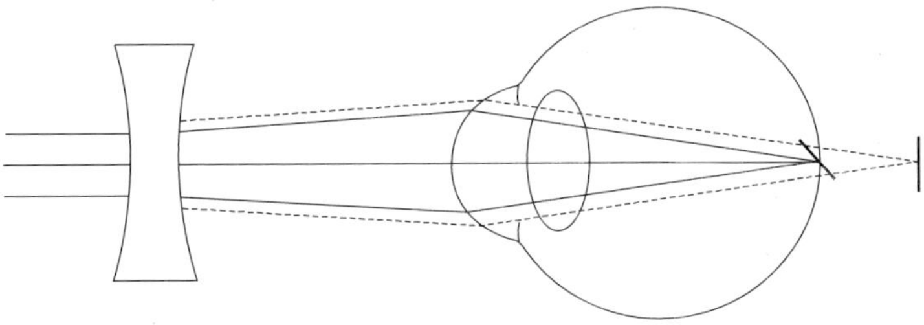

[그림 10-24] 혼합난시를 오목 구면렌즈를 사용하여 교정한 그림

이렇게 만들어진 단순원시난시를 플러스 원주렌즈를 사용하여 교정한다(그림 10-25).

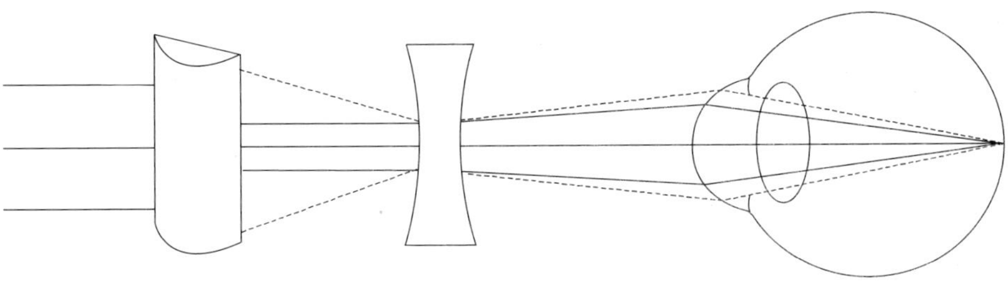

[그림 10-25] 플러스 원주렌즈로 교정한 그림

(2) 불규칙난시 교정법

불규칙난시란 일반적으로 말하는 난시인 규칙난시와 달리, 각막의 두 주경선이 서로 직각을 이루지 못하고, 각막의 각 경선에서의 만곡도가 일정하지 않아 3개 이상의 만곡도에 의해 눈에 여러 개(두 개 이상)의 초선이 맺혀져서 발생한 난시를 말한다.

각막면의 불규칙성 때문에 불규칙난시는 안경으로 교정이 어렵다. 이런 눈의 굴절검사를 시행할 때에는 먼저 각막표면을 균일하게 해 주기 위해 콘택트렌즈를 착용시키고, 콘택트렌즈를 착용한 상태에서 안경처방을 위한 덧-굴절검사를 시행한다. 불규칙난시는 일반적으로 소프트 콘택트렌즈를 사용하여 교정하는 것보다 하드콘택트렌즈를 사용하여 교정할 때 더 좋은 교정시력을 얻을 수 있다.

4 굴절부동 교정법

우안과 좌안의 굴절력이 2D 이상 차이 나는 양안의 굴절상태를 굴절부동이라고 했다.

만약 오른쪽 눈은 −2.00D 근시이고, 왼쪽 눈은 −4.50D의 근시라면, 상을 축소시키는 것이 오목 구면렌즈의 특성 중 하나이므로, 양안을 오목 구면렌즈로 교정했을 때 −4.50D인 쪽 눈의 상은 더 축소되어 보이게 된다. 따라서 안경착용자는 오른쪽 눈으로 보이는 상의 크기보다 왼쪽 눈으로 보이는 상의 크기가 더 작게 보이게 되므로, 두 눈에 의해 보이는 상의 크기는 차이가 나게 된다. 같은 현상이 양안 원시에서도 일어날 수 있으며, 한 쪽 눈은 원시이고 다른 한 쪽 눈이 근시일 때에도 나타나게 된다.

크기의 차이가 나는 양안의 상을 뇌에서 융합시키려 할 때 문제가 발생한다. 따라서 안경으로의 시력 교정은 거의 불가능하며, 콘택트렌즈로 시력을 교정하는 것이 원칙이다. 특히 근거리작업을 할 때 근용(가입도수) 렌즈에 의해 발생되는 프리즘효과로 인해 양안 상(像)의 도약현상이 심한 차이를 나타내어 복시가 더 심하게 나타난다. 즉 근거리작업 때 더 큰 불편을 느끼게 된다. 굴절부동인 경우 근거리용 안경을 착용해야 할 때, 슬랩 오프(slab-off)(납작하게 누르다) 가공법으로 만든 이중초점렌즈를 사용하면 복시 문제를 해결할 수 있다.

5 무수정체증 교정법

백내장수술 후 수정체가 적출 되었거나 또는 외상에 의해 수정체가 원래의 위치에서 완전히 이탈되어 수정체가 시축에 없는 것을 무수정체증이라고 한다고 했다. 눈 속에 수정체가 없으면 눈의 굴절력은 심한 원시상태가 된다.

무수정체에 의한 원시상태를 교정하는 방법으로 1) 수술 중 인공수정체를 삽입하는 방법, 2) 무수정체증 교정용 안경, 또는 3) 무수정체증 교정용 콘택트렌즈를 사용하는 방법들이 있다. 이 교정법들의 장점과 단점, 그리고 자세한 교정법은 뒤에서 설명하도록 한다.

6 노시안 교정법

노시안은 연령이 증가함에 따라 눈 속 조직의 변화로 인해 조절력이 감퇴되어 근거리(30-40cm) 시력장애가 유발된 경우이므로, 근거리시력을 교정하기 위해서는 돋보기(가입도수) 처방이 필요하다.

여러 종류의 비정시안 중 굴절이상의 종류와 굴절이상의 정도를 찾아내기 위해 시행하는 검사를 굴절검사라고 한다.

CHAPTER 11

시력표와 시력 표기법

시력표는 나안 원거리 시력검사를 하거나 굴절검사를 시행할 때 꼭 필요한 기구이다.

국제안과학회에서는 1909년에 란돌트고리 시력표를 국제기준으로 결정하였다. 란돌트고리 시력표를 사용하여 5m 떨어진 거리에서 뚫린 부분을 정확하게 판별할 수 있는지 여부에 따라 시력을 측정한다(그림 11–1). 란돌트고리 시력표 이외에도 한천석 시력표, 스넬렌 시력표(그림 11–2) 등 다양한 시력표가 사용되고 있다. 우리나라에서는 한천석 시력표가 많이 사용되어 왔다. 그러나 1994년 국제표준화기구(ISO)에서 Log MAR 시력표를 새로운 표준으로 결정한 후부터 우리나라에서도 최근에는 Log MAR 시력표가 많이 사용되고 있다.

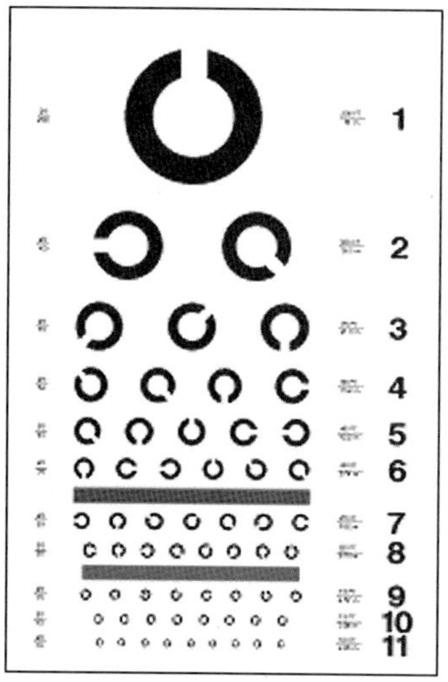

[그림 11–1] 란돌트고리 시력표

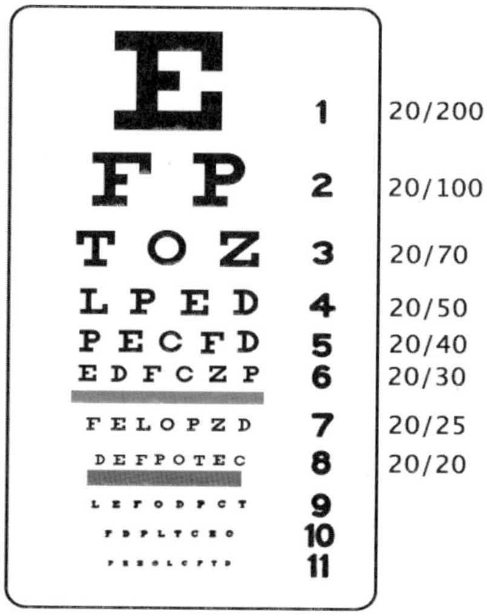

[그림 11–2] 스넬렌 시력표

시력표의 종류에 따라 시력을 나타내는 표기법도 다양하다. 시력은 소수표기법, 분수표기법, Log MAR 표기법과 M 표기법 등이 있다. 시력표 옆에 표기되어 있는 숫자는 시력을 의미한다.

1 최소해상력(MAR; 분 각)의 크기

시력검사 때 많이 사용되는 한천석 시력표나 란돌트고리 시력표는 5미터 거리에서 시력검사를 시행하고, 스넬렌 시력표를 사용하여 검사할 때에는 20피트(약 6미터) 거리에서 시행한다. 5미터 거리에서 분간할 수 있는 가장 작은 시표가 1.0시표의 글씨들이였다면 이 사람의 최소해상력(MAR)은 1분 각이다. 시력은 분별할 수 있는 최소시각의 역수로 계산한다. 1.0시표의 각 선의 굵기와 각 선 사이의 간격은 각각 1분 각의 넓이를 나타내고, 전체 시표의 높이와 넓이는 각 선 굵기의 5배로 5분 각의 크기가 된다(그림 11-3).

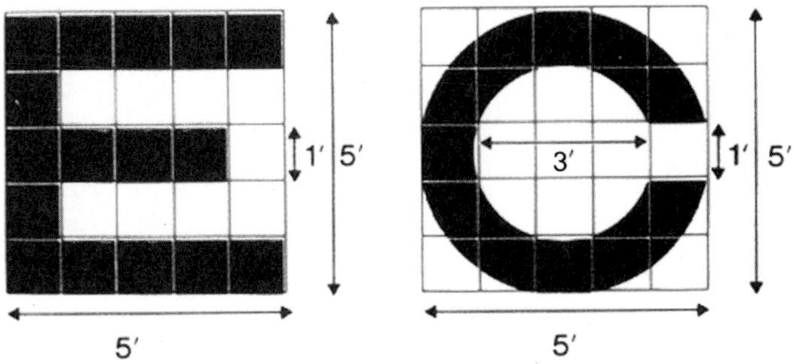

[그림 11-3] 시표의 1분 각과 5분 각 크기

피검사자가 분간할 수 있는 가장 작은 시표의 간격을 사용하여 1분각의 크기를 계산할 수 있다. 공식은 다음과 같다:

분별할 수 있는 가장 작은 시표의 간격 = x

$$\tan\Theta = \frac{x}{거리},\ 즉\quad x = 거리(\tan\Theta)$$

1) 5m 검사거리용 란돌트고리 시력표의 1.0시표인 1분 각의 크기를 계산하면:

$x = 5m\times(\tan 1') = 5\times(\tan 0.01667)$

$= 5\times(0.000291) = 0.001455m = 1.455mm$이다.

5분 각인 전체 시표의 높이와 넓이는 $5\times(1.455) = 7.275mm$가 된다.

2) 6m(약 20피트) 검사거리용 스넬렌 시력표의 1.0시표인 1분 각의 크기를 계산하면:

x = 6m×(tan 1') = 6×(tan 0.01667)

= 6×(0.000291) = 0.001746m = 1.746mm이다.

5분 각인 전체 시표의 높이와 넓이는 5×(1.746) = 8.73mm가 된다.

[표 11-1] 검사거리에 따른 0.1시표의 전체 크기

검사거리	5분 각의 전체크기
6m	87mm
5m	73mm
4m	58mm
3m	44mm

2 임상에서 사용되는 시력 표기법

(1) 소수 표기법

① 시력의 분수표기법을 십진법(소수점)으로 표기하는 방법:

20/20 = 6/6 = 1.0

20/40 = 6/12 = 0.5

20/200 = 6/60 = 0.1

② 이 표기법은 1분 각을 분 각의 역수로 표기한 값과 같다. 즉 20/20은 1분 각을 분 각의 역수로 표기한 경우, 1/1' 이 되므로 시력은 1.0이 된다.

20/20 → 1/1' = 1.0

20/40 → 1/2' = 0.5

20/200 → 1/10' = 0.1

(2) 스넬렌 분수식

시력이 20/40이라는 것은 검사를 20피트 거리(분자)에서 시행했다는 것을 의미한다. 40피트 거리에서 구별할 수 있는 작은 글자의 전체 크기가 5분(1.0)인 이 시표를 40피트가 아닌 20피트로 거리를 단축시켰을 때 읽을 수 있었다면, 이 시표의 전체 크기는 10분이 된다. 그러므로 시표의 인식 간격은 2분이 되므로, MAR은 2분각이 된다. 즉 스넬렌 분수식 20/40을 분 각의 역수로 표기하면 1/2'이 되고 소수 표기법 시력은 0.5가 된다.

(3) 미터 분수식

검사거리를 미터 값으로 표기한다. 20피트는 6.096m이나 0.096m는 무시하고 6m로만 계산한다. 시력으로 변환하여 기록할 때에는 소수 표기법으로 기록하던지, 분수를 사용한다.

20/20 = 1.0 = 6/x → x=6, 따라서 20/20 = 6/6

20/200 = 0.1 = 6/60

(4) M 표기법

근거리 시력을 표기할 때 사용하는 표기법으로 시표의 제일 아래에 있는 전체 크기가 5분 각인 시표를 읽었을 때의 시력을 미터단위로 환산하여 나타내는 시력이다. 1M 시력이란 1m 거리에서 5분 각의 크기를 구별한 시력을 말한다. 따라서 검사거리 40cm에서 1M 시표를 읽었다면, 이 피검사자의 시력은 0.40/1M 이다. 0.40은 검사거리를 미터단위로 환산한 것이다. 이 M 표기법을 스넬렌 분수식이나, 십진법 또는 간단히 분수로 바꾸어 표기하면 다음과 같다:

0.40/1M = 0.4 = 20/50

(5) Log MAR 표기법

이 시력은 물체에 대한 최소해상력(MAR; 분 각)을 Log값으로 표기한 것이다. 스넬렌 분수식이나 십진법으로 표기할 경우 20/200(0.1)의 MAR은 10분 각이 되나, Log MAR 표기법으로 표기할 경우 Log 10은 1.0이 된다. 20/200을 Log MAR 표기법으로 바꾸면 1.0이 된다. 20/20을 MAR로 환산하면 1분 각이 되므로 Log 1은 0이 된다. 20/20을 Log MAR 표기법으로 바꾸면 시력은 0.0이 된다.

3 국내외에서 사용되는 시력표의 종류

(1) 한천석 시력표(원거리 및 근거리 시력표)

이 시력표는 여러 가지 크기의 시표를 일정 기준에 맞게 배열한 것으로, 시력표에는 0.1, (0.15,) 0.2, 0.3, 0.4 0.5, 0.6, 0.7, 0.8, 0.9, 1.0, 1.2, 1.5, 2.0의 13단계에서 14단계로 시표가 배열 되어있다.

현재 사용되고 있는 한천석 시력표(그림 11-4)에는 란돌트고리 이외에도 숫자, 문자 그리고 그림 시표들도 포함하고 있는 시력표로 시력검사나 굴절검사를 시행할 때 많이 사용되고 있다.

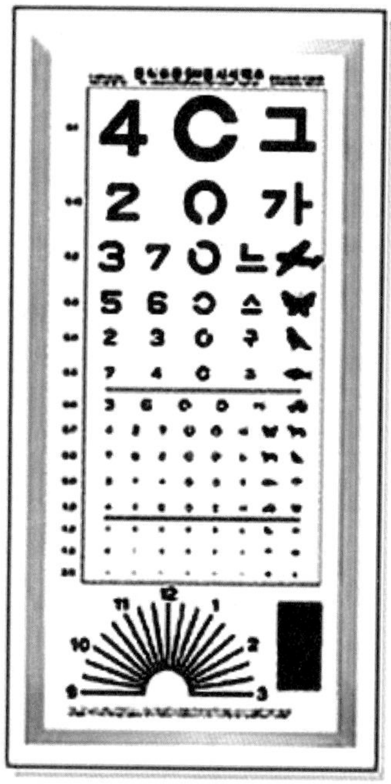

[그림 11-4] 한천석 시력표

이 시력표에서 보듯이, 시력 0.1과 0.2는 시력의 단위에서는 0.1밖에 차이가 나지 않으나, 시각에선 10분과 5분으로 5분각의 크기 차이가 난다. 그러나 시력 0.9와 1.0에서도 시력의 단위에서는 똑같이 0.1밖에 차이가 나지 않지만 시각에서는 약 0.11분각의 차이만 난다. 각 시표간의 크기 변화가 일정하지 않은 것이 단점이다.

(2) Log MAR 시력표 (원거리 및 근거리 시력표)

① 진용한 시력표(그림 11-5)

② Bailey-Lovie(EDTRS) 시력표(그림 11-6)

이 시력표의 특징은 국제표준인 기하학적 변화방식에 따라(0.1 log 단위) 시표의 크기 변화가 항상 일정하다. 또한 각 시표마다 5개의 글자로 구성되어 있으며, 시표간의 좌우, 상하 간격도 시표 크기에 따라 비례적으로 일정하다. 시력은 Log MAR 방식, 소수방식 그리고 분수방식 등이 모두 표기되어 있다.

진용한 시력표는 0.1, 0.125, 0.16, 0.2, 0.25, 0.32, 0.4, 0.5, 0.63, 0.8, 1.0, 1.25, 1.6, 2.0의 14단계로 시표가 배열되어 있으며, 검사거리는 5m가 아닌 4m에서 시행한다. 란돌트고리 시표를 국제표준으로 최근까지 사용되어 왔으나 1994년부터 Log MAR 시표가 국제표준으로 정해지면서 최근에는 Log MAR 시표가 많이 사용되고 있다.

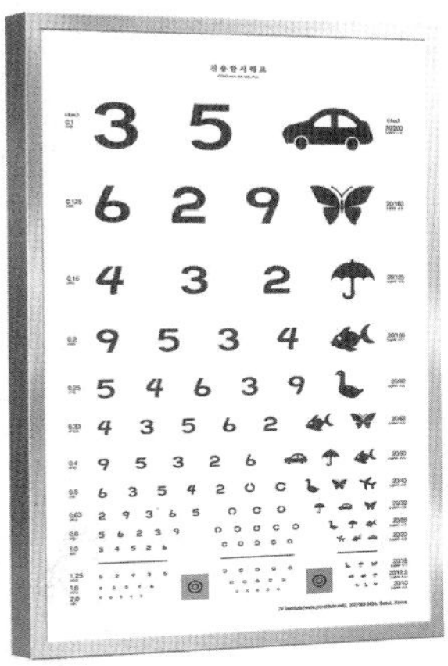

[그림 11-5] 진용한 시력표

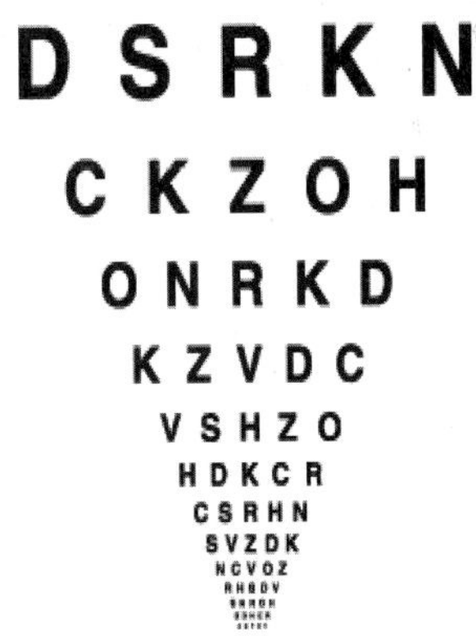

[그림 11-6] Bailey-Lovie시력표

LogMAR 시력표의 장점은 다음과 같다.

1. 각 시표간의 간격과 각 글자들 간의 간격은 전체 시표에서 일정하다. 각각의 글자와 시표간의 간격은 글자들의 높이와 넓이에 따라 비례해서 간격을 두고 배열되어 있다.
2. 각 시표의 글자크기는 일정한 배율로 커진다. 즉 1.25배 (또는 0.1 log 단위) 크기로 각 시표의 글자가 커진다.
3. 각 시표에는 같은 개수의 글자들이 있으며, 각 시표에는 5개의 글자가 있다.

(3) 란돌트고리 시력표

란돌트가 1888년 스넬렌의 5분 각과 1분 각의 원리를 따라 란톨트고리를 만들었다. 임상에서 원거리 시력은 조절하지 않은 상태에서 측정해야 하므로 란톨트고리를 사용한 원거리 시력측정 거리를 5m로 정했다.

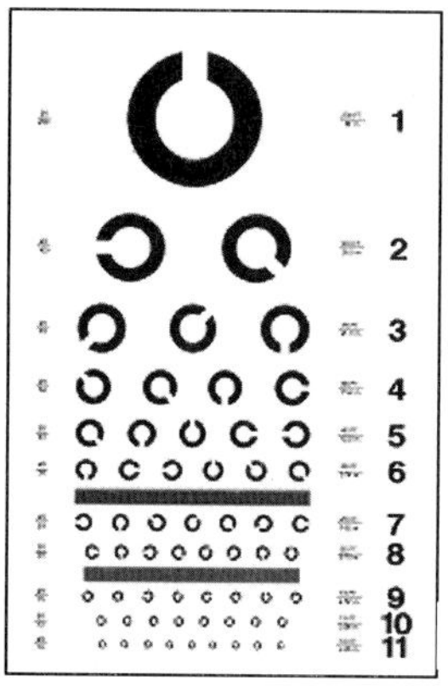

[원거리용]

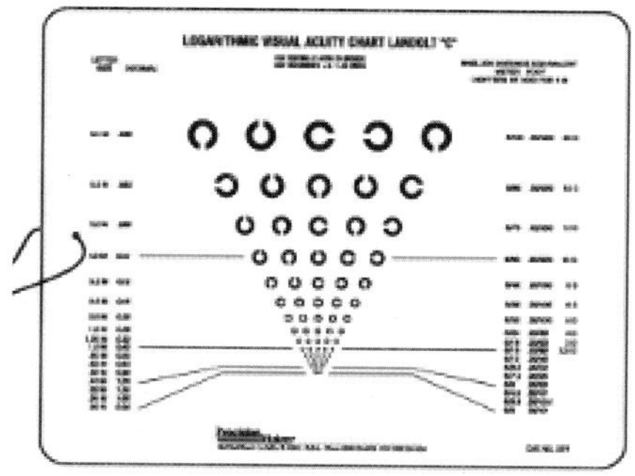

[근거리용]

[그림 11-7] 란돌트고리 시력표

(4) 스넬렌 시력표 (원거리 및 근거리 시력표)

스넬렌은 문자나 그림모양 등을 시표로 사용하여, 그 전체 크기를 5분 각으로 하고, 각 선의 굵기와 간격을 1분 각으로 하면, 정상인은 이 간격을 구별할 수 있으므로 이를 기준으로 만든 시력표이다.

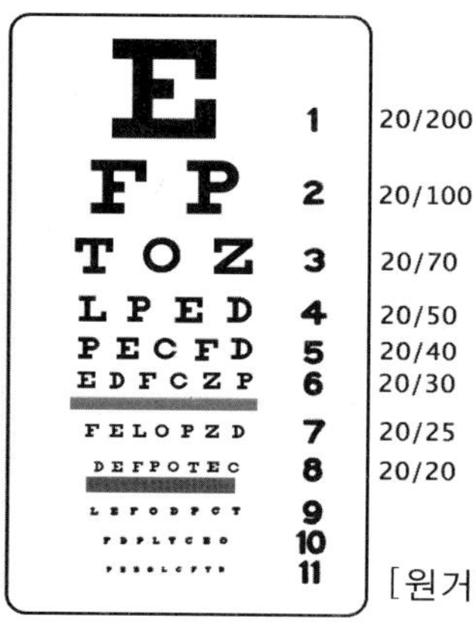

[원거리용]

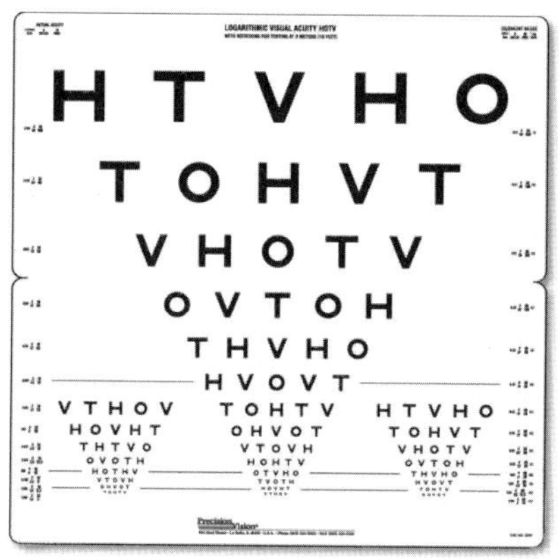

[근거리용]

[그림 11-8] 스넬렌 시력표

스넬렌 시력표의 단점은 다음과 같다.

1. 20/70(0.3)보다 큰 시표에는 너무 적은 수의 글자들만 있고, 각 시표간의 시표 크기 비율이 일정하지 않다. 예를 들어 20/200(0.1)은 20/80(0.25)보다 1.67배 더 크지만, 20/20(1.0)은 20/16(1.2)보다 1.2배 더 크다.
2. 각 시표의 글자간 그리고 시표들 간의 간격은 글자들의 높이와 넓이와 관계없이 일정한 간격을 두고 배열되어 있다.
3. 시표간의 간격이 시표의 크기와 비례해서 일정하지 않으므로, 작은 시표의 글자들일수록 간격이 좁아져 밀집현상이 나타난다.

(5) E자 시력표(그림 11-9)

이 시력표는 글을 모르는 문맹이나 어린이들의 시력을 검사할 때 주로 사용된다. 특히 어린이들을 검사할 때에는 같은 모양으로 맞추는 놀이를 하면서 검사하므로, 숫자를 모르는 아주 어린 아이들을 검사할 때 매우 유용한 시력표이다.

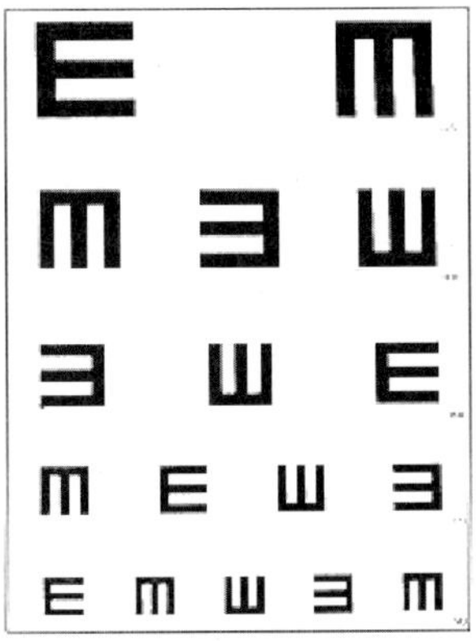

[원거리용]

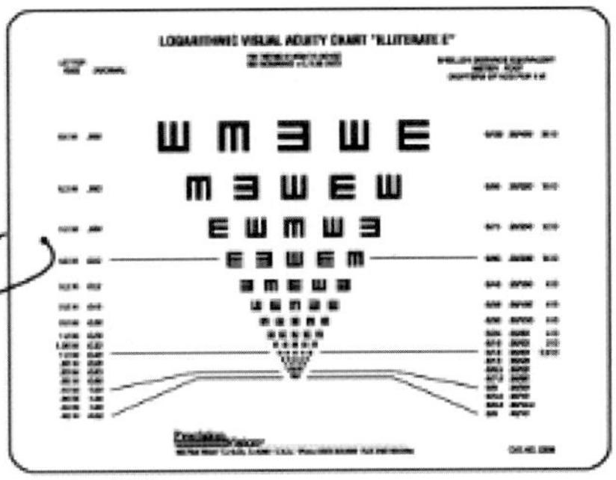

[근거리용]

[그림 11-9] E자 시력표

(6) 투영식 시력표

투영식 시력표에는 여러 종류의 챠트(시표)를 포함하고 있으며, 필요에 따라 챠트의 종류를 선택하여 검사한다. 기종에 따라 약 30개에서부터 40여개의 챠트를 포함하고 있다.

포함하고 있는 챠트의 종류는 다음과 같다.

① 란돌트고리 시력표
② 스넬렌 시력표
③ 숫자 시력표
④ E자 시력표
⑤ 한글 시력표
⑥ 알파벳(영문) 시력표
⑦ 어린이용 그림 시력표
⑧ 난시표
⑨ 사시 및 입체시 검사 시표
⑩ 적록필터 등

투영식 시력표를 사용하여 검사할 때에는 기종에 따라 검사거리를 2.5m에서부터 8m까지 조정할 수 있다. 검사가 가능한 최단거리보다 공간이 좁아 더 가까운 거리에서 검사를 시행해야 할 경우에는 거울로 검사거리를 늘려 사용한다.

투영식 시력표는 검사에 필요한 시표를 리모콘을 사용하여 선택할 수 있는 것이 장점이다. 또한 시력표의 시표를 좌우나 상하로 한 줄씩 또는 한 개씩의 시표만을 보여주면서 검사를 진행할 수 있으므로, 피검사자가 시력표를 외워서 대답하는 문제를 예방할 수 있는 것도 장점 중 하나이다. 그리고 적록이색검사를 시행해야 하는 경우에는 시표 위에 적록필터를 덧씌워 검사하면 되므로, 적록시표의 크기도 피검사자의 교정시력에 맞추어 조정이 가능하다.

투영식 시력표의 챠트는 검사목적에 따라 선택하면 양안균형검사, 부등상시검사, 입체시검사, 양안융합검사, 억제검사, 사위와 사시검사, 그리고 난시검사 등의 다양한 검사를 시행할 수 있다.

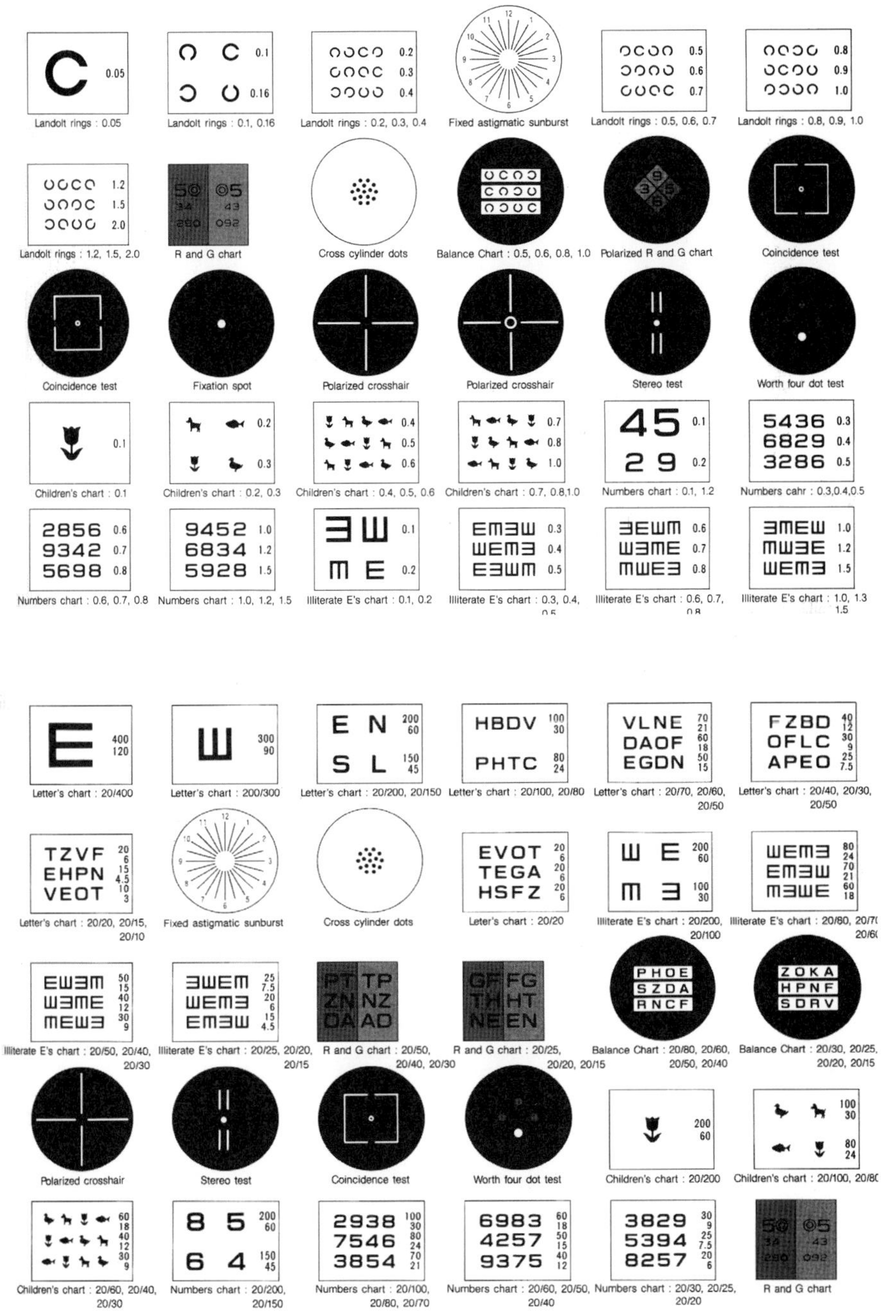

[그림 11-10] 투영식 시력표

12 CHAPTER 굴절검사에 필요한 기자재

굴절검사를 시행할 때, 눈의 굴절이상에 따른 렌즈도수를 조정하기 위해서는 두 가지 방법 중 하나를 선택하여 사용한다. 하나는 포롭터를 사용하는 방법이고, 또 하나는 검안테와 검안렌즈세트를 사용하여 검사하는 것이다. 그리고 원주렌즈의 도수와 축 방향을 정확하게 검사하기 위해서는 교차원주렌즈가 필요하다. 이외에도 정점간거리를 측정하기 위해 정점간거리 측정계가 필요하며, 사용 중인 안경의 정점간거리와의 오차를 없애기 위해 헐버그클립이 필요할 때가 있다. 또한 굴절검사에서 시력이 1.0까지 교정되지 않을 때에는 바늘구멍(핀홀) 판도 필요하다.

굴절검사 때 필요한 기자재들은 다음과 같다.

1 시력표

시력표는 나안시력이나 교정시력을 측정할 때 그리고 굴절검사를 시행할 때 없어서는 안 되는 꼭 필요한 기자재 중 하나이다. 원거리시력을 측정할 때 사용되는 시력표는 벽에 붙여 사용하는 벽걸이 시력표와 투영식 시력표가 있다. 원거리시력을 측정하기 위해서는 5m 이상의 검사거리를 두고 사용하는 시력표를 사용해야 조절 개입을 배제시킬 수 있다. 각종 시력표와 시력 표기법에 대해서는 앞장에서 설명했다.

2 검안테 및 검안렌즈세트

가장 오래되고 기본적인 굴절검사법 중 하나는 검안테와 검안렌즈세트를 사용하는 방법이다. 검안테를 씌우고 검안렌즈세트에 있는 검안렌즈를 사용하는 방법으로, 굴절검사자는 피검사자의 눈앞 검안테에 끼워져 있는 검안렌즈를 검사가 진행되는 동안 계속해서 바꾸어 끼우면서 검사한다.

(1) 검안렌즈세트

검안렌즈세트(그림 12-1)는 굴절검사를 시행할 때 눈의 굴절이상 정도를 찾아내기 위해 필요하다. 이 세트 안에는 구면 굴절이상을 검사하기 위한 구면렌즈뿐 아니라 난시의 도수와 축 방향을 검사하기 위한 원주렌즈도 포함하고 있다. 그 외에도 프리즘렌즈와 여러 보조 렌즈들이 있다.

검안렌즈세트 안에 포함하고 있는 렌즈의 종류와 도수는 제조회사에 따라 다를 수 있으나, 일반적으로 세트 안에 공통적으로 포함하고 있는 렌즈들은 다음과 같다.

① +0.12D에서부터 +20.00D까지의 굴절력을 갖는 플러스 구면렌즈 한 쌍씩
② −0.12D에서부터 −20.00D까지의 굴절력을 갖는 마이너스 구면렌즈 한 쌍씩
③ +0.12D에서부터 +6.00D까지의 굴절력을 갖는 플러스 원주렌즈 한 쌍씩
④ −0.12D에서부터 −6.00D까지의 굴절력을 갖는 마이너스 원주렌즈 한 쌍씩
⑤ 0.5△에서부터 10△까지의 프리즘굴절력을 갖는 프리즘렌즈들
⑥ 보조렌즈: 눈가리개, 바늘구멍 판, 열공 판, 적색렌즈, 녹색렌즈, 마독스 간 렌즈 등의 렌즈들을 포함하고 있다.

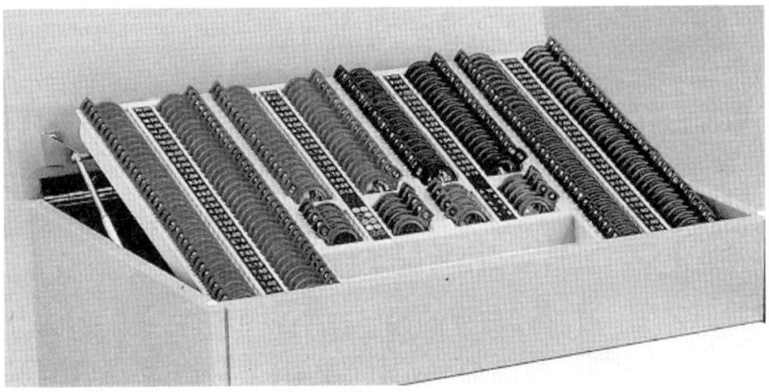

[그림 12-1] 검안렌즈세트

검안렌즈세트 내의 렌즈들은 굴절력에 의해 분류되며, 렌즈굴절력의 단위는 디옵터로 한다. +6.00은 6D의 볼록(플러스) 구면렌즈나 원주렌즈를 의미하며, −5.00은 5D의 오목(마이너스) 구면렌즈나 원주렌즈를 뜻한다. 원주렌즈에는 축 방향에 선이나 점으로 표시되어 있어 구면렌즈와 구별이 가능하다.

대부분 검안렌즈세트의 렌즈들은 최소 0.25디옵터 단위로 도수가 증가한다. 그러나 굴절검사를 시행하는 중에 0.12(1/8)디옵터 단위의 검안렌즈가 필요한 경우도 있으므로, 검안렌즈세트 안에 0.12D와 0.37D의 렌즈를 포함하고 있는 것도 있다.

(2) 검안테

검안테는 여러 개의 검안렌즈를 끼워 그 자리에 고정 시켜주는 역할을 한다.
검안테는 크게 두 종류로 나눈다.

① **유니버샬 검안테** : 이 검안테에는 4-5개의 렌즈를 끼울 수 있는데 테의 뒤쪽에는 1~2개를, 나머지 셋은 테의 앞쪽에 끼우게 되어있다. 테의 앞면에는 원주렌즈의 축 방향을 정확하게 교정하기 위한 각도표시가 되어있다. 검안테의 앞쪽에 붙어 있는 클립들은 테의 옆에 붙어 있는 오톨도톨한 손잡이를 돌리면 원하는 축 방향으로 원주렌즈의 축 방향을 돌릴 수 있다. 검안테의 다리길이, 코 받침대, 그리고 검안테의 좌우 넓이는 피검사자의 얼굴모양에 따라 모두 조정이 가능하다(그림 12-2).

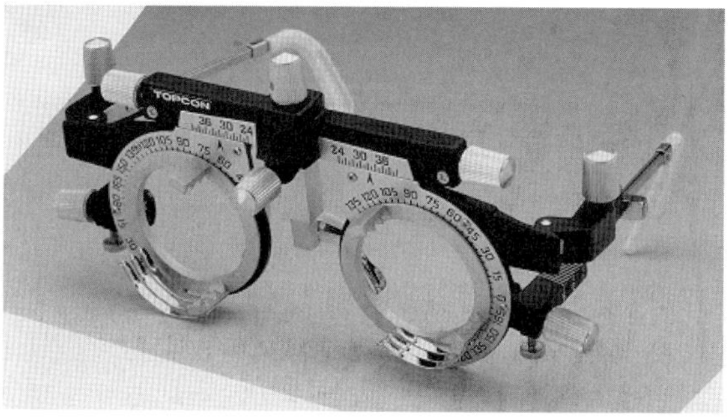

[그림 12-2] 유니버샬 검안테

② **PD 고정형 검안테** : 이 종류의 검안테는 동공간거리가 고정되어 있고, 검안테의 다리길이, 코 받침대, 그리고 검안테의 좌우넓이 등이 모두 고정되어 있으므로 피검사자의 얼굴모양에 따라 조정이 불가능하다. 이 검안테는 굴절검사가 끝난 후 안경도수에 대한 피검사자의 적응여부를 알아보고자 할 때 주로 사용된다. 검사결과 도수를 이 검안테에 끼우고, 피검사자가 이와 같은 안경을 착용하고 다닐 때 적응이 가능한지를 미리 알아보기 위해, 피검사자의 동공간거리에 맞는 검안테를 씌우고 검사실 내에서 걸어 다니게 하면서 불편한 점이 있는지를 확인한다(그림 12-3).

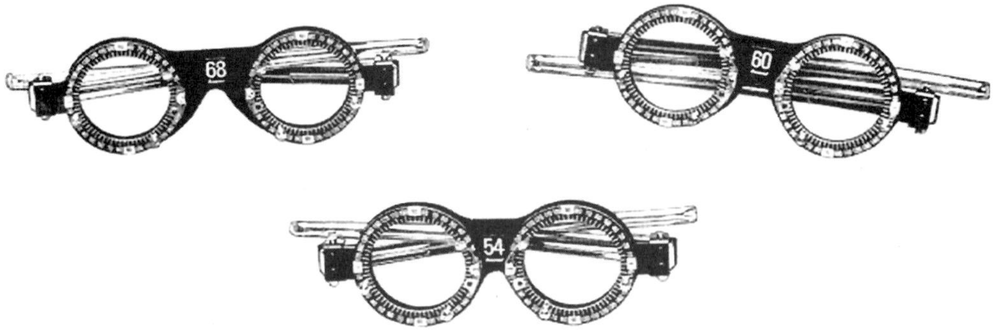

[그림 12-3] PD 고정형 검안테

3 포롭터

포롭터(그림 12-4) 안에는 여러 개의 다이얼에 의해 회전되는 판들이 있으며, 이 판들 안에는 여러 가지 기능을 가진 보조렌즈와 굴절이상을 교정하기 위한 구면렌즈와 원주렌즈들이 장착되어 있다. 포롭터에 부착되어 있는 다이얼을 돌리면 필요한 보조렌즈를 선택할 수 있으며, 또한 구면렌즈 도수와 원주렌즈의 도수와 축 방향도 바꿀 수 있다. 제소회사에 따라 각판 안의 보조렌즈들의 위치를 다르게 배치해 놓은 것도 있다(그림 12-5).

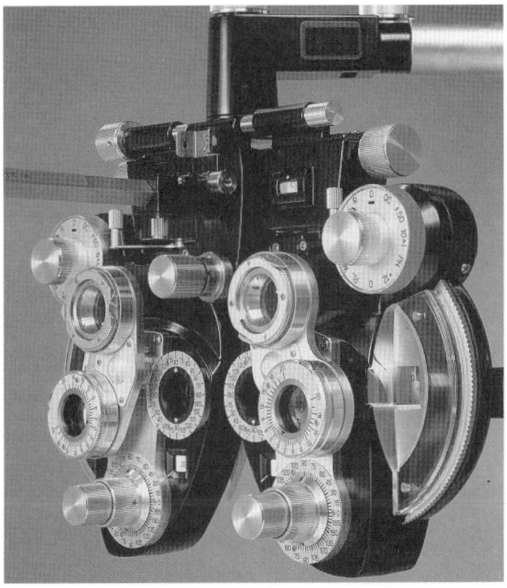

[그림 12-4] 포롭터

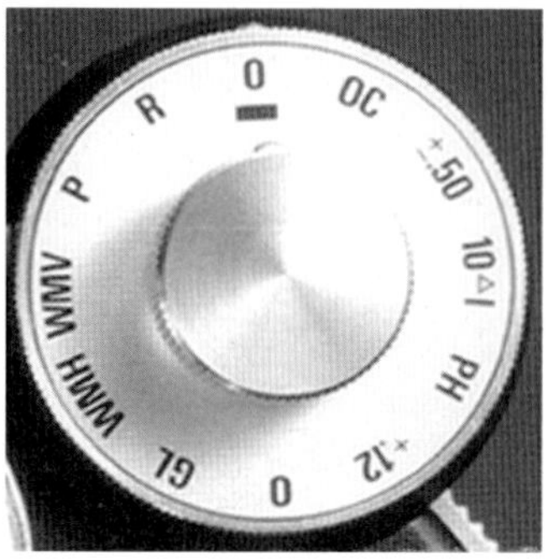

[그림 12-5] 포롭터의 보조렌즈

포롭터 좌우측의 보조렌즈들은 다음과 같다.

우 측	좌 측
O (open) : 개방 (2개)	O : 개방(2개)
OC (occluder) : 가리개	OC : 가리개
PF (Polarizing Filter) : 편광필터	PF : 편광필터
6△ U : 6프리즘 BU	10△ I : 10프리즘 BI
GL : 녹색렌즈	RL : 적색렌즈
RMH : 적색 수평 마독스 간	WMH : 흰색 수평 마독스 간
RMV : 적색 수직 마독스 간	WMV : 흰색 수직 마독스 간
PH : 바늘구멍	PH : 바늘구멍
±0.50 : (+)축 방향이 180도에 위치한 교차원주렌즈	±0.50 : (+)축 방향이 180도에 위치한 교차원주렌즈
R : +1.50D (또는 +2.00D) 구면렌즈	R : +1.50D (또는 +2.00D) 구면렌즈

포롭터에 부착된 여러 다이얼과 보조렌즈들의 기능을 살펴보면 다음과 같다.

① 포롭터 바깥쪽의 큰 다이얼은 구면도수를 0.25D씩 전환 시킨다(그림 12-6).

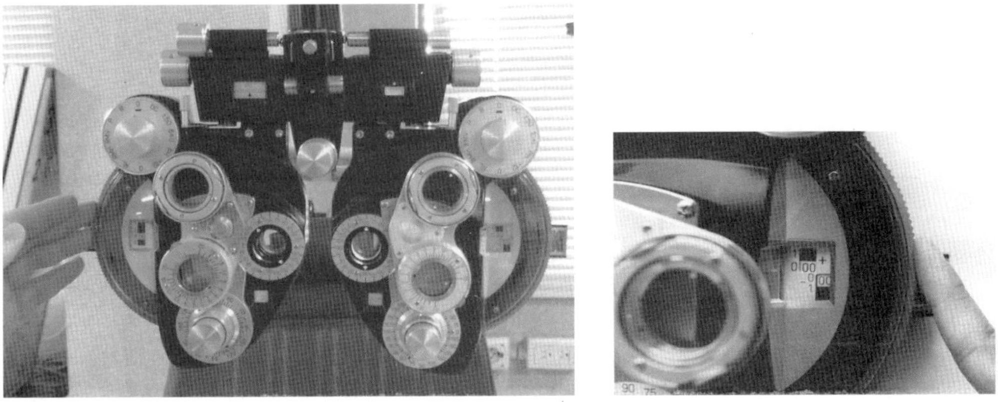

[그림 12-6] 구면도수 전환 다이얼 (0.25D단위)

② 원주렌즈의 도수와 축 방향을 전환시키는 두 개의 다이얼이 장착되어 있다. 그 중 안쪽에 있는 작은 다이얼은 원주렌즈의 도수를 0.25D씩 전환시키는 기능을 한다(그림 12-7).

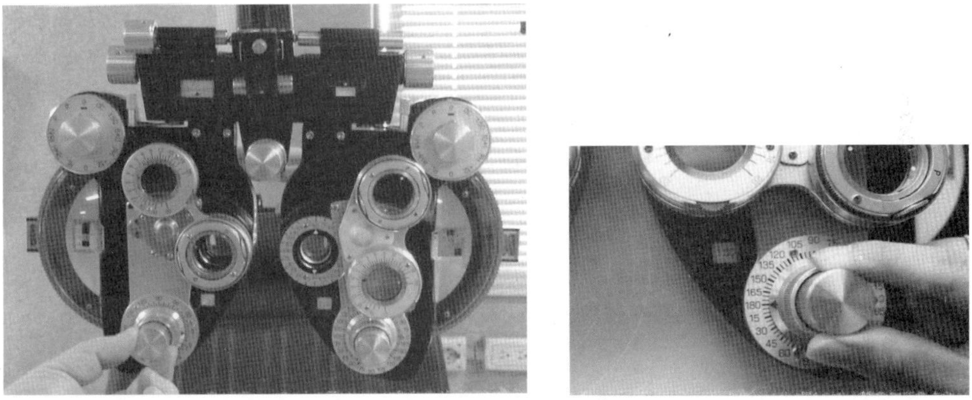

[그림 12-7] 원주렌즈 도수 전환 다이얼

원주렌즈 도수 전환 다이얼을 둘러싸고 있는 바깥쪽의 큰 다이얼은 원주렌즈의 축 방향을 맞출 때 사용한다(그림 12-8).

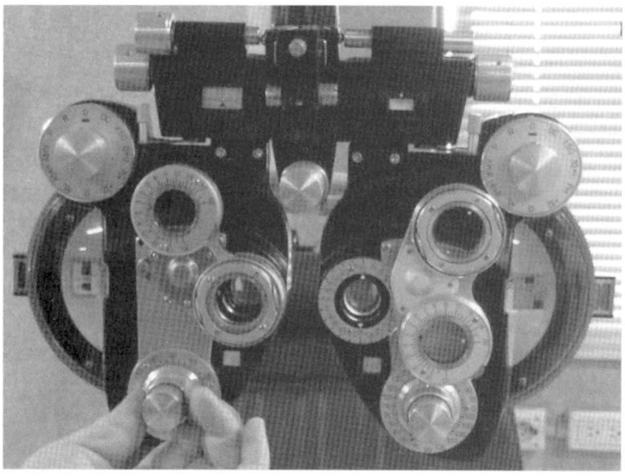

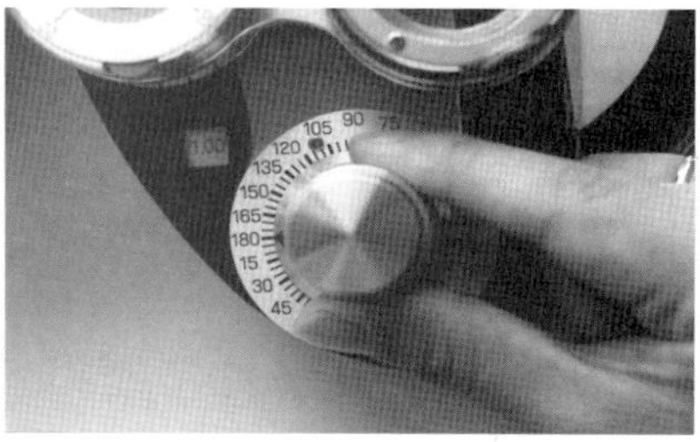

[그림 12-8] 원주렌즈 축 방향을 맞추는 다이얼

③ 보조렌즈들을 싸고 있는 또 하나의 큰 다이얼이 있는데 이 다이얼은 구면도수를 3.00D씩 바꾸어 주는 기능이 있다. 제조회사에 따라 4.00D씩 바뀌는 기종도 있다. 고도의 굴절이상이 있는 피검사자에게 이 다이얼을 사용하면, 0.25D씩 도수를 전환시키는 다이얼(그림 12-6)로 한 단계씩 돌려가면서 도수를 맞추어야 하는 수고는 하지 않아도 된다(그림 12-9).

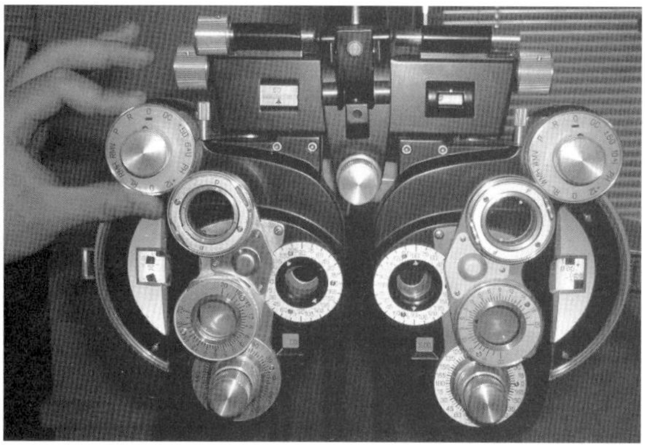

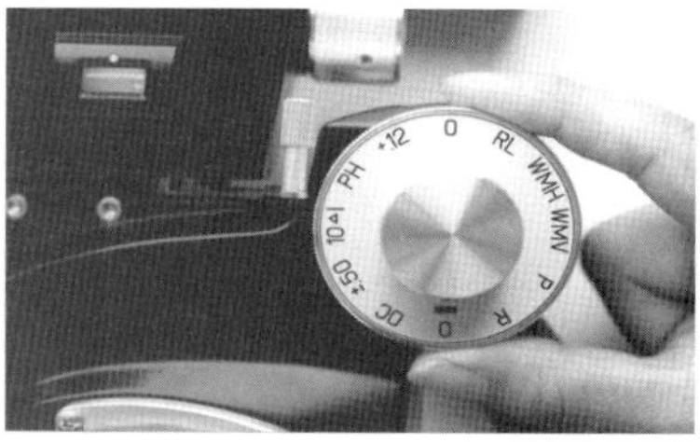

[그림 12-9] 구면도수 전환 다이얼 (3.00D단위)

④ 3.00D씩 구면도수를 전환시키는 다이얼(그림 12-9)의 안쪽부분에는 여러 보조적 기능을 하는 렌즈들을 전환시키는 다이얼이 또 하나 있다. 이 보조역할을 하는 여러 렌즈와 장치들 중에서 가장 중요한 역할을 하는 것은 눈가리개이다. 가리개는 검사받고 있지 않는 쪽 눈을 가리는데 사용한다.

포롭터의 각 부위 명칭은 다음과 같다(그림 12-10).

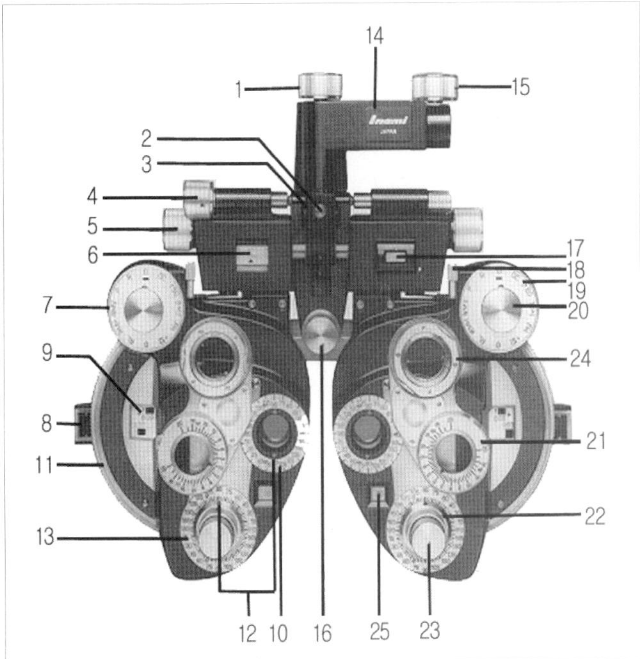

1. 회전조정손잡이
2. 근거리시표 막대고정나사
3. 근거리시표 막대고정홈
4. 수평유지손잡이
5. PD조정 손잡이
6. PD눈금
7. 3D구면도수 전환 다이얼
8. 정점간거리 확인창
9. 구면도수 눈금
10. 원주렌즈 축 보조눈금
11. 0.25D구면도수 전환 다이얼
12. 원주렌즈 축 방향 표시 화살표
13. 원주렌즈 축 방향 눈금
14. 고정봉
15. 고정 손잡이
16. 이마받침대 고정손잡이
17. 수준기
18. 폭주봉
19. 보조렌즈표시
20. 보조렌즈선택손잡이
21. 로터리프리즘
22. 원주렌즈 축 방향 조정 다이얼
23. 원주렌즈 도수 전환 다이얼
24. 교차원주렌즈
25. 원주렌즈 도수 눈금

[그림 12-10] 포롭터 각 부위 명칭

⑤ 동공간거리를 측정할 수 있는 표식이 있다. 검사자는 검사창을 통해 보이는 피검사자의 동공을 보면서 동공간거리인 검사창간거리를 정한다(그림 12-11). 포롭터를 통해 보이는 피검사자 두 눈의 동공은 각각의 검사창 중앙에 위치해야 한다.

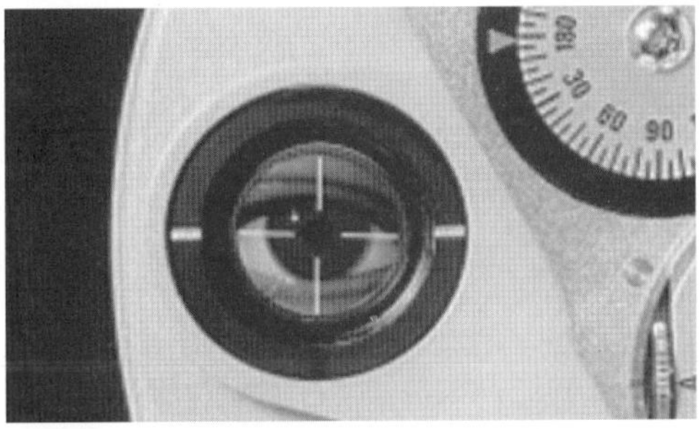

[그림 12-11] 동공중심이 포롭터에 맞추어진 상태

⑥ 만약 피검사자의 얼굴이 비대칭적이거나 머리가 기울어져 있으면 수평 조정 다이얼을 조정하여 피검사자의 머리가 기운만큼 포롭터도 기울여 맞추어 주어야 한다(그림 12-12).

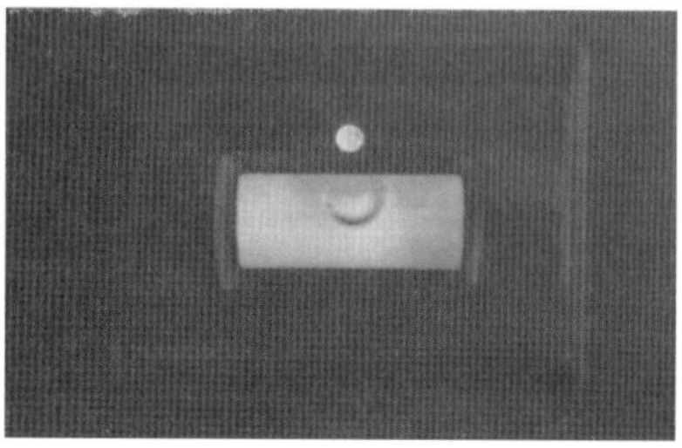

[그림 12-12] 포롭터 수평 맞추기

4 교차원주렌즈

포롭터를 사용하여 굴절검사를 시행할 때에는, 포롭터에 부착되어 있는 교차원주렌즈를 사용한다. 검안테를 사용하여 굴절검사를 시행할 때에는 손에 들고 사용하는 잭슨교차원주렌즈(JCC 렌즈)를 사용한다. 교차원주렌즈는 원주렌즈의 도수와 축 방향을 정확하게 검사하기 위해 꼭 필요하고도 아주 중요한 기구이다.

포롭터에는 교차원주렌즈가 장착되어 있다. 포롭터의 교차원주렌즈는 틀(mount)의 두 점에 붙어 있어 돌리면 360° 회전하고, 원주렌즈 검사를 하지 않을 때에는 검사창 밖으로 완전히 밀어 놓을 수 있다(그림 12-13).

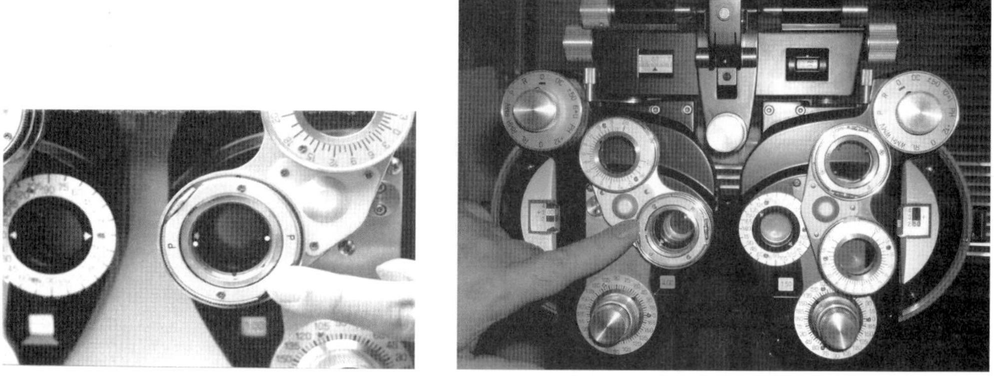

[그림 12-13] 포롭터에 장착된 교차원주렌즈

검안테를 사용한 굴절검사를 시행할 때에는 잭슨교차원주렌즈(JCC)를 사용하는데, 잭슨 교차원주렌즈는 오목 원주렌즈와 볼록 원주렌즈가 하나로 합쳐져 만들어진 렌즈로 굴절력의 절대 값은 같으나 합성된 두 원주렌즈의 축 방향은 서로 직각을 이루고 있는 구조로 되어 있다. 프롭터의 교차원주렌즈도 같은 구조로 되어 있다.

잭슨교차원주렌즈(JCC 렌즈)는 굴절력에 따라 ±0.12D, ±0.25D, ±0.50D, ±0.75D 그리고 ±1.00D 등으로 분류한다. 굴절검사를 시행할 때에는 ±0.25D나 ±0.50D의 굴절력을 갖는 교차원주렌즈를 주로 사용한다. ±0.25D의 잭슨교차원주렌즈의 모양은 그림 12-14와 같다.

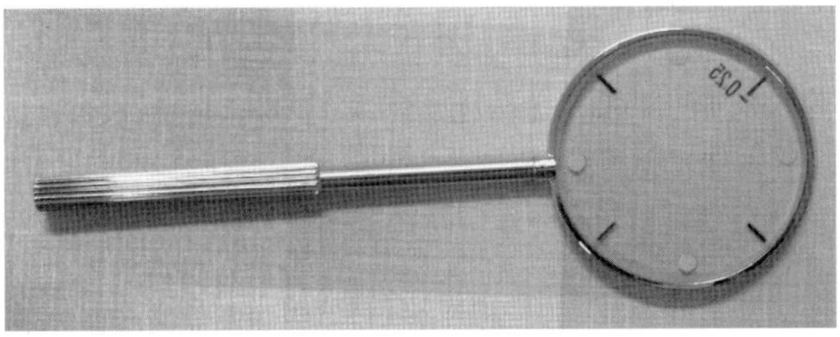

[그림 12-14] 잭슨교차원주렌즈 (±0.25D)

포롭터에 부착되어 있는 교차원주렌즈의 빨간색 점(JCC 렌즈의 빨간색 선)과 흰색 점(JCC 렌즈의 검정색 선)은 두 원주렌즈의 축 방향을 나타낸다. 포롭터에 부착되어 있는 교차원주렌즈의 빨간색 점(JCC 렌즈의 빨간색 선)은 마이너스 원주렌즈의 축 방향을 의미하며 동시에 플러스 원주렌즈 도수만 있는 경선이다. 반대로 포롭터에 부착되어 있는 교차원주렌즈의 흰색 점(JCC 렌즈의 검정색 선)은 플러스 원주렌즈의 축 방향이며 마이너스 원주렌즈 도수가 있는 경선이다. 교차원주렌즈의 두 축 중간위치의 굴절력은 0이며, JCC 렌즈는 이 위치에 4개의 흰색 점이 표시되어 있다(그림 12-15).

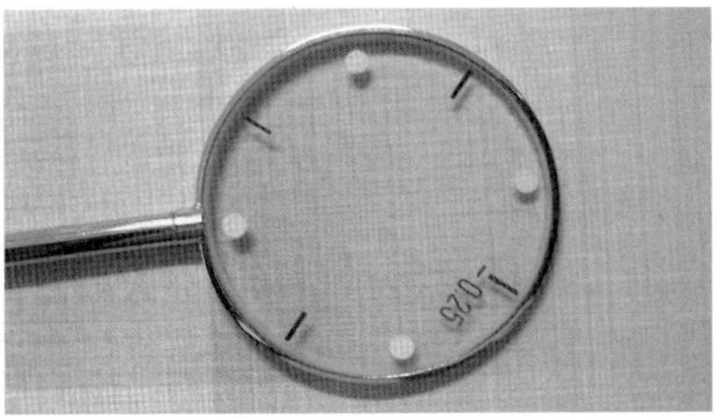

[그림 12-15] 빨간색 선과 검정색 선 중간의 흰색 점

포롭터의 교차원주렌즈에는 교차원주렌즈를 반전시킬 수 있는 오톨도톨한 손잡이가 (+), (-) 두 축 중간에 위치하고 있으며(그림 12-13), JCC 렌즈도 이 위치에 교차원주렌즈를 반전시킬 때 사용할 긴 손잡이가 붙어있다(그림 12-14). 이 손잡이를 축으로 하여 교차원주렌즈를 반전시키면, 교차원주렌즈의 앞뒤가 바뀌면서 원주렌즈 도수가 바뀌고, (+), (-) 축 방향이 반전되어 두 축 방향이 90도 바뀌게 된다(그림 12-16).

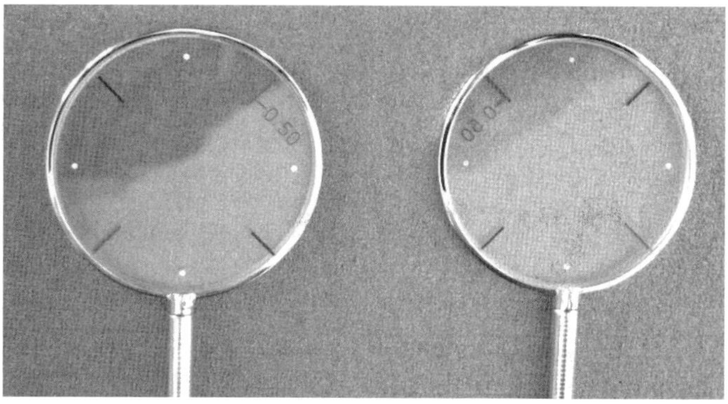

[그림 12-16] 잭슨 교차원주렌즈의 반전

5 정점간거리 측정계(Distometer)와 헐버그클립(Halberg clips)

볼록 구면렌즈이건 오목 구면렌즈이건 관계없이 안경렌즈의 도수가 높을수록 정점간거리는 교정시력에 큰 영향을 미친다. 정점간거리 측정계(그림 12-17)는 정점간거리를 측정하기 위한 기기이며, 검사법은 뒤에서 설명한다.

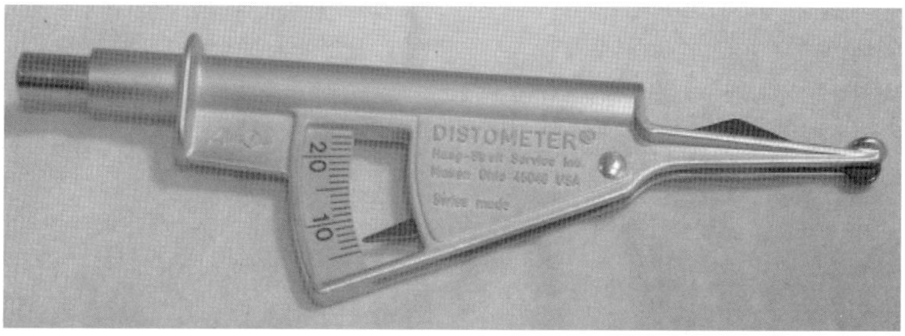

[그림 12-17] 정점간거리 측정계

헐버그클립(그림 12-18)은 피검사자가 착용하고 있는 안경위에 끼워 덧 굴절검사를 시행할 때 사용한다. 헐버그클립은 필요한 경우 구면렌즈와 원주렌즈를 동시에 끼우고 검사할 수 있도록 2개내지 3개의 렌즈를 끼울수 있도록 되어 있다. 헐버그클립을 사용하여 검사하면 정점간거리에는 변화가 없으므로 특히 고도의 굴절이상이 있는 피검사자들을 검사할 때 사용하면 좋다. 그리고 아이들에게 굴절검사를 시행할 때, 포롭터의 사용이 불가능하고, 또한 검안테가 너무 커서 아이에게 맞지 않은 경우 아이가 착용하고 있는 안경테에 헐버그클립을 끼우고 덧 굴절검사를 시행하면 좋은 결과를 얻을 수 있다. 헐버그클립을 사용하면 정점간거리를 측정해야 하는 과정을 생략할 수 있다.

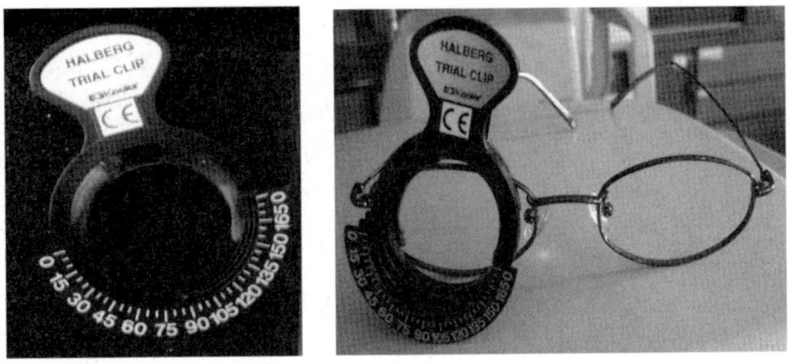

[그림 12-18] 헐버그클립

6 바늘구멍 판(Pinhole disk)

나안시력이건 교정시력이건, 피검사자의 원거리시력이 1.0 까지 볼 수 없다면, 피검사자의 시력을 교정해 주었을 때 어느 정도까지 교정될 수 있는지를 미리 알아야 할 필요가 있다. 이때 바늘구멍검사(핀홀 검사)를 시행하면 많은 도움을 받을 수 있다(그림 12-19).

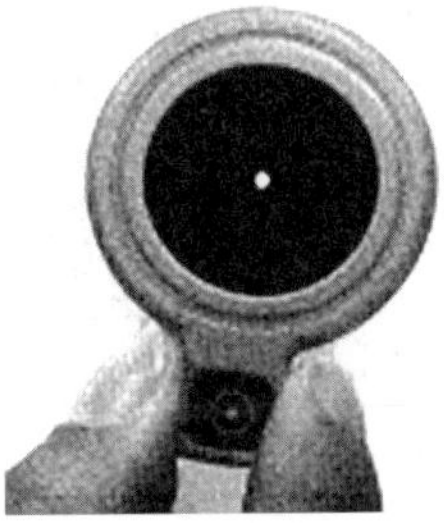

[그림 12-19] 바늘구멍 판

이 바늘구멍 판은 검은 판의 중앙에 동그란 구멍을 뚫어 놓았으며, 구멍의 직경은 0.5mm, 1mm, 2mm, 3mm, 4mm, 5mm 등의 다양한 크기로 되어 있다. 이는 간단한 구조를 갖는 기구이나, 사용하기에 따라서는 아주 편리하고 유용하게 사용할 수 있는 기구이다.

13 CHAPTER 굴절검사를 위한 예비검사

시력저하의 정도와 굴절이상 간의 상관관계를 찾기 위해 많은 노력을 해왔다. 그러나 피검사자는 머리를 돌리거나, 눈을 내려뜨거나 또는 가늘게 실눈을 뜨는 등 여러 가지 방법으로 굴절검사에 어려움을 가져온다. 일반적으로 굴절검사를 시행할 때에 동공크기, 대비감도, 그리고 조명에 대해서는 별로 신경을 쓰지 않는 경향이 있다. 조절마비 굴절검사의 시행여부에 따라 굴절이상 정도에 차이를 보이며, 또한 교정시력은 난시의 정도와 축 방향에 따라 달라진다. 그러므로 굴절이상의 결과 값과 교정시력은 이러한 여러 요소들을 인위적으로 조정해놓지 않은 상태에서 이 모든 요소들을 고려하면서 검사를 시행해야 한다. 따라서 피검사자의 굴절이상 정도와 나안시력간의 상관성을 쉽게 찾아낼 수 있는 방법이 있다면 이는 매우 유용할 것이다.

굴절검사를 시행하는 목적은 검사의 결과 값을 기본으로 1) 안경을 조제 가공하고, 2) 굴절검사에서 시력교정을 할 때 교정시력이 1.0에 도달하지 못할 경우, 원인으로 굴절이상에 의한 것인지, 아니면 안질환에 의한 깃인지를 판단하는 근거로 사용하기 위함이나.

굴절이상을 검사해 내기 위해 굴절검사를 시행하는 방법은 대부분의 검사자에서 큰 차이가 없으나, 아주 다른 편법으로 검사를 시행하는 경우도 있다. 그러나 검사의 궁극적인 목표는 굴절이상을 정확하게 찾아내는 것이므로 검사할 때 신중하고 정확하게 검사를 실행하는 것이 매우 중요하다. 또한 모든 검사자의 검사결과 값은 같아야 한다.

굴절이상을 찾아내기 위한 굴절검사를 시행하기 전에 먼저 시행해야 할 예비검사들은 다음과 같다.

① 문진

현재의 건강력, 안경력, 과거병력, 가족력, 직업, 안경의 사용목적 등의 병력조사를 한다.

② 예비검사

㉮ 나안시력 측정

㉯ 사용 중인 안경으로 교정시력 측정

㉰ 동공간거리 측정

㉱ 우세안검사

㉲ 눈모음검사

㉳ 가림검사

㉴ 조절력검사

1 문진(問診)

모든 병을 진단함에 있어서, 검사를 시작하기 전에 문진을 통해 피검사자로부터 많은 중요한 정보들을 얻을 수 있다. 굴절검사 때에도 같은 원리가 적용된다. 그러므로 피검사자의 과거 및 현재의 병력은 안경처방을 할 때 아주 중요한 참고 자료가 될 수 있다.

문진할 때에는 다음과 같은 항목들을 알아 봐야 한다.

① **건강력** : 전신의 영양 상태는 어떠한지? 전신질환이 있는지 여부? 당뇨병이나 고혈압은 굴절검사 때 굴절상태에 영향을 미칠 수 있다.

② **현재 눈의 상태(병력)** : 어떤 증상으로 현재 시력에 장애를 초래하고 있는가? 또는 눈에 어떠한 불편이 있는가?

③ **약물** : 스테로이드나 호르몬계 약물은 눈의 굴절상태를 변화시킬 수 있다.

④ **작업 거리 및 습관** : 타자, 컴퓨터, 악보보기, 연단에서 강의 등의 일을 할 때 작업거리가 눈으로부터 얼마나 멀리 떨어져 있는가? 이런 정보들은 돋보기 가입도수 검사 때 영향을 줄 수 있다.

⑤ **눈의 과거력** : 눈 수술 또는 눈의 질병 등은 굴절상태에 많은 변화를 유발시킬 수 있다.

⑥ **안경력** : 지금 사용하고 있는 안경에 어느 정도 적응하고 있는가? 현재 사용하고 있는 안경에 만족하고 있는가? 과거에 안경을 착용한 경험이 있는가?

⑦ **주소증** : 나안 원거리시력에 장애가 있는가? 근거리시력에 장애가 있는가? 표 13-1에 굴절이상의 종류와 그 원인에 따라 나타날 수 있는 증상들을 적어 놓았다. 이 증상들은 매우 중요한 정보들을 제공한다. 그 이유는 이 증상들을 참고삼아 굴절검사의 가이드로 사용하면 아주 좋은 결과를 얻을 수 있기 때문이다.

[표 13-1] 굴절이상에 따른 증상들

굴절이상	증 상
근시	1. 원거리 시력이 나쁘다. 2. 읽을 것을 아주 가깝게 놓고 읽는다, 근거리 시력은 비교적 좋다.
원시	1. 근거리 작업 때 불편하다. 2. 고도 원시가 있을 때에는 원거리 시력도 좋지 않다. 3. 어린이들에서는 조절마비제를 점안해 주기 전에는 증상이 나타나지 않을 수 있다.
난시	1. 원거리 및 근거리시력 모두가 영향을 받을 수 있다. 2. 원거리 물체를 주시하다가 근거리 물체를 주시하거나 또는 이와 반대인 경우에서 증상이 나타난다. 3. 머리를 한 쪽으로 기울인다.
노시안	1. 40세 이상의 피검사자에서 나타난다. 2. 신문이나 책의 거리를 점점 멀리 두어야 선명하게 보인다. 뻗치고 있는 팔의 길이가 너무 짧다고 느껴진다. 3. 근시 피검사자는 가까운 물체를 볼 때 덜 불편해 한다. 4. 증상이 갑자기 나타날 수 있다. 5. 피검사자에게 어떠한 변화가 발생한 후에 나타날 수 있다. (예: 질병, 새로 안경을 바꾼 후, 직업을 바꾼 후 등)

2 원거리 나안시력 검사

문진이 끝난 후 굴절검사를 시작하기 전에 검사자는 피검사자의 시력을 먼저 측정해야 한다. 나안시력을 먼저 측정하고, 안경이 있는 경우 교정시력도 같이 측정한다.

시력은 시력표와 실내조명의 밝기와 밀접한 관계가 있다. 일반적으로 시력표의 밝기가 밝을수록 더 좋은 시력을 얻을 수 있다. 시력측정 때의 실내조명 밝기는 최소 200룩스 이상이여야 하며 500룩스 이상일 때 측정오차가 가장 적다. 시력표의 밝기는 아주 밝으나, 실내조명이 너무 어두울 때에는 정확한 시력을 얻을 수 없다. 시력검사는 밝은 실내에서 시행하는 것이 좋으며, 가장 좋은 시력을 얻을 수 있는 조건은 시력표와 실내조명의 밝기가 비슷하거나, 또는 실내조명이 약간 어두울 때이다. 실내조명이 시력표 보다 너무 밝으면 시력은 오히려 저하된다.

원거리 나안시력을 측정하는 순서는 다음과 같다.

① 피검사자의 눈높이와 같은 높이에 시력표를 맞추어 놓는다.

② 실내조명은 전체적으로 고르게 맞추고 시력표의 밝기는 200룩스로 한다. 실내조명은 약간 어둡게 하고 검사를 시행한다. 실내 밝기를 올리게 되면 동공크기가 줄어들어 실제 시력보다 더 좋게 나올 수 있다. 투영식 시력표를 사용하는 경우 시력표의 밝기는 투영기(프로젝터)의 조명으로 충분하다.

③ 피검사자는 5m 또는 6m의 일정한 거리에서 시력표를 보면서 검사를 받는다. 검사거리가 4m인 경우에서는 버전스가 0.25D이므로, 4m 거리에서 검사할 때에는 마이너스 구면도수가 과교정될 수 있다. 그러므로 근시안을 검사할 때에는 마이너스 구면도수가 과교정되지 않도록 주의해야 하며, 만약 검사거리가 5m 보다 짧을 경우에는 거울을 사용하여 검사를 시행해야 한다.

④ 먼저 우안시력을 측정하고, 다음에 좌안, 끝으로 양안시력을 측정한다. 먼저 좌안을 가리개로 가리고 우안시력을 측정한다(그림 13-1). 좌안의 시력도 같은 방법으로 측정한다.

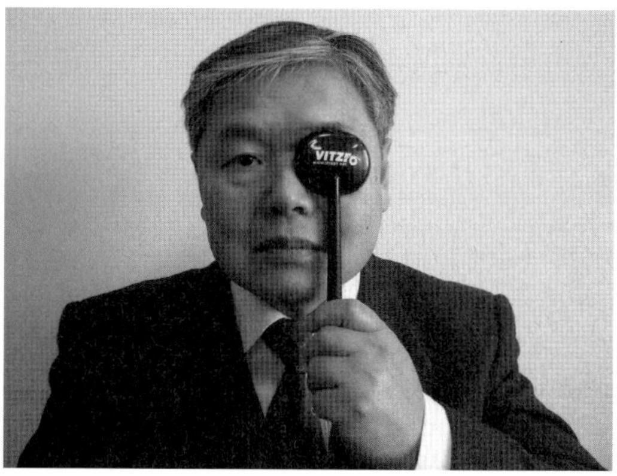

[그림 13-1] 우안 나안시력 검사

⑤ 시력표 전체를 보여주며, 20/15 시표가 맨 아래에 오도록 맞추어 놓는다. 큰 시표로부터 차차 작은 시표를 읽게 하면서 검사를 한다.

⑥ 검사자는 검사하는 동안 피검사자를 관찰하고 있어야 하며 시력표를 보고 있을 필요는 없다. 피검사자가 실눈을 뜨고 보는지, 머리를 기울이는지, 또는 가리개 밑을 통해 보고 있는지 여부를 지켜본다.

⑦ 읽을 수 있는 가장 작은 시표의 글씨까지 읽어보라고 한다. 읽을 수 있는 최소 시표의 옆에 표시

된 숫자가 피검사자의 시력이다. 소수로 표시된 시표에서는 그 표시되어 있는 숫자가 바로 피검사자의 나안시력이다.

⑧ 스넬렌 시력표와 같이 분수로 표시된 시표는 그 분모의 숫자를 20(피트)이나 6(미터)을 분자로 하는 분수로 구해진 값이 피검사자의 나안시력이다. 한 시표의 글자들 중 절반이상을 정확하게 읽은 가장 작은 시표의 크기를 기록한다. 만약 모두 읽은 시표보다 더 작은 시표의 글자 중 몇 개를 더 읽었다면 +와 읽은 개수를 지수로 같이 기록한다. 예) $20/30^{+2}$라고 기록한다. 만약 읽을 수 있는 제일 작은 시표의 글자 중 몇 개를 틀리게 읽었다면 −와 틀린 개수를 지수로 같이 기록한다. 예) $20/30^{-1}$.

⑨ 시력이 좋지 않아 5m 또는 20피트 거리에서 가장 큰 시표인 0.1 시표의 글씨도 읽을 수 없었다면, 이 0.1 시표의 글씨를 읽을 수 있을 때까지 검사거리를 단축시키면서 검사를 한다.

⑩ 이때의 나안시력은 0.1 시표의 글씨를 읽기 시작했을 때의 검사거리(m 단위)를 5 (5m 검사거리용 시표 사용 시)로 나누고 0.1을 곱한 값이 된다. 예를 들어, 3m 거리에서 0.1 시표의 글씨를 읽을 수 있었다면, 나안시력은 $3/5 \times 0.1 = 0.6 \times 0.1 = 0.06$이 된다.

⑪ 10분 각(角)을 나타내는 0.1 시표의 각 간격의 넓이는 15mm로 손가락 굵기와 비슷하다. 시력이 좋지 않아 1m이내에서의 시력측정은 손가락 수를 알아맞히는 것으로 대신할 수 있다. 이 시력을 손가락세기(CF)라고 한다. 손가락 개수를 구별할 수 있는 거리도 같이 기록한다. 예를 들어, 피검사자가 1m에서 손가락의 개수를 정확하게 식별했다면, 이를 손가락세기 1m라고 적는다.

⑫ 손가락의 개수도 정확히 구별하지 못하고, 다만 눈앞에서 흔드는 손의 움직임만을 감지할 수 있다면 이때의 시력은 손 흔듦(HM)이라고 한다. 손 흔듦을 구별할 수 있는 거리도 같이 기록한다. 예를 들어, 피검사자가 50cm거리에서 손 흔듦을 감지했다면, 이를 손 흔듦 50cm라고 적는다.

⑬ 손 흔듦도 인식을 하지 못하면 암실에서 피검사자의 눈앞에 불빛이 깜박거리게 하여 불빛이 보이는지 확인한다. 이때의 시력은 빛 느낌(LP)이라고 적는다.

⑭ 빛 느낌이 있으면 불빛이 어느 방향에서 비추는지를 가리키라고 한다. 빛의 방향을 정확하게 인식하는지를 검사한다. 피검사자가 빛의 방향을 정확하게 대답하면 빛 방향 알아보기 좋음(LP $\bar{c}$ proj)이라고 적는다. 빛 느낌은 있으나 빛 방향을 정확하게 인식하지 못하면 빛 방향 알아보지 못함(LP $\bar{s}$ proj)이라고 적는다.

⑮ 빛 느낌도 없으면 빛 느낌 없음(NLP)이라고 기록한다. 이때의 시력은 0이며, 이는 맹(盲)을 의미한다.

시력검사를 시행할 때 글자를 모르는 문맹 피검사자나 취학 전 어린아이들은 E자 시력표나 그림

시력표를 사용하는 것이 좋다. 시력검사 결과는 양안시력이 단안시력보다 한 줄에서 두 줄 정도 더 좋게 나타난다. 또한 동일 시표의 시표 중 몇 개는 정확하게 읽으나 몇 글자를 틀리게 읽는 경우, 교정되지 않은 난시나 약시가 있는지 여부를 확인해야 한다.

3 근거리 나안시력 검사

근거리 나안시력 검사 순서는 다음과 같다.

① 40세 이상이거나 조절력에 이상이 있는 피검사자에게서 시행한다.

② 피검사자가 근거리 시력표를 30cm에서 40cm 거리 사이 본인의 작업거리에 맞추어 들고 있도록 한다.

③ 피검사자가 가리개를 잡고 한쪽 눈을 가린다.

④ 우안, 좌안, 양안의 순으로 시력을 측정한다.

⑤ 검사하는 동안 피검사자가 근거리 시력표를 움직여 검사거리에 변화가 오지 않도록 지켜본다. 검사거리에 따라 시력의 차이가 올 수 있다.

⑥ 읽을 수 있는 가장 작은 시표의 글씨들을 읽어보라고 한다.

⑦ 다음으로 그 아래 줄의 더 작은 글씨들도 읽어보라고 한다.

⑧ 근거리 시력과 검사거리를 기록한다. 근거리시력은 일반적으로 M 표기법으로 기록한다.

예 : Vcc	OD 20/100	0.40/2M
	OS 20/50	0.40/1.0M

4 동공간거리 측정

① 동공간거리란 두 눈의 동공간거리를 말한다. 원거리 동공간거리를 측정하는 방법은 다음 몇 가지가 있다.

㉠ 원거리 동공간거리를 측정하기 위해서는 피검사자로 하여금 검사자의 어깨너머 5미터 이상 멀리 있는 물체를 바라보게 하면서, mm 자로 한 쪽 눈의 동공 중심에서 부터 다른 쪽 눈의 동공 중심까지의 거리를 측정한다(그림 13-2). 또는 한 쪽 눈의 각막 중심에서부터 다른 쪽 눈의 코 쪽 각막가장자리까지의 거리를 mm 자를 사용하여 측정한다.

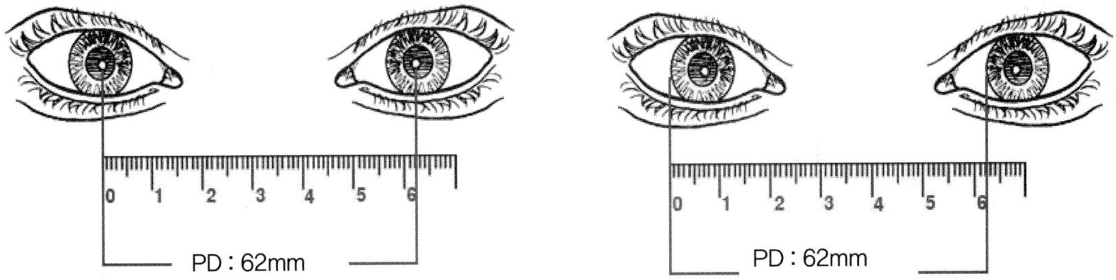

[그림 13-2] 원거리 동공간거리 측정

② 동공간거리(PD)를 측정하는 두 번째 방법은 다음과 같다.

㉮ 눈과 동공의 수축현상을 잘 볼 수 있도록 피검사자 얼굴에 펜 라이트를 비춘다.

㉯ 팔 길이 정도 떨어져서 mm자를 피검사자의 코앞에 평평하게 댄다.

㉰ 검사자는 자신의 오른쪽 눈을 감고 피검사자에게 검사자의 왼쪽 눈을 똑바로 쳐다보라고 한다. PD자의 "0"점을 피검사자의 오른쪽 동공 중앙에 정확하게 맞춘다.

㉱ 다음으로 검사자의 왼쪽 눈을 감고 피검사자에게 오른쪽 눈을 쳐다보라고 한다. 이 상태에서 PD자를 통해 피검사자의 왼쪽 동공 중앙에 맞추어져 있는 숫자를 읽어서 동공간거리를 측정한다(그림 13-3).

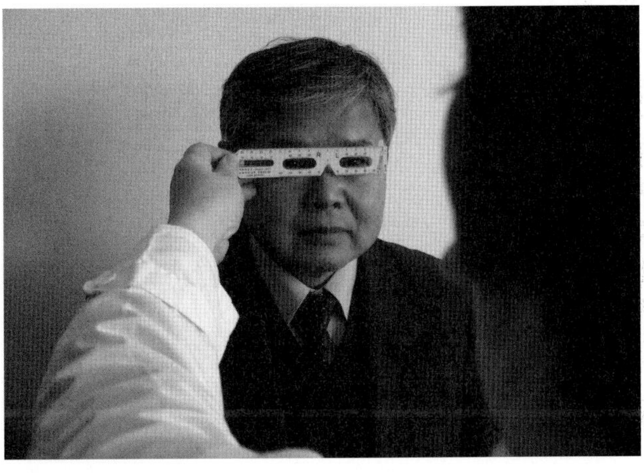

[그림 13-3] 동공간거리 측정

③ 동공간거리(PD)를 측정하는 세 번째 방법은 동공거리계를 사용하는 방법이다(그림 13-4).

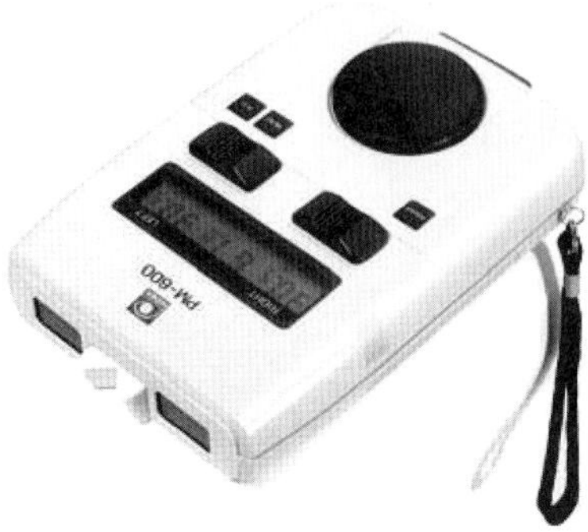

[그림 13-4] 동공거리계

보다 정확한 굴절검사 및 안경의 조제가공을 위해서는 양안 각각의 동공거리를 따로 측정하는 것이 더 중요하다. 아무리 안경을 잘 조제 가공해 주었더라도, PD 측정이 정확하지 못했다면 좋은 안경이 만들어질 수 없다. 양안 동공간거리를 포롭터로 측정했을 경우 다음과 같이 표시된다(그림 13-5).

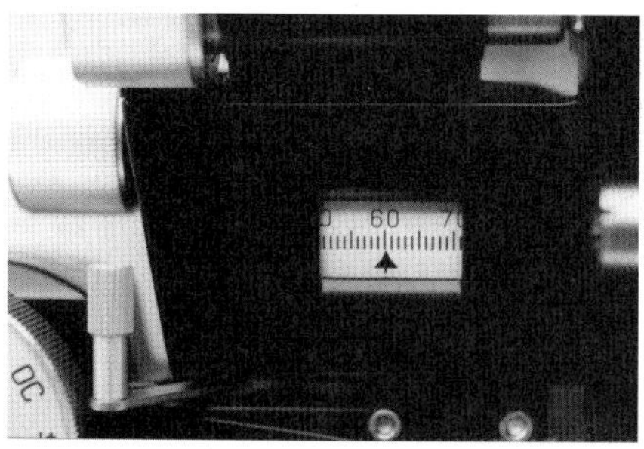

[그림 13-5] PD = 60

근거리 동공간거리(PD)를 측정하는 방법으로 다음 세 가지가 있다.

① 검사자는 피검사자로부터 30cm 거리를 두고 펜 라이트를 피검사자에게 비춘다. 피검사자에게 펜 라이트 불빛을 주시하라고 하면서, 피검사자 양안 각막에 반사된 두 불빛간의 거리를 측정함으로서 근거리 PD를 측정할 수 있다(그림 13-6).

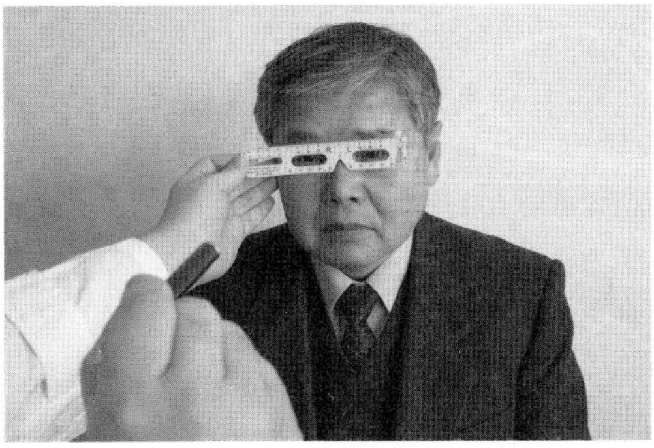

[그림 13-6] 동공간거리 측정

② 앞에서 설명한 두 번째 원거리 동공간거리 측정법과 같으나 피검사자가 검사자의 코를 양안으로 주시하면서 측정하는 것만이 다르다.

③ 동공거리계를 사용하면 근거리 동공간거리(PD)를 측정할 수 있다.

5 우세안검사

우세안검사를 예비검사 때 시행해야 하는 이유는 두 눈이 각각 따로 시행한 단안 굴절검사에서는 똑같은 교정시력을 나타내나 양안균형검사에서 양안의 선명도가 다를 때, 어느 쪽 눈이 더 선명하게 보이도록 교정해 주어야 하는지를 결정하기 위함이다. 교정시력은 비슷하나 선명도가 조금 떨어지는 눈앞에 −0.25D를 대주면 오히려 반대쪽 눈보다 더 선명하게 보인다고 하여 양안의 선명도를 똑 같이 교정할 수 없는 경우에는 우세안 쪽이 약간 더 선명하게 보이도록 교정해 준다.

사람은 오른손잡이와 왼손잡이가 있듯이, 눈에도 시기능이 더 좋은 쪽이 있으며 이 눈이 우세안이다. 오른손잡이인 경우에는 대부분 오른쪽 눈이 우세안이다.

검사방법은 다음과 같다.

① 피검사자에게 자신의 손가락으로 한 변이 5 cm인 삼각형을 만들라고 한다.

② 피검사자에게 팔을 앞으로 쭉 뻗고 두 눈을 다 뜬 상태에서 자신이 만든 삼각형을 통해 검사자의 우세안을 쳐다보든지 또는 조금 멀리 있는 물체를 보라고 한다.

③ 검사자는 피검사자가 어느 쪽 눈으로 검사자의 우세안을 쳐다보고 있는지를 확인 한다. 그 눈이

피검사자의 우세안이다. 또는 한쪽 눈씩 번갈아 감으면서 검사자의 우세안이나 물체를 주시할 때, 삼각형을 통해 보이는 상이 일치하고 있는 쪽 눈이 우세안이다.

6 눈모음 검사

양안의 융합기능을 유지하고 있는 상태에서, 두 눈의 눈모음 능력이 정상인지 여부를 검사한다. 이 검사는 양안의 교정시력이 비슷할 때 정확한 검사가 가능하며, 양안의 교정시력 차이가 크거나 약시 등이 있으면 검사결과는 별 의미가 없다. 눈모음 검사방법 중 가장 쉬운 검사법은 눈모음 근점(NPC)을 검사하는 것이다.

검사순서는 다음과 같다.

① 피검사자 눈앞 50cm 거리에 있는 검사물체를 주시하고 있도록 한다. 검사할 때 잘 보이는 물체를 사용하는 것이 좋으므로, 손가락, 볼펜, 또는 펜 라이트 등을 사용한다.

② 펜 라이트를 사용할 경우, 불빛이 몇 개로 보이는지를 묻는다. 만약 불빛이 두 개로 보인다고 하면, 검사를 시작하기 전에 먼저 불빛이 하나로 보일 때까지 검사거리를 더 멀리 조정한다.

③ 불빛을 피검사자의 정중선을 따라 코 쪽으로 서서히 옮기면서 피검사자가 불빛이 두 개로 보인다고 말하거나 피검사자의 한쪽 눈의 시축이 불빛에서 벗어나 양안주시를 못하는 시점에서 불빛의 움직임을 멈춘다.

④ 불빛이 둘로 보이거나 양안주시가 깨질 때의 피검사자로부터 불빛까지의 거리를 측정한다. 이 거리가 눈모음 근점이다(그림 13-7).

⑤ 눈모음 근점의 정상범위는 5~9cm이다.

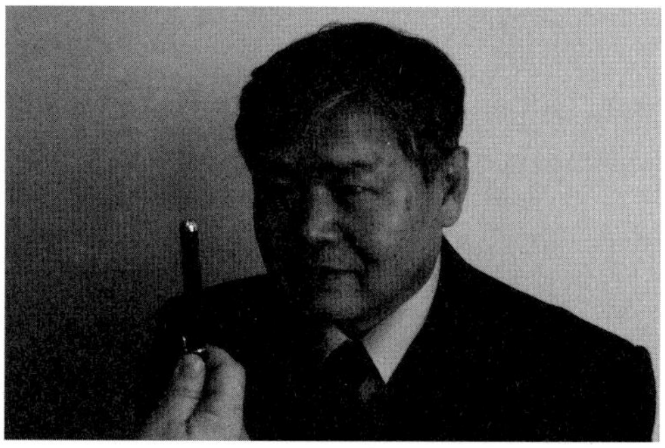

[그림 13-7] 눈모음 근점 검사

7 가림검사

가림검사는 사시나 사위의 유무와 편위 정도를 검사하기 위해 시행한다. 가림검사를 통해 피검사자에게 운동융합기능이 있는지 여부를 알 수 있다. 융합기능의 유무로 사위와 사시를 분류한다. 사시 피검사자를 굴절검사 할 때, 두 눈 중 편위가 주로 나타나는 눈의 교정시력은 반대쪽 눈보다 좋지 않을 수 있다. 그러므로 굴절검사를 시행하기 전에 가림검사를 통해 사시가 있는지 여부를 먼저 찾아야 하고, 사시나 사위가 있는 경우 어느 눈이 주시안(우세안)이고 편위안인지를 알면 시력교정을 할 때 많은 도움이 된다.
양안의 운동에 관계하는 외안근은 6쌍으로 이루어져 있다. 눈의 운동방향과 각 방향으로 움직일 때 관여하는 외안근은 다음과 같다(그림 13-8, 그림 13-9).

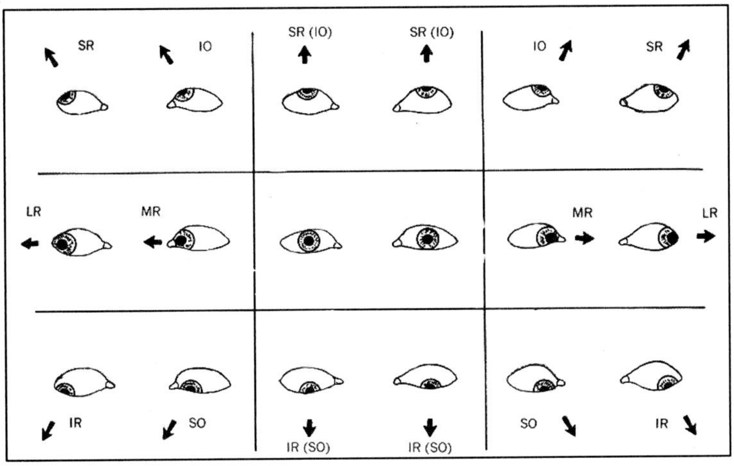

[그림 13-8] 눈의 운동방향

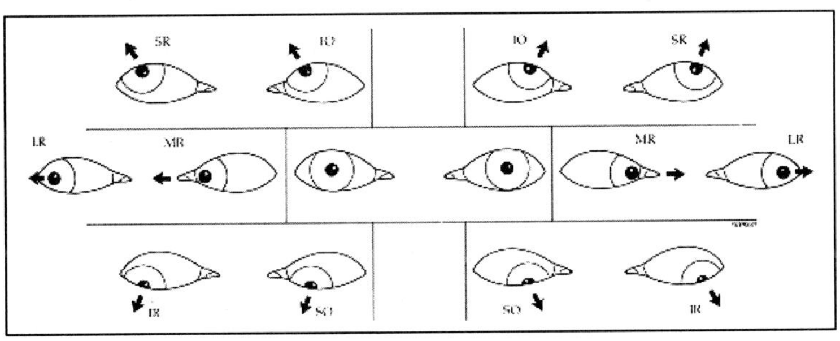

[그림 13-9] 각 외안근의 주작용방향

가림검사의 순서는 다음과 같다.

① 피검사자는 평상시에 사용하는 원거리 시력교정용 안경을 착용한다.

② 검사 때 사용할 주시물체를 준비한다.

㉮ 5m 이상의 원거리에서 검사할 때에는 주시물체로 독립된 한 개의 큰 글자를 사용한다.

㉯ 근거리에서 검사할 때에는 조절유발 주시물체(펜 라이트)를 사용하여 40 cm 거리를 두고 검사한다.

③ 검사자는 눈가리개를 들고 있는다.

④ 피검사자나 검사자가 프리즘바를 들고 있는다.

⑤ 실내조명은 검사자가 피검사자 눈의 움직임을 관찰할 수 있을 정도로 충분히 밝게 한다.

⑥ 검사자는 피검사자가 주시물체를 주시하고 있는 시야에 방해를 주지 않으면서, 피검사자 눈의 움직임을 잘 관찰할 수 있는 위치에 자리를 잡는다.

⑦ 검사자는 피검사자와 마주 앉고 피검사자의 두 눈을 번갈아 가리면서 교대가림검사를 시행한다(그림 13-10).

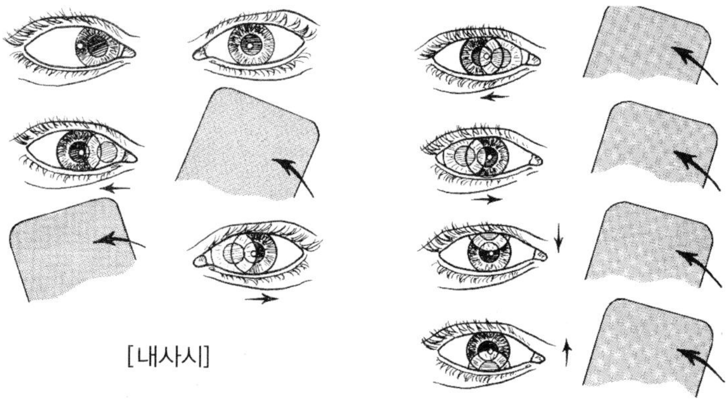

[그림 13-10] 교대가림검사

가림검사의 더 자세한 검사법과 사시나 사위의 진단법은 여기서 다루지 않는다.

8 조절력 검사

조절과 조절력 검사법에 대한 설명은 다음 장에서 자세히 다룬다.

14
CHAPTER

조절

정시안은 투명매체에 이상이 없는 한 외부로부터 눈 속으로 발산되어 들어오는 광선은 망막위에 초점을 맺는다. 우리의 눈은 외부 여러 물체의 원근을 정확히 인지할 수 있게 하기 위해 물체의 위치에 따라 눈의 구조에 변화가 나타나 물체의 상이 망막 위에 선명하게 맺히도록 하는 작업을 해야 한다. 이처럼 다른 거리에 있는 물체의 상을 망막 위에 선명하게 맺히도록 하기위해 관여하는 눈의 조직 중 하나가 수정체이다. 눈은 수정체를 사용하여 주시거리의 변화에 따른 초점을 맞추는 작업을 하는데 이를 조절이라고 한다. 이 조절기능에 이상이 발생하게 되면 시력장애의 원인이 된다. 조절에 관여하는 눈의 조직들은 수정체, 섬모체소대, 그리고 섬모체근이다.

사람 눈의 구조와 기능에 대해 앞에서 이미 공부하였고, 수정체, 섬모체소대 그리고 섬모체근에 대해서 공부한 바 있다. 또한 이들 조직들 간의 상호작용도 알고 있을 것이다. 섬모체근이 수축하면 섬모체소대는 느슨하게 이완되고, 수정체는 두꺼워지게 되어 눈은 더 큰 굴절력을 가지게 되어 근시 상태가 된다(그림 14-1). 가까운 물체를 선명하게 보기 위해서는 누구에게나 이러한 "과외의" 굴절력이 필요하다.

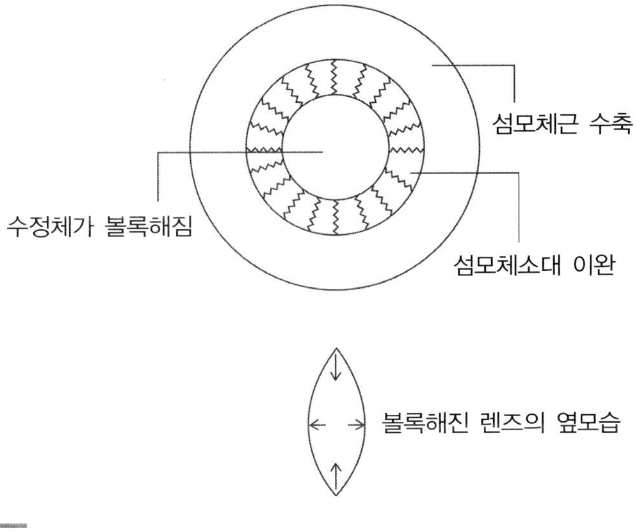

[그림 14-1] 조절시 눈 조직의 변화

수정체는 양면이 볼록한 렌즈이다. 가까운 곳에서 빛이 들어오면 수정체는 초점을 맞추기 위해 더 볼록 해진다. 섬모체근은 물체의 위치에 따라 계속적으로 수축 또는 이완이 되므로, 이에 따라 수정체도 더 볼록해 지거나 편평하게 변한다. 한 쪽 눈을 가리고 이 책을 가까이 더 가까이 들여다보라. 눈에 가까워질수록 눈은 초점을 맞추기 위해 긴장감과 피로감을 더 느끼게 된다.

눈이 가까운 위치에 있는 물체에 초점을 맞추고, 선명하게 보기 위해서는 섬모체근의 수축과 수정체 굴절력의 변화가 나타나는데 이것을 조절이라고 하였다.

가까운 물체를 볼 때 눈에 몇 가지 반응이 나타나게 되는데, 이것들을 조절반사 또는 근접반사의 3요소라고 한다.

1. 수정체가 초점을 맞추기 위해 **조절**을 한다.
2. 두 눈은 코 쪽으로 모이면서 **눈모음**이 나타난다.
3. 동공은 작아지면서 **동공축소**가 나타난다.

조절이 일어나는 과정에서 눈에는 다음과 같은 몇 가지 구조적 변화가 나타난다(표 14-1).

눈이 조절할 때 눈에서 볼 수 있는 눈의 생리적 변화로 동공축소가 나타나며, 수정체 두께는 전체 두께의 10% 내외에서 변화가 나타난다. 조절을 하게 되면 안압이 약간 상승하는 경향이 있으며, 일반적으로 1시간이상 조절을 지속하면 안압은 서서히 상승한다.

신체의 생리적 변화에 따른 조절력 변화는 연령의 증가와 더불어 조절력은 일정하게 감소하고, 또한 굴절상태에 따라 동일 연령층에서도 개인차가 심하다. 일반적으로 원시안의 조절력은 정시안보다 크고, 근시안은 근시 정도가 심할수록 조절력은 감소한다. 그리고 양안시 때의 조절력이 단안 조절력 검사 때 보다 약 0.50D에서 1.00D정도 더 크게 나타난다.

[표 14-1] 조절시 눈 조직의 변화

조절 때 나타나는 눈 조직의 변화
1. 섬모체근이 수축한다.
2. 섬모체소대가 이완된다.
3. 수정체의 전후직경이 길어진다.
4. 수정체의 후면은 거의 원상태로 있으나 전면은 앞쪽으로 더 볼록해져 수정체의 굴절력을 높인다.
5. 수정체의 굴절력 증가로 눈은 근시상태가 되어 가까운 물체가 선명하게 보이게 된다.

조절력을 검사하는 방법에는 푸쉬업법과 마이너스렌즈 부가법이 있다.

푸쉬업법의 검사순서는 다음과 같다.

1. 피검사자는 평소에 자신이 착용하던 원거리용 안경을 착용한 생태에서 검사를 받는다.
2. 피검사자나 검사자 중 한 사람이 근거리 시력 검사용 시력표를 들고 있고, 근거리 시력표에는 환하게 빛을 비추어 준다.
3. 단안검사로 왼쪽 눈을 가리고 오른쪽 눈을 먼저 검사한다.
4. 피검사자에게 근거리 시력보다 한두 줄 큰 근거리 시표상의 글자들을 보고 있으라고 하면서, 글자들이 계속 선명하게 보이는 지를 묻는다.
5. 근거리 시력표를 서서히 피검사자 눈앞으로 끌어당기면서 글자가 흐려 보이기 시작하는 거리를 말하라고 한다(그림 14-2).
6. 흐려 보인다고 대답할 때의 근거리시력표에서 안경전면까지의 거리를 cm로 잰다. 이 측정된 거리가 조절근점이다.
7. 이 거리는 디옵터(D) 단위로 바꿀 수가 있는데, 이 검사된 cm 거리를 100으로 나누면 된다. 환산된 디옵터(D) 값은 이 피검사자의 조절력을 나타낸다.
8. 오른쪽 눈의 검사가 끝나면 왼쪽 눈을 검사한다.
9. 조절력 값은 나이가 증가할수록 감소하며, 양안 조절력 값의 차이는 1D 이내이어야 한다.

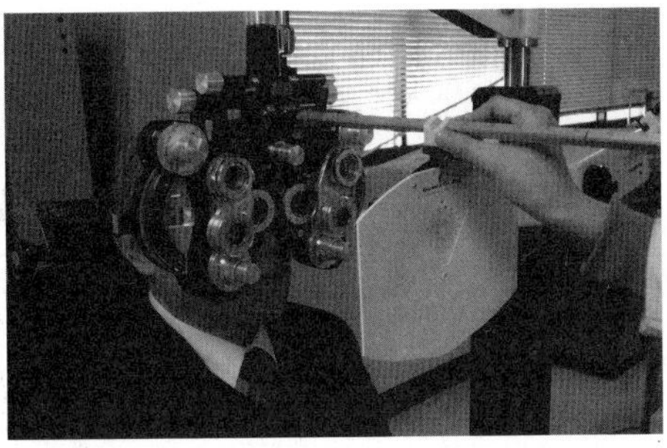

[그림 14-2] 조절력 (푸쉬업법) 검사

이론적으로 굴절검사는 피검사자의 섬모체근이 이완되어 있는 상태에서 원거리를 주시하고 있을 때의 굴절이상을 검사하는 것이다. 원거리 굴절검사를 시행하려면 굴절검사 때 피검사자에게 5미터 이상 먼 곳을 주시하고 있으라고 해야 한다. 5m 거리 이내의 시표를 쳐다보면 조절이 개입되므로, 원거리 시력표는 5m 또는 그 이상 거리에 두어야 한다. 눈이 5m 이상 원거리를 주시하면서 검사를 받으면 섬모체근은 이완되고, 근거리 작업을 하기 위해 필요한 조절력은 남아 있게 된다.

15 CHAPTER

굴절검사법의 종류

굴절검사는 원거리나 근거리 시력장애가 있는 경우에 시행한다. 피검사자의 병력과 시력을 근거로 시력장애의 원인이 굴절이상에 의한 것인지 아니면 안질환에 의한 것인지를 검사해 내는 방법이 굴절검사이다.

눈의 굴절이상을 검사하는 방법으로 타각적 굴절검사법과 자각적 굴절검사법으로 나눌 수 있다. 굴절검사법의 종류는 다음과 같다(표 15-1).

[표 15-1] 굴절검사법의 종류

굴절검사법의 종류	
1. 타각적 굴절검사	1) 자동굴절검사법 2) 망막검영법 3) 직상검안경법 4) 각막곡률계법
2. 자각적 굴절검사	1) 구면도수검사 2) 난시검사 ① 교차원주렌즈법 ② 운무법
3. 구면도수 재확인 검사	1) 적록이색검사법 2) 운무법
4. 양안균형검사	1) 양안 운무법 2) 프리즘을 사용한 검사법 3) 편광렌즈를 사용한 검사법

굴절검사를 시행할 때 사용하는 기자재에 따라 포롭터를 사용하는 방법과 검안테를 사용하는 방법이 있다. 굴절검사를 시작하기 전에 검사자는 이 두 가지 중 어느 방법으로 시작할 것인지를 선택해야 한다.

렌즈의 특성과 굴절력을 알기 위해 관찰해야 할 것들은 다음과 같다.

① 피검사자의 얼굴이 렌즈로 인해 어떠한 왜곡현상이 나타나는 지를 관찰한다.

㉮ 볼록렌즈는 상을 확대시키는 특성이 있다. 안경렌즈를 통해 보이는 피검사자의 얼굴이 가득 차있는 경우 이것은 볼록렌즈이다.

㉯ 오목렌즈는 상을 축소시키는 특성이 있다. 안경렌즈를 통해 보이는 피검사자의 얼굴윤곽이 안으로 휘어져, 얼굴 가장자리가 안경렌즈를 통해 볼 수 있다면 이것은 오목렌즈이다.

피검사자의 얼굴만을 관찰함으로써 렌즈의 성질을 결정한다는 것이 쉽고, 간단한 것은 아니다. 고도의 굴절력을 가진 토릭렌즈나 경계선이 보이지 않는 이중 초점렌즈도 왜곡현상을 유발시킬 수 있기 때문이다. 피검사자의 나안시력과 교정시력으로 피검사자의 눈 상태에 대한 보다 많은 정보를 얻을 수 있다.

② 안경렌즈를 종이의 끝 부분이나 책상의 테두리에 비추어 렌즈의 특성들을 관찰한다.

㉮ 안경렌즈를 오른쪽에서 왼쪽으로 이동시키면서 상의 움직임이 동행인지 역행인지를 관찰한다. 렌즈의 도수가 높을수록 움직임도 커진다.

㉯ 렌즈를 통해 보이는 인쇄물이 축소되어 보이는지 아니면 확대되어 보이는지를 관찰한다.

㉰ 안경렌즈를 종이의 가장자리에 대고 관찰한다. 높은 도수의 원주렌즈를 시계방향이나 반시계방향으로 돌리면 종이의 가장자리가 뒤틀리는 것을 관찰할 수 있다. 마음속으로 이러한 왜곡현상이 가장 심할 때와 작을 때의 방향을 기억해 둔다. 이 두 방향에 의해 이루어지는 각도가 90도라는 것을 잊어서는 안 된다. 그러나 이 방법으로 낮은 도수의 원주렌즈를 찾아내기란 쉽지 않다.

안경렌즈의 굴절력을 검사기기의 도움 없이, 렌즈의 특성만을 사용하여 굴절력을 검사해 내는 방법으로 **중화법**이 있다.

중화법으로 렌즈의 굴절력을 검사하는 순서는 다음과 같다.

① 안경렌즈의 특성(플러스 또는 마이너스)과 도수가 예측되었다면, 검안렌즈를 사용하여 안경렌즈의 도수를 보다 쉽게 찾아낼 수 있다.

② 검안렌즈세트에서 안경렌즈 특성의 부호와는 반대이지만 도수가 비슷할 것으로 예상되는 검안렌즈를 꺼낸다.

③ 검안렌즈를 안경렌즈와 겹쳐 놓고, 이 합해진 렌즈를 통해 종이 가장자리의 움직임 방향을 다시 관찰한다.

④ 난시가 있는 토릭렌즈라고 생각이 되면 가장 왜곡현상이 적은 방향부터 검사를 시작한다.

예를 들어, 안경렌즈를 좌우로 움직이면서, 안경렌즈를 통해 보이는 상의 움직임이 동행을 나타내면, 마이너스 굴절력을 가진 렌즈라는 것을 알 수 있다. +3.00D의 구면 검안렌즈를 안경렌즈와 겹쳐놓고 상의 움직임을 관찰한다.

㉮ 동행이 계속 나타나면 더 강한 도수의 볼록 구면렌즈를 대고 상의 움직임을 다시 관찰한다.

㉯ 역행이 나타나면 조금 약한 도수의 볼록 구면렌즈로 바꾸어 대고 움직임을 관찰한다.

㉰ 아무런 움직임이 보이지 않는다면, 이는 두 렌즈의 굴절력이 같아 정확하게 중화되었다는 것을 의미한다.

㉱ 한 방향에서 상의 움직임이 중화되면, 안경렌즈를 90도 돌린 후 검안렌즈를 겹쳐 놓은 상태에서 다시 상의 움직임을 관찰한다.

㉠ 어느 방향에서도 역행이나 동행이 나타나지 않으면 이 안경렌즈는 구면렌즈이다.

㉡ 90°를 돌린 방향에서 상의 움직임이 보이면, 이 안경렌즈는 토릭렌즈이다.

㉢ 다시 검안렌즈세트의 구면렌즈를 가해 주면서 동행 또는 역행의 움직임을 줄여 나간다.

㉣ 원주렌즈의 도수는 첫 번째와 두 번째 중화시킨 검안렌즈의 도수의 차이이다.

㉤ 필요한 경우 도수를 전환해 줄 필요가 있다.

예를 들어: −3.00 −1.00 Ax 180인 안경렌즈를 중화법으로 검사할 때 얻을 수 있는 결과는 다음과 같다.

① +3.00D의 구면 검안렌즈를 안경렌즈에 겹쳐놓고 먼저 좌우로 움직이면서 상을 관찰하면 도수가 중화되어 상의 움직임은 없어진다. 그 다음 안경렌즈를 90도 돌린 후 검안렌즈를 겹쳐 놓은 상태에서 다시 상의 움직임을 관찰한 결과 동행이 계속 남아 있었다. +1.00D의 구면 검안렌즈를 더 가해 줌으로서 상의 중화가 나타났다. 이 방향에서 검안렌즈의 전체 도수는 +4.00D가 된다. 이 안경렌즈의 도수는 −3.00 −1.00 × 180이 된다.

② 반대로 +3.00D의 구면 검안렌즈를 안경렌즈에 겹쳐놓고 먼저 상하로 움직이면서 상을 관찰하면 동행이 나타난다. +1.00D의 구면 검안렌즈를 더 가해 줌으로서 중화가 되어 상의 움직임이 사라진다. 전체 도수는 +4.00D가 된다. 그 다음 안경렌즈를 90도 돌린 후 구면 검안렌즈를 겹쳐 놓은 상태에서 상의 움직임을 관찰하면 역행이 나타나게 된다. 여기에 −1.00D의 구면 검안렌즈를 더 가해 주었을 때 상의 중화가 나타났다. 이 방향에서 검안렌즈의 전체 도수는 +3.00D가 된다. 이 안경렌즈의 도수는 −4.00 +1.00 × 090이 된다.

안경렌즈의 원주렌즈 축 방향을 찾아내기 위해서는 검안렌즈의 방향을 어느 각도로 돌렸을 때 중화가 되었느냐에 따라 축의 각도를 찾아 낼 수 있다. 마이너스 굴절력은 플러스 굴절력으로 중화가 되고, 반대로 플러스 굴절력은 마이너스 굴절력으로 중화시킨다는 것을 잊지 말라.

최근에 많이 사용되고 있는 경계선이 없는 이중초점렌즈나 다초점렌즈를 위 아래로 움직여 보면, 상의 왜곡현상이 심하게 나타난다. 이러한 렌즈들은 검안렌즈를 사용한 중화법으로 안경렌즈 도수를 중화시킨다는 것은 매우 어려운 일이다.

중화법에 의해 안경렌즈의 굴절력을 찾아냈다면 이 도수를 자각적 굴절검사의 시작점으로 삼아 검사를 시작한다.

(3) 최근에 받은 안경처방

피검사자가 여러분의 검사실이나 안경원에서 굴절검사를 받았다면 기록지에 적혀있는 마지막에 검사된 도수를 포롭터나 검안테에 맞추어 놓는다. 피검사자가 착용하고 온 안경의 도수가 어떠하던 간에 나 자신이 마지막으로 검사하여 얻은 검사 값을 맞추어 놓는다. 이는 자신이 직접 검사한 결과 값이 더 정확하다고 믿기 때문이다. 자신이 직접 검사해 얻은 결과 값 대신 피검사자가 착용하고 온 안경도수를 포롭터나 검안테에 맞추어 놓는 경우는 피검사자가 지금의 안경이 훨씬 더 잘 보인다고 말할 때이다.

2 타각적 굴절검사

(1) 자동굴절검사(AR; autorefraction)

피검사자가 처음 방문한 경우이거나, 전에 아무런 안경처방도 받지 않은 경우가 있을 것이다. 피검사자가 원거리나 근거리 나안시력 검사에서 양안 모두 1.0 시표의 글씨를 읽을 수 없었다면, 피검사자에게 굴절이상이 있을 것이라고 의심할 수 있다. 자동굴절검안기가 있다면 이 기계로 측정된 값을 굴절검사의 시작점으로 삼아도 된다.

인쇄되어 나온 도수(그림 16-3)를 포롭터나 검안테에 맞춘다. 조절력이 강한 청소년들이나 어린이의 자동굴절검사 값은 오차가 심하게 나타나는 경우가 있으므로, 이러한 피검사자들의 결과 값을 그대로 포롭터나 검안테에 맞추어 놓으면 마이너스 구면도수가 과교정 될 가능성이 높아 주의를 요한다. 마이너스 구면도수의 과교정을 예방하기 위해서는 인쇄된 결과 값보다 플러스 구면도수를 조금 가한 도수로 포롭터나 검안테에 맞추어 놓는 것이 좋다.

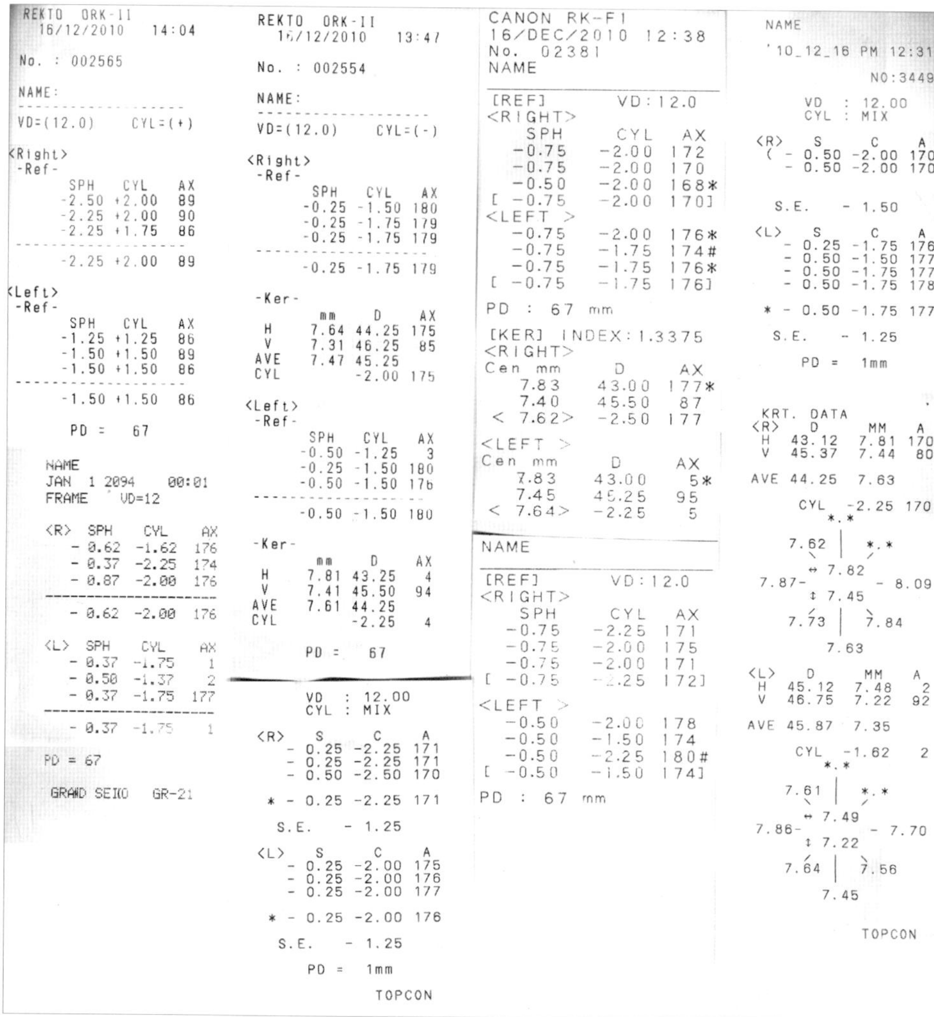
REKTO ORK-II
16/12/2010 14:04
No. : 002565
NAME:
VD=(12.0) CYL=(+)
<Right>
-Ref-
SPH CYL AX
-2.50 +2.00 89
-2.25 +2.00 90
-2.25 +1.75 86
-2.25 +2.00 89
<Left>
-Ref-
SPH CYL AX
-1.25 +1.25 86
-1.50 +1.50 89
-1.50 +1.50 86
-1.50 +1.50 86
PD = 67

NAME
JAN 1 2094 00:01
FRAME VD=12
<R> SPH CYL AX
- 0.62 -1.62 176
- 0.37 -2.25 174
- 0.87 -2.00 176
- 0.62 -2.00 176
<L> SPH CYL AX
- 0.37 -1.75 1
- 0.50 -1.37 2
- 0.37 -1.75 177
- 0.37 -1.75 1
PD = 67
GRAND SEIKO GR-21

REKTO ORK-II
16/12/2010 13:47
No. : 002554
NAME:
VD=(12.0) CYL=(-)
<Right>
-Ref-
SPH CYL AX
-0.25 -1.50 180
-0.25 -1.75 179
-0.25 -1.75 179
-0.25 -1.75 179
-Ker-
mm D AX
H 7.64 44.25 175
V 7.31 46.25 85
AVE 7.47 45.25
CYL -2.00 175
<Left>
-Ref-
SPH CYL AX
-0.50 -1.25 3
-0.25 -1.50 180
-0.50 -1.50 176
-0.50 -1.50 180
-Ker-
mm D AX
H 7.81 43.25 4
V 7.41 45.50 94
AVE 7.61 44.25
CYL -2.25 4
PD = 67

VD : 12.00
CYL : MIX
<R> S C A
- 0.25 -2.25 171
- 0.25 -2.25 171
- 0.50 -2.50 170
* - 0.25 -2.25 171
S.E. - 1.25
<L> S C A
- 0.25 -2.00 175
- 0.25 -2.00 176
- 0.25 -2.00 177
* - 0.25 -2.00 176
S.E. - 1.25
PD = 1mm
TOPCON

CANON RK-F1
16/DEC/2010 12:38
No. 02381
NAME
[REF] VD:12.0
<RIGHT>
SPH CYL AX
-0.75 -2.00 172
-0.75 -2.00 170
-0.50 -2.00 168*
[-0.75 -2.00 170]
<LEFT >
-0.75 -2.00 176*
-0.75 -1.75 174#
-0.75 -1.75 176*
[-0.75 -1.75 176]
PD : 67 mm
[KER] INDEX:1.3375
<RIGHT>
Cen mm D AX
7.83 43.00 177*
7.40 45.50 87
< 7.62> -2.50 177
<LEFT >
Cen mm D AX
7.83 43.00 5*
7.45 45.25 95
< 7.64> -2.25 5

NAME
[REF] VD:12.0
<RIGHT>
SPH CYL AX
-0.75 -2.25 171
-0.75 -2.00 175
-0.75 -2.00 171
[-0.75 -2.25 172]
<LEFT >
-0.50 -2.00 178
-0.50 -1.50 174
-0.50 -2.25 180#
[-0.50 -1.50 174]
PD : 67 mm

NAME
'10_12_16 PM 12:31
NO:3449
VD : 12.00
CYL : MIX
<R> S C A
(- 0.50 -2.00 170)
- 0.50 -2.00 170
S.E. - 1.50
<L> S C A
- 0.25 -1.75 176
- 0.50 -1.50 177
- 0.50 -1.75 177
- 0.50 -1.75 178
* - 0.50 -1.75 177
S.E. - 1.25
PD = 1mm
KRT. DATA
<R> D MM A
H 43.12 7.81 170
V 45.37 7.44 80
AVE 44.25 7.63
CYL -2.25 170
7.62 7.82 7.87 8.09 7.45 7.73 7.84 7.63
<L> D MM A
H 45.12 7.48 2
V 46.75 7.22 92
AVE 45.87 7.35
CYL -1.62 2
7.61 7.49 7.86 7.70 7.22 7.64 7.56 7.45
TOPCON

[그림 16-3] 자동굴절검안기로 측정되어 인쇄된 도수

조절력이 강한 어린이들이 자동굴절검사 때 나타내는 오차의 정도를 예를 들어 보면 다음과 같다.

예 1) 9세 남아가 가끔 흐려 보인다고 한다. 원거리 및 근거리 나안시력은 양안 모두 1.0이었다. 자동굴절검사 결과는 다음과 같았다.

OD: +0.00 −0.00 × 0
−2.00 −0.25 × 175
−1.25 −0.25 × 152

OS: +0.00 −0.00 × 0
−0.50 −0.00 × 0
+0.00 −0.25 × 168

예 2) 7세 소녀, 시력의 불편함을 호소하지 않으나 부모는 아이가 책을 볼 때 아주 가까이 놓고 본다고 주장한다. 소녀의 원거리 및 근거리 나안시력은 양안 모두 0.7이었다. 자동굴절검사 결과는 다음과 같았다.

OD: +0.00 −0.50 × 155
−0.25 −0.50 × 180
−0.25 −0.50 × 168

OS: −5.25 −1.25 × 24
−5.25 −1.00 × 12
−4.00 −1.00 × 174

다른 몇 가지 검사를 시행한 후 다시 자동굴절검사를 시행한 결과는 다음과 같았다.

OD: −5.50 −1.00 × 175
−5.00 −1.50 × 180
−4.75 −1.25 × 12

OS: −7.50 −1.25 × 14
−6.25 −1.75 × 168
−3.00 −1.75 × 172

다음은 조절마비를 시켜놓은 상태에서 자동굴절검사를 시행한 결과이다.

OD: −0.50 −0.25 × 128
−1.75 −1.25 × 10
−1.50 −1.50 × 13

OS: −2.25 −1.75 × 159
−2.50 −1.25 × 179
−2.00 −1.00 × 173

이 검사결과들을 보면 이 소녀가 얼마나 많은 조절을 하고 있으며 이에 따라 심한 거짓근시가 나타났는지를 알 수 있다. 그러므로 조절력이 강한 청소년이나 어린이들에게서는 자동굴절검사 값을 그대로 포롭터나 검안테에 맞추어 놓고 굴절검사를 시작하게 되면 마이너스 구면도수 과교정의 가능성이 크므로 주의해야 한다.

자동굴절검사 때 오차를 유발시키는 원인들은 다음과 같다.
① 속눈썹이나 눈꺼풀의 방해
② 눈물층의 불안정
③ 각막이나 수정체의 혼탁
④ 굴절교정수술을 받은 눈
⑤ 원추각막
⑥ 동공이 너무 작거나 불규칙한 경우
⑦ 조절경련
⑧ 주시타겟을 제대로 주시하지 못할 때

자동굴절검사의 측정값이 정확하지 못하다는 여러 보고가 있으나, 최근에 제작된 자동굴절검안기의 오차범위가 성인에서는 약 0.25D 정도라는 여러 보고도 있다. 그러므로 성인에서는 이 자동굴절검사 값을 굴절검사의 시작점으로 삼아도 큰 문제는 없을 것이다.

(2) 망막검영법(Retinoscopy)

자각적 굴절검사의 시작점을 찾는 여러 타각적 굴절검사방법 중 망막검영법이 가장 정확한 방법이다. 그러나 이 검사법은 숙련된 기술이 필요하고 또한 많은 연습도 필요하다. 망막검영법은 뒤에서 자세히 다룬다.

(3) 각막곡률계(케라토미터)법(Keratometry)

각막곡률계법으로 측정된 각막의 각막곡률반경이나 굴절력 값을 자각적 굴절검사의 시작점으로 삼는다. 특히 각막이식수술을 받았거나 원추각막과 같은 각막 이상이 있는 피검사자에게서는 다른 타각적 굴절검사법 보다 정확한 굴절검사의 시작점을 얻을 수 있다.

정상 각막의 두 주경선의 위치는 서로 직각을 이루고 있다. 따라서 제1주경선(수평경선)의 축 방향을 찾아내면 제2주경선(수직경선)의 축 방향도 쉽게 찾을 수 있다. 두 주경선의 굴절력이 같은 경우 각막난시는 없는 것이고, 두 주경선의 굴절력 차이는 곧 각막난시의 정도를 의미한다.

각막곡률계법에 의해 측정된 값이 45.25 ⓐ 090도 / 43.25 ⓐ 180도였다면, +0.75 −1.50 x 180도를 자각적 굴절검사의 시작점으로 맞추어 놓고 굴절검사를 시행한다.

각막곡률계 검사법은 뒤에서 더 자세하게 설명한다.

3 나안시력에 따른 시작점 찾기

만약 자동굴절검안기가 없고, 전에 착용하던 안경도 없다고 한다면 검사자는 스스로 검사의 시작점을 찾아야 한다. 먼저 피검사자의 원거리 및 근거리 나안시력을 측정한다. 측정된 나안시력은 피검사자가 불편을 호소하는 증상들과 더불어 보다 정확한 검사가 되도록 검사의 진행방향을 일러주게 된다. 표 13-1을 참고하여 피검사자가 호소하는 주증상과 나안시력을 연결 지어 생각하면 굴절이상의 종류를 찾아 낼 수 있다.

(1) 구면도수 검사법

피검사자 눈의 굴절상태가 근시인지 원시인지를 알 수 있다면, 검사자는 볼록 구면렌즈를 사용해야 할 것인지, 아니면 오목 구면렌즈를 사용해야 할 것인지를 알게 된다. 예를 들어 피검사자가 도로표지판을 잘 읽지 못한다고 하고, 원거리 나안시력은 0.4이며, 근거리 나안시력은 1.0이었다. 이 소견들은 근시를 시사하고 검사자는 오목 구면렌즈를 사용하여 교정해야 한다고 생각하게 된다.

근시에서의 구면도수 검사법으로 구면렌즈의 교정도수를 정하기 위해 피검사자의 나안시력을 다시 한 번 정확하게 측정해야 한다. 시력표의 1.0시표 글씨가 보일 때까지는 매 시표마다 약 0.25D의 교정도수가 필요하다. 예를 들어 피검사자의 나안시력이 0.6이었다면, 1.0까지는 4줄의 시표가 있으므로, 0.25D씩 4개 즉 -1.00D의 구면도수 교정이 필요하다고 예상할 수 있다. 그러므로 포롭터나 검안테에 -1.00D의 구면렌즈를 맞추어 놓고 검사를 시작한다. 나안시력과 교정에 필요한 구면도수와의 관계는 표 16-1과 같다.

근시교정의 기본원칙은 최고 교정시력을 얻을 수 있는 마이너스 구면도수 중 가장 낮은 도수를 선택하여 교정하는 것이다.

피검사자의 증상으로 보아 원시가 의심되면 일반적인 자각적 굴절검사 과정으로 바로 넘어간다. 시력표의 1.0시표 글씨가 보일 때까지 매 선마다 약 0.25D의 교정도수가 필요한 교정법은 원시에서는 해당되지 않는다. 그 이유는 원시안은 항상 조절을 하고 있기 때문이다. 예를 들어, +3.00D의 원시가 있는 젊은 피검사자에게서, 원거리 나안시력을 측정하면 피검사자는 조절을 하여 1.0의 시력을 나타낼 수도 있다. 원시교정의 기본원칙은 최고 교정시력을 얻을 수 있는 가장 높은 플러스 구면도수를 선택하여 교정하는 것이다.

[표 16-1] 나안시력과 교정 구면도수

나안시력	마이너스 구면도수(D)
1.0(20/20)	-0.12
0.9(20/22)	-0.25
0.8(20/25)	-0.50
0.7(20/30)	-0.75
0.6(20/33)	-1.00
0.5(20/40)	-1.25
0.4(20/50)	-1.50
0.3(20/70)	-1.75
0.25(20/80)	-2.00
0.2(20/100)	-2.25
0.1(20/200)	-2.50

(2) 난시 검사법

각막에 흉터나 혼탁이 있는 피검사자에 대해 굴절검사를 한다면, 이 피검사자에게 난시가 있는지 여부를 먼저 알아야 한다. 피검사자가 호소하는 증상과 근거리 및 원거리 나안시력으로 피검사자 눈의 상태를 생각해 본다. 구면렌즈를 사용하여 교정을 해도 1.0의 시력으로 교정되지 않을 수 있다. 먼저 구면렌즈를 사용하여 검사를 시작하고, 구면도수로 어느 정도 시력이 교정되면, 난시를 찾는 검사를 시작한다. 시력에 따라 예상되는 난시 교정도수를 포롭터나 검안테에 맞추어 놓고 검사를 시작한다. 나안시력과 교정에 필요한 원주렌즈 도수와의 관계는 다음과 같다(표 16-2).

[표 16-2] 나안시력과 교정 원주렌즈 도수

나안시력	원주렌즈 도수(D)	
	직난시	도난시
0.8(20/25)	-0.50	-0.50
0.7(20/30)	-1.00	-1.00
0.5(20/40)	-1.50	-1.25
0.4(20/50)	-2.00	-1.75
0.3(20/70)	-2.50	-2.00
0.2(20/100)	-3.00	-2.50
0.1(20/200)	-4.50	-4.00

17 CHAPTER 정적망막검영법

굴절검사의 시작점을 모르는 상황에서 피검사자의 굴절이상을 정확하게 찾아낸다는 것은 매우 어려운 일이다. 굴절검사의 시작점을 찾는 타각적 굴절검사법 중의 하나인 망막검영기를 사용한 망막검영법에 익숙해지면 피검사자의 굴절이상을 별 어려움 없이 정확하게 검사해 낼 수 있다. 이장에서는 망막검영법의 가장 기본적인 기술을 익히기 위한 첫 단계부터 공부를 시작한다.

1 망막검영기

망막검영법에 사용되는 망막검영기의 구성에 대해 먼저 알고 있어야, 이 기기를 올바르게 사용할 수 있다. 망막검영기의 제조업체는 상당수가 있으며, 각 업체마다 생산하는 망막검영기의 종류가 다를 수 있다. 여러 종류의 망막검영기 중 선상망막검영기를 주로 사용한다(그림 17-1).

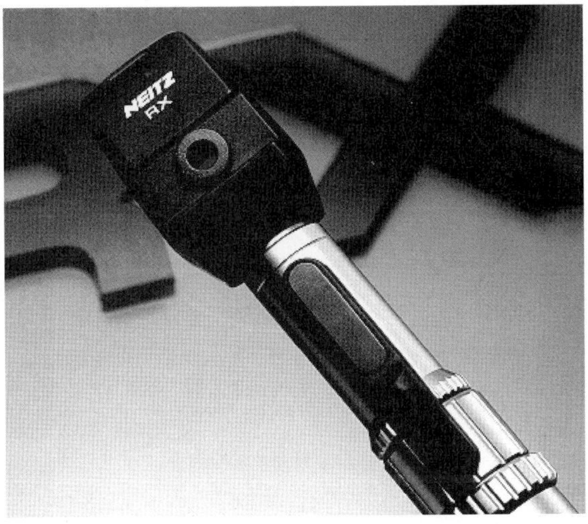

[그림 17-1] 망막검영기

선상망막검영기의 기본구조는 1) 조명부와 2) 관찰부로 이루어져 있다.

① 조명부는 피검사자의 망막 위에 선 모양의 빛을 비추어, 피검사자의 망막에서 반사된 빛의 선조(線條)가 동공에 만들어지게 하는 부분이다.

② 관찰부는 피검사자의 망막으로부터 반사되어 나오는 빛의 선조를 검사자로 하여금 피검사자의 동공을 통해 관찰 할 수 있도록 하는 부분이다.

망막검영기에서 나오는 선조 빛의 성질과 방향을 조정하기 위해, 망막검영기의 손잡이에는 상하로 움직일 수 있는 막대모양의 바와 360도 회전이 가능한 회전손잡이가 있다. 바를 상하로 이동시킴으로써 조명부에서 나오는 빛의 성질을 수렴광선, 평행광선 그리고 발산광선으로 전환시킬 수 있다. 망막검영법은 일반적으로 발산광선을 사용하여 검사를 시행한다. 대부분의 모델은 바가 아래로 내려져 있을 때 발산광선이 나오므로 바를 아래로 내려놓은 상태에서 검사를 하는 것이 좋다. 제조업체에 따라 바가 올려져 있는 상태에서 발산광선이 나오는 모델도 있으므로, 검사자는 자신이 어느 모델의 망막검영기를 사용하고 있는지에 대해 설명서를 먼저 읽고 사용해야 한다. 일단 바를 발산광선 위치에 맞추어 놓은 상태에서, 검사자의 엄지와 검지를 회전손잡이 위에 올려놓고 빛의 선조 방향을 조정하면서 검사를 시행한다(그림 17-2).

회전손잡이를 돌리면 빛의 선조 방향을 360도 회전시킬 수 있어, 각막의 모든 경선 방향을 1도 간격으로 검사할 수 있다. 피검사자의 오른쪽 눈을 망막검영법으로 검사 할 때에는 검사자의 오른쪽 손으로 망막검영기를 들고 오른쪽 눈으로 검사를 해야 한다. 반대로 왼쪽 눈을 검사할 때에는 검사자의 왼쪽 손과 왼쪽 눈을 사용해야 한다.

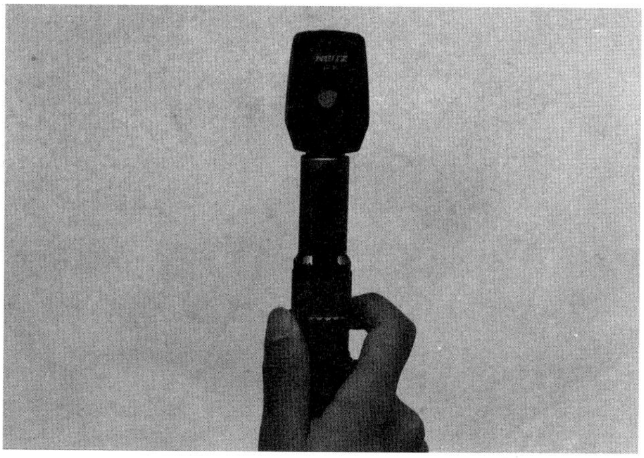

[그림 17-2] 망막검영법

2 망막검영법에서 관찰되는 빛의 특성

망막검영기에서 발산되어 나오는 빛이 포롭터나 검안테를 통과해 피검사자의 눈에 비추어지는 거리는 대략 검사자의 팔 길이 정도이다(그림 17-3).

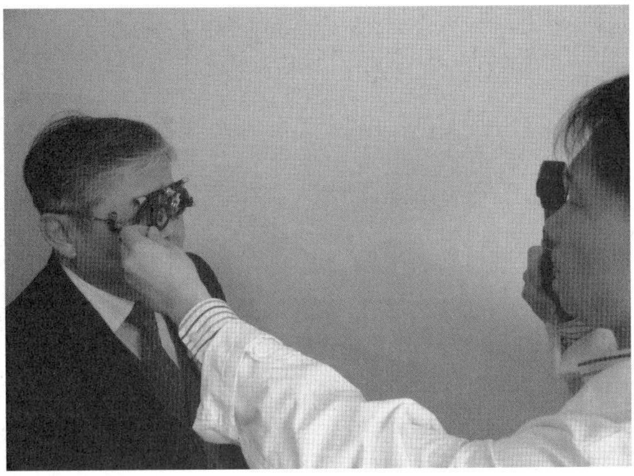

[그림 17-3] 망막검영법의 검사거리

망막검영기에서 발산되어 나온 빛은 피검사자의 망막에서 반사되어 동공을 통해 보이는 선조뿐만이 아니라, 피검사자의 홍채나 눈꺼풀, 그리고 검안테나 포롭터 그 자체에서도 빛이 반사되어 보인다는 것을 주의해야 한다(그림 17-4).

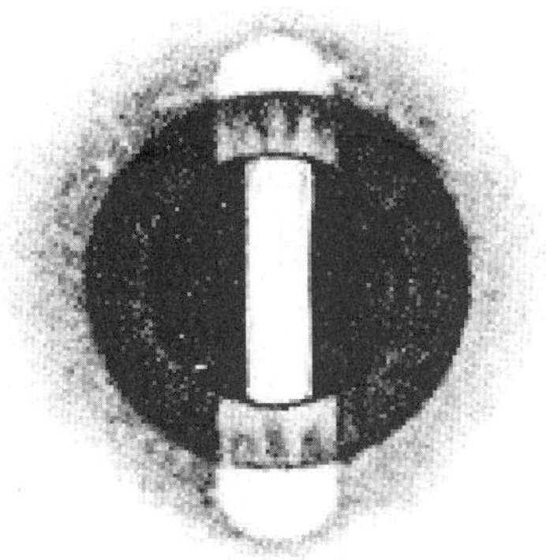

[그림 17-4] 망막검영기의 동공 반사 빛

피검사자의 굴절상태는 망막검영기의 조명부에서 발산되어 나온 빛이 동공을 통과한 후 망막에서 반사되어 보이는 선조의 움직임 방향과 모양에 따라 결정된다. 발산 빛의 선조 방향을 수직으로 놓고, 눈의 수평 경선방향으로 빛을 이동시키면서 검사를 하려면 손목을 좌우로 조금씩 움직이든지 또는 손목을 앞뒤로 약간씩 뒤틀면서 반사된 빛의 움직임을 관찰한다. 반대로, 눈의 수직 경선방향을 검사하기 위해서는 발산 빛의 선조 방향을 수평으로 놓고, 머리와 망막검영기를 같이 끄덕거리면 빛은 상하로 움직이게 된다. 이때 망막검영기의 발산광선이 동공만 건너지르는 범위 내에서 움직이면 되므로, 머리나 손목의 움직임은 아주 작아야 한다.

망막검영법에서 피검사자의 동공을 통해 관찰되는 반사 빛의 선조 모양과 운동방향에 따라 굴절이상의 정도를 찾아 낼 수 있다. 눈의 굴절상태에 따른 반사 빛의 선조 소견은 다음과 같다.

① 정시안

망막에서 반사된 빛이 동공전체에 꽉 차는 느낌을 주고, 상하 또는 좌우로 빛을 이동시켜도 동행운동이나 역행운동은 나타나지 않으며 빛이 깜빡거리는 것처럼 보이게 된다. 이 처럼 반사된 빛이 동공을 가득 채운 상태를 "중화"라고 한다. 이는 망막검영기에서 발산되어 나온 빛이 망막 위에 정확하게 초점을 맺히기 때문이다(그림 17-5).

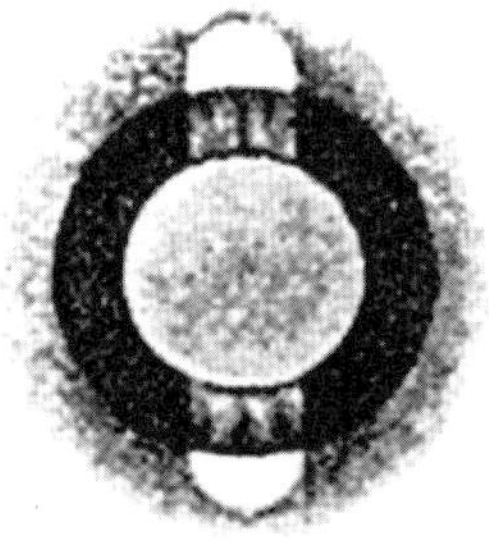

[그림 17-5] 동공 반사 빛의 중화

② 눈에 굴절이상이 있는 경우, 망막에서 반사된 빛의 선조는 역행 또는 동행운동을 나타내게 된다. 그 원리는 다음과 같다.

㉮ 원시 : 원시에 있어서 상은 망막의 뒤쪽에 맺히게 된다. 빛이 눈 속을 통과하여 맺혀질 초점의 위치를 생각해 보자. 검사자가 관찰하는 반사된 빛의 선조는 망막 뒤에 맺혀진 초점으로부터 반사되어 나오는 것이다(그림 17-6).

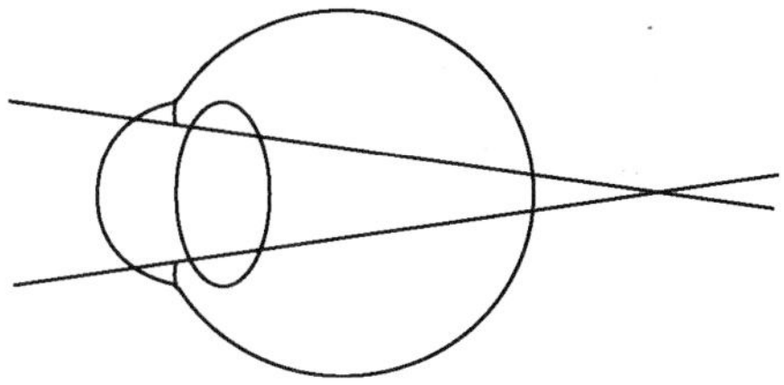

[그림 17-6] 원시의 초점

망막검영기에서 발산되어 나오는 빛을 오른쪽으로 이동시키면 동공에서 관찰되는 반사 빛의 선조도 오른 쪽으로 같이 움직이게 된다. 빛을 위로 이동시키면 반사 빛의 선조도 위로 따라 올라가게 된다(그림 17-7).

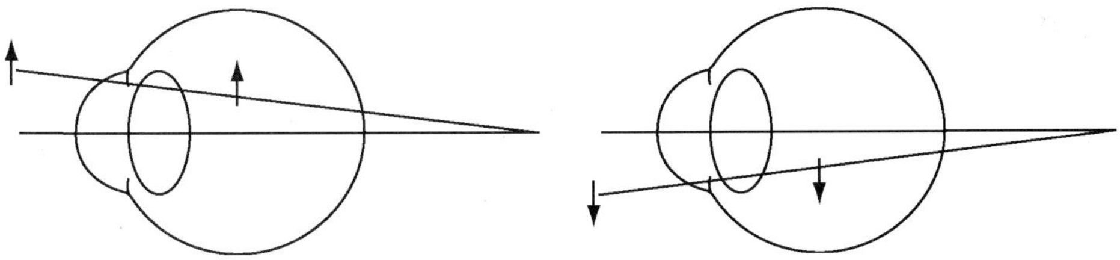

[그림 17-7] 동공 반사 빛의 선조가 발산된 빛의 움직임 방향과 같은 방향으로 움직인다.

이런 움직임을 "동행운동"이라고 하는데, 이는 동공을 통해 반사되어 보이는 빛의 선조가 망막검영기에서 발산되어 나온 빛의 움직임방향과 같은 방향으로 움직인다는 것을 의미한다(그림 17-8).

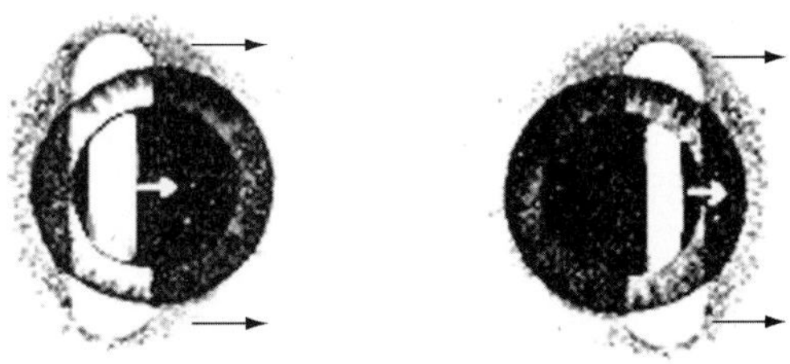

[그림 17-8] 동공 반사 빛의 동행 운동

동행운동이 나타나면 볼록 구면렌즈를 사용하여 중화시키면서 굴절이상 정도를 찾아낸다.

㉯ 근시 : 근시의 경우, 빛의 초점은 망막의 앞에 맺히게 된다. 동공을 지나 눈 속으로 들어간 빛은 망막의 앞에 초점을 맺게 되고, 여기서 반사되어 나오는 빛의 선조를 검사자는 관찰하게 된다(그림 17-9).

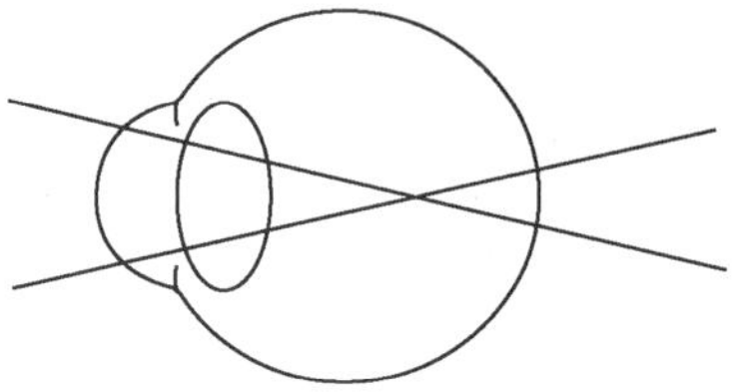

[그림 17-9] 근시의 초점

빛의 초점이 눈 속에서 맺혀지기 때문에, 망막검영기의 빛이 왼쪽으로 이동하면 동공에서 관찰되는 반사 빛의 선조는 오른쪽으로 움직이고, 망막검영기의 빛을 아래로 이동시키면 반사 빛의 선조는 위로 움직이게 된다(그림 17-10).

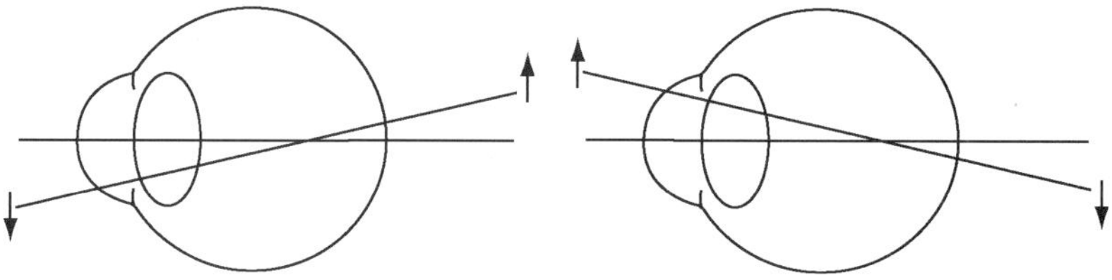

[그림 17-10] 동공 반사 빛의 선조가 발산된 빛의 움직임 방향과 반대 방향으로 움직인다.

이런 움직임을 "역행운동"이라고 하는데, 이는 반사된 빛의 선조가 망막검영기에서 발산된 빛의 운동방향과 반대 방향으로 움직인다는 것을 뜻한다(그림 17-11).

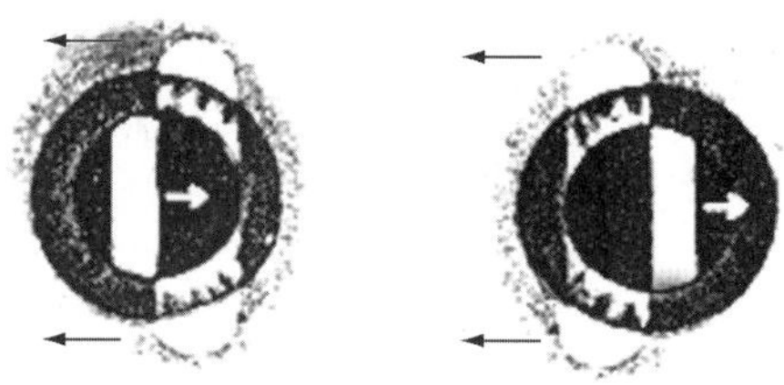

[그림 17-11] 동공 반사 빛의 역행 운동

역행운동이 나타나면 오목 구면렌즈를 사용하여 중화시키면서 굴절이상 정도를 찾는다.

3 망막검영법용렌즈

망막검영법은 검사자와 피검사간 검사거리의 변동 여부에 따라, 그리고 주시물체의 위치에 따라 정적 검영법과 동적검영법 등으로 분류할 수 있으며, 동적검영법은 임상에서 아무 드물게 사용한다. 임상에서 주로 사용하는 망막검영법은 검사자와 피검사자의 검사거리를 일정하게 정해 놓고 피검사자는 5m 이상의 원거리 주시물체를 주시하면서 시행하는 정적망막검영법이므로 이 책의 내용은 모두 정적망막검영법에 대한 설명이다.

정적망막검영법의 검사 값은 빛이 눈으로 평행하게 들어온다고 가정했을 때에만 유용하다. 망막검영기에서 나오는 빛은 발산광선이므로, 평행광선을 얻기 위해서는 5미터 거리를 두고 망막검영법을 시행해야 한다. 이러한 문제를 해결하기 위해 "망막검영법용렌즈"를 사용하게 된다. 이 렌즈는 검사자와 피검사자간의 가까워진 검사거리를 보정해 주기 위해 사용되는 렌즈로 볼록 구면렌즈이다. 이 망막검영법용렌즈의 굴절력은 망막검영법을 시행할 때 검사자와 피검사자사이의 검사거리를 어느 정도 두고 앉는가에 따라 결정된다. Sph +1.50D의 렌즈를 가장 많이 사용하며, 이때의 검사거리는 67cm로 한다. Sph +2.00D의 렌즈를 사용할 때에는 검사거리를 50cm로 한다. 처음에는, 줄자를 사용하여 정확한 거리를 재는 연습을 하고, 익숙해지면 줄자 없이도 자연스럽게 정확한 거리를 측정하게 된다.

포롭터나 검안테를 사용하여 망막검영법을 시행할 때에는 Sph +1.50D나 Sph +2.00D짜리 렌즈를 검사창에 미리 맞추어 놓을 수 있다. 포롭터에서는 보다 쉽게 이 도수를 맞출 수 있으며, 이는 포롭터의 보조렌즈들 중 검사창에 'R' 렌즈가 맞추어지도록 보조렌즈선택 다이얼을 돌려 맞추면 된다(그림 17-12).

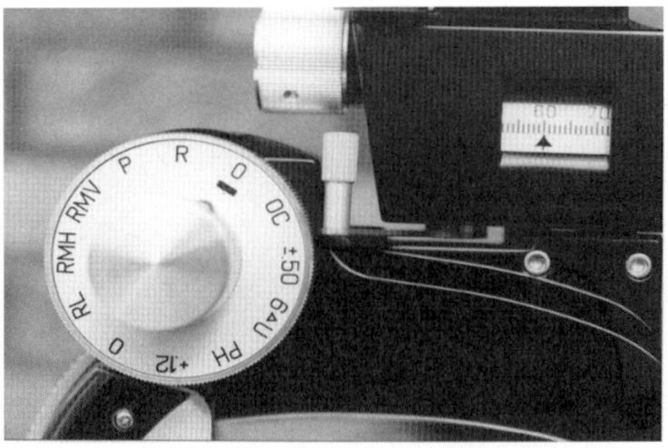

[그림 17-12] 망막검영법을 위해 망막검영법용(R)렌즈가 맞추어진 상태

포롭터의 'R' 렌즈를 사용하면 두 가지 장점이 있다.

① 'R' 렌즈를 사용했을 경우, 망막검영법이 끝난 후 총 검영값에서 실제 검영값을 구하기 위해 Sph +1.50D나 Sph +2.00D를 빼고 계산해야 하는 번거로운 과정이 필요 없게 된다.

② 망막검영법검사를 받고 있지 않은 쪽 눈을 운무시켜줌으로서 조절하지 못하도록 하는 기능을 한다.

망막검영법을 시행할 때 망막검영기의 선조를 중화시키기 위해 사용되는 방법들은 다음과 같다.

(1) 포롭터를 사용한 검사법

포롭터를 사용하여 검사할 때에는 반사 빛의 선조가 동행운동이나 역행운동을 보이면 구면도수 전환 다이얼을 돌리면서 중화시키는 방법으로, 쉽고 간편하게 검사를 진행할 수 있다(그림 18-3).

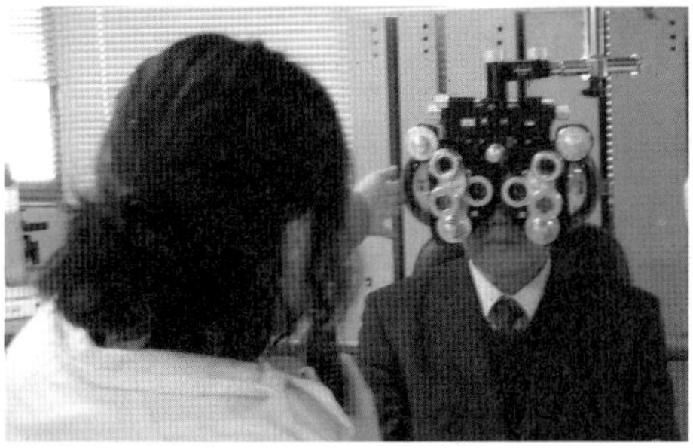

[그림 17-13] 포롭터를 사용한 망막검영법

(2) 검안테를 사용한 검사법

① 검안렌즈를 사용한 망막검영법

검안렌즈를 사용할 때에는, 관찰되는 동공반사 빛의 선조가 동행운동이냐 역행운동이냐에 따라 구면도수를 하나씩 바꾸어가면서 중화될 때까지 계속 진행한다. 중화점에 도달할 때까지 검안렌즈를 계속 바꾸어 끼우는 과정을 반복해야 하므로 검사과정이 비교적 번거롭다(그림 17-14).

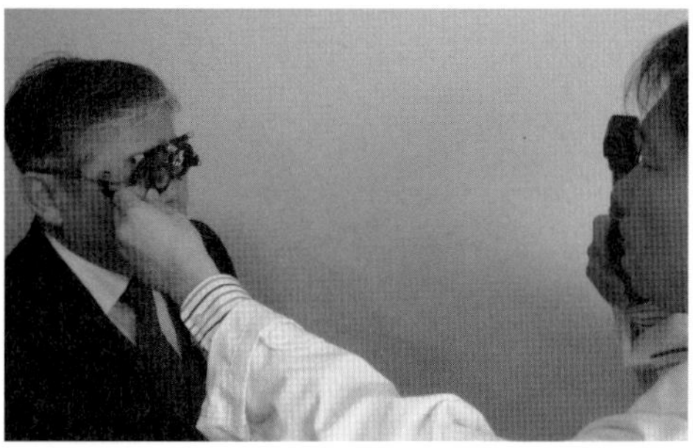

[그림 17-14] 검안렌즈를 사용한 망막검영법

② 망막검영막대를 사용한 망막검영법

망막검영막대(그림 17-15)는 여러 구면렌즈가 도수에 따라 한 판에 배열되어 있다. 한 판에 배열된 렌즈의 개수에 따라 2조, 4조, 또는 5조가 한 세트로 이루어져 있다. 그리고 매 판에 배열된 구면렌즈의 도수도 제품마다 다르다. 이방법 역시 검안테와 같이 사용되나 검안렌즈를 사용할 때처럼 렌즈를 하나씩 바꾸어 끼면서 검사해야 하는 번거러움은 없다. 이 망막검영막대를 사용하면 렌즈들이 배열되어 있는 판을 상하로 움직임이면서 보다 쉽게 렌즈를 바꾸어 검사를 진행할 수 있다(그림 17-16).

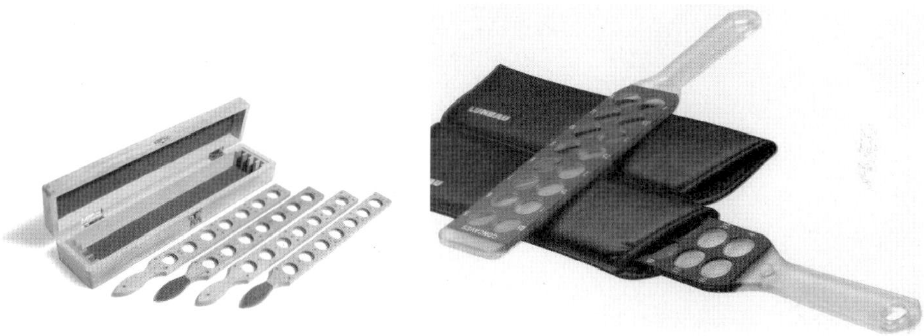

[그림 17-15] 망막검영막대(Lens rack)

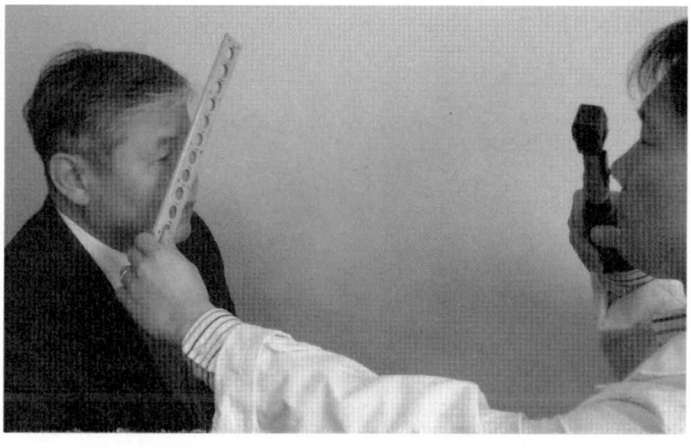

[그림 17-16] 망막검영막대를 사용한 망막검영법

포롭터나 검안테를 사용하여 망막검영법을 시행하는 순서는 다음과 같다.

① 포롭터나 검안테의 동공간거리를 맞춘다.

② 피검사자의 양쪽 눈을 모두 뜨고 있게 하고, 조절하지 못하게 하기 위해 먼 곳에 있는 큰 시표 또는 주시점을 쳐다보고 있도록 한다.

③ 피검사자의 오른쪽 눈을 검사할 때에는 검사자가 피검사자의 오른쪽에서, 검사자의 오른쪽 눈과 오른쪽 손을 사용하여 검사한다.

④ 검사자의 다른 한쪽 손은 포롭터의 구면도수 전환 다이얼에 올려놓고, 팔 길이를 사용하여 망막검영법을 시행하기 위한 검사거리를 측정한다. 검안테를 사용할 때에는 검안테까지의 거리로 검사거리를 정한다.

⑤ 포롭터에 망막검영법용렌즈(R 렌즈)를 양안 앞에 맞춘다. R 렌즈를 맞추어 놓으면, Sph +1.50D 또는 Sph +2.00D의 렌즈가 가해진 상태이므로, 가해진 도수에 따라 67cm 또는 50cm로 검사거리를 맞추어 검사를 시행한다.

⑥ 검사실내 조명의 밝기를 낮추어 동공의 크기가 확대되게 한다.

⑦ 망막검영기의 불빛을 동공의 수직방향, 또는 수평방향으로 비추고 불빛을 서서히 이동시키면서 동공을 통과 후 망막에 의해 반사된 동공반사 빛의 선조가 "동행 운동" 또는 "역행 운동"이 나타나는 지를 관찰하고 이 과정을 몇 번 반복한다.

⑧ 선상망막검영기를 먼저 수평방향으로 움직이면서 수평 경선의 굴절력을 검사한다. 구면도수 전환 다이얼을 조작하여 먼저 수평 경선의 굴절력을 중화시킨다.

⑨ 수평 경선의 굴절력을 중화시킨 후, 선상망막검영기의 선조 방향을 90도 돌려 수직 경선의 굴절력을 검사한다. 수직 경선에서의 동공반사 빛의 선조가 중화, 동행운동 또는 역행운동이 나타나는 지를 관찰한다.

⑩ 수직 경선에서의 동공반사 빛의 선조가 중화로 보이면 구면 굴절이상만 있는 것이고, 동행운동이나 역행운동이 보이면 난시가 있는 것이다.

⑪ 두 주경선의 굴절이상을 모두 중화시킨 후, 검사거리를 보정해 주기 위해 가해진 구면 도수를 빼준다. 포롭터를 사용한 경우에는 R 렌즈를, 검안테를 사용하여 67cm 거리를 두고 검사했을 경우에는 Sph +1.50D를 빼준다.

⑫ 오른쪽 눈의 검사가 끝나면 왼쪽 눈을 검사한다. 검사자는 피검사자의 왼쪽으로 자리를 옮겨 왼쪽 눈과 왼쪽 손을 사용하여 검사를 계속 시행한다.

18 CHAPTER 망막검영법(굴절이상 검사법)

망막검영기로 검사를 할 때에는 피검사자 눈의 굴절상태가 어떠한 종류의 굴절이상을 가지고 있는지를 모르고 시작하는 경우가 많다. 여러 종류의 굴절이상을 각각 검사하고 그 교정법을 설명하기 이전에, 동공에서 반사되어 보이는 선조 빛의 성질에 대해 먼저 알아야 한다.

망막검영기 검사를 시작할 때, 동공을 통해 보이는 맨 처음의 반사 빛은 여러 가지 모양으로 나타날 수 있다. 동공에 반사된 선조 빛의 특성만을 관찰하면서 검사를 어떻게 진행해야할 것인지와 포롭터를 사용하여 망막검영법을 시행할 때에는 망막검영법용렌즈(R렌즈)를 사용하는 것이 더 편리하다고 앞에서 설명 했다.

1 구면 굴절이상

망막검영기로 검사할 때, 포롭터나 검안테의 검사창에는 어떤 렌즈도 끼워 넣지 않든지, 또는 굴절력이 전혀 없는 평면렌즈를 포롭터에 맞추어 놓은 후, 포롭터의 검사창에 'R' 렌즈를 맞춘다. 피검사자는 두 눈 모두 뜬 채로 검사실 끝 쪽에 고정시켜 놓은 큰 시표나 빨간 불빛을 주시한다.

망막검영법은 먼저 오른쪽 눈의 동공에 발산광선의 선조 방향을 수직으로 하여 코 쪽에서 귀 쪽으로 그리고 반대방향으로 이동시키면서 검사를 한다. 그 다음 선조 방향을 수평으로 하여 위에서 아래로 또는 이와 반대방향으로 이동시키면서 검사를 진행한다. 동공을 통해 보이는 반사 빛의 움직임을 관찰하여 동행운동이 보이면 볼록 구면렌즈를, 그리고 역행운동이 보이면 오목 구면렌즈를 사용하여 검사한다. 교정렌즈들을 계속 바꾸어 가면서 동공에 빛을 비추어, 동공을 통해 보이는 반사 빛의 운동방향을 반복해서 관찰한다. 동공 안에서 보이는 반사 빛이 동공 안에 가득 차있고, 꺼졌다 켜졌다 하면서 반짝거리는 빛으로 보이게 되면 피검사자의 굴절이상은 중화된 것이다.

동공을 통해 반사되어 보이는 빛의 다른 특징들을 자세히 관찰하면, 중화점에 도달하는데 어느 정도의 교정도수가 더 필요한지를 미리 예측할 수 있다. 동공을 통해 보이는 반사 빛의 특징은 다음과 같다(표 18-1).

[표 18-1] 굴절이상 정도와 동공 반사 빛의 관계

빛의 특징	중화점에 가까워질수록	고도의 굴절이상
빛의 밝기	아주 밝다	아주 흐리다
빛의 넓이	아주 넓다	아주 좁다
빛의 속도	아주 빠르다	아주 느리다

중화점에 가까워질수록 동공에서 반사되어 보이는 빛의 특징은 다음과 같다.

① 동공을 통해 보이는 반사 빛은 밝아지고

② 동공을 통해 보이는 반사 빛의 폭은 넓어지고

③ 동공을 통해 보이는 반사 빛의 움직임이 빨라진다.

피검사자의 동공에 빛을 비추어 선조를 움직이면서 검사를 하면, 반사되어 보이는 빛이 처음에는 어둡고, 느리고, 좁게 보일 것이다. 동행운동이든 역행운동이든 관계없이 이러한 소견이 보이면, 중화점에 도달하려면 아직 많은 도수가 더 필요하다는 것을 예상할 수 있다. 동공에 빛을 비추면서 검사를 진행할 때, 중화점에서 아직 먼 경우에는 낮은 구면도수 보다 높은 구면도수로 바꾸어 끼우면서 검사를 진행하면 검사시간을 단축시킬 수 있다.

일반적으로 오목 구면도수를 많이 올려 주어, 눈을 원시상태로 만들어 놓고 검사를 하는 것이 훨씬 쉬운데, 그 이유는 동공을 통해 반사 빛의 움직임을 관찰할 때, 동행운동이 역행운동 보다 관찰하기가 쉽기 때문이다. 역행운동은 명확하게 보이지 않는 경우가 많다. 검사 중 반사 빛이 역행으로 보이게 되면, 오목 구면도수를 충분히 가해 주어, 반사 빛의 운동방향을 동행으로 바꾸어 놓으면 검사를 보다 쉽게 할 수가 있다. 그 다음 볼록 구면렌즈를 사용하여 동행운동을 중화시키는 것이 더 쉬운 검사법이다. 오목 구면도수를 줄여주는 것도 같은 원리이다. 동행운동이 사라지는 첫 번째 렌즈에서 검사를 멈춘다.

포롭터를 사용한 망막검영법으로 자각적 굴절검사의 시작점을 찾는 순서를 정리하면:

① 망막검영기에서 발산되어 반사되는 동공 속의 빛이 좌우나 상하에서 모두 동행운동을 보이면, 동공의 반사 빛이 가득해지고, 밝아지며, 깜빡일 때까지 볼록 구면렌즈를 계속 가해 준다.

② 동공의 반사 빛이 역행운동으로 보이면, 먼저 충분한 도수의 오목 구면렌즈를 가해 주어 동행운동으로 바꾸어 준다. 그 다음 오목 구면도수를 줄여 주던지 또는 볼록 구면도수를 올려 주면서 중화점을 찾는다. 다음으로 왼쪽 눈을 망막검영기로 검사한다.

③ 양쪽 눈의 동공 반사 빛이 모두 중화되었다면, 'R' 렌즈를 포롭터의 검사창에서 빼 낸다.
④ 오른쪽 눈의 교정시력 검사를 위해, 왼쪽 눈을 먼저 가리고 읽을 수 있는 가장 작은 시표의 글씨를 읽어보라고 한다.
⑤ 다음부터의 검사순서는 일반적인 자각적 굴절검사 순서대로 검사를 진행하면 된다. 오른쪽 눈의 검사가 끝나면 왼쪽 눈을 검사한다.

기억하고 있어야 할 것은 포롭터의 'R' 렌즈를 사용하지 않고 검사를 시행했을 경우에는, 망막검영법으로 중화된 도수에 Sph +1.50D(67cm 거리에서 망막검영법을 시행 했을 때)를 빼 주어야 한다는 것이다.

예를 들어, 포롭터의 'R' 렌즈를 사용하지 않고 검사했을 경우:

① 망막검영법에서 +3.00D의 구면도수로 중화되었다면, 이 도수에서 +1.50D를 뺀 +1.50D [+3.00 − (+1.50)]의 구면도수가 실제 검영값이다.
② 망막검영법에서 −3.00D의 구면도수로 중화되었다면, 실제 검영값은 −4.50D [−3.00 − (+1.50) = −4.50]이다.

포롭터의 'R' 렌즈를 사용하여 검사를 시행 했을 경우에는, 이러한 계산과정 없이 망막검영법에서 중화된 도수 그 자체가 바로 실제 굴절이상 값이 된다.

① 망막검영법에서 +3.00D의 구면도수로 중화되었다면, 'R' 렌즈를 제거한 후 포롭터에 교정되어 있는 +3.00D가 바로 굴절이상 정도이다.
② 망막검영법에서 −3.00D의 구면도수로 중화되었다면, 'R' 렌즈만 제거하면 굴절이상 정도는 −3.00D가 된다.

2 난시 굴절이상

구면 굴절이상만을 망막검영법으로 검사하는 것은 가장 기초적이며 비교적 쉬운 부분이다. 그러나 난시가 있는 경우에는 망막검영법이 보다 더 어렵고 복잡해진다.

난시는 90도 각도를 이루고 있는 각막의 두 주경선이 서로 다른 두 개의 초선으로 맺혀지기 때문에 발생한다. 이러한 눈은 원주렌즈를 사용하여 교정해 주어야 한다. 난시가 있는 눈은 망막검영기의 선조 빛을 동공에 수평, 또는 수직방향으로 비추어 검사하면 알 수 있다.

난시가 있을 때 관찰되는 동공 반사 빛의 특징적인 소견들이 있는데, 이는 다음 중 한 가지로 나타난다.

① 한 경선의 선조 빛은 중화를 보이나, 다른 한 선조 빛은 동행운동을 보인다.
② 한 경선의 선조 빛은 중화를 보이나, 다른 한 선조 빛은 역행운동을 보인다.
③ 두 주경선의 선조 빛이 모두 동행운동을 보이나, 하나가 다른 하나의 선조 빛에 비해 더 밝고, 빠르고, 넓다.
④ 두 주경선의 선조 빛이 모두 역행운동을 보이나, 한 선조 빛이 다른 선조 빛에 비해 더 밝고, 빠르고, 넓다.
⑤ 한 경선의 반사 빛은 동행운동을 보이나, 다른 경선의 선조 빛은 역행운동을 보인다.

각막의 한 경선을 중화시킨 후, 망막검영기의 선조 방향을 90도 돌려 다른 경선을 검사할 때, 중화가 아니고 동행운동이나 역행운동이 관찰되면 이는 난시가 있다는 것을 알 수 있다. 수평경선과 수직경선을 검사한 후, 두 주경선에서 얻어진 검영값의 차이가 곧 난시도수가 된다.

원주렌즈로 난시의 굴절력을 교정하기 전에 반드시 난시의 축 방향을 먼저 찾아야 한다. 원주렌즈의 축 방향이 정확하지 않으면 원주렌즈의 도수 검사는 별 의미가 없기 때문이다. 선상망막검영기는 난시의 축 방향을 검사할 때 아주 중요하게 사용된다.

망막검영법을 시행하는 동안, 난시가 있는 눈에서는 동공을 통해 보이는 반사된 선조 빛의 방향과 홍채나 눈꺼풀에 의해 반사된 선조 빛이 일직선을 이루고 있는지를 먼저 확인해야 한다. 또한 동공 내 선조 빛과 포롭터나 검안테에서 반사된 빛이 일직선을 이루고 있는지 여부도 확인을 해야 한다. 사난시가 있는 경우, 망막검영기의 선조 빛을 수평이나 수직 방향으로 맞추고, 수직경선이나 수평경선의 굴절력을 검사할 때, 동공 내 선조 빛이 홍채나 눈꺼풀에서 반사되어 보이는 빛과 일직선이 아닌 비스듬한 비정렬상태로 움직이는 것을 볼 수 있다(그림 18-1).

동공 내 선조 빛과 홍채나 포롭터에서 반사되어 보이는 빛이 일직선을 이루지 못하는 경우, 홍채나 포롭터에서 반사된 선조와 동공 내 선조 빛이 일직선으로 정렬되도록 망막검영기의 회전손잡이를 돌려 맞춘다(그림 18-2).

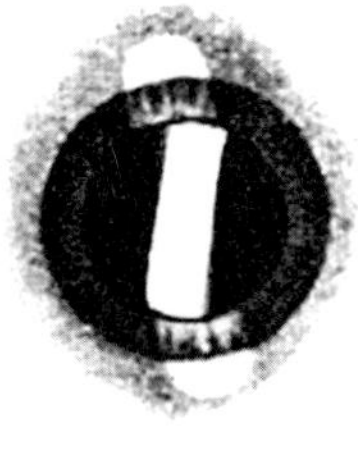

[그림 18-1] 반사 빛의 비정렬 상태

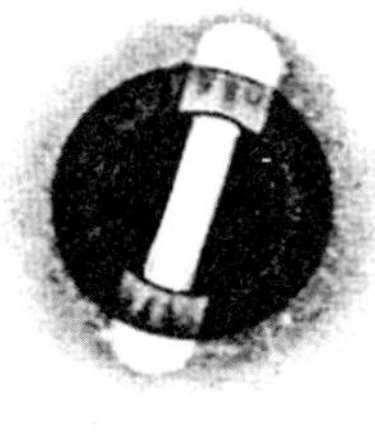

[그림 18-2] 정렬된 반사 빛

또한 망막검영기의 선조방향을 수평, 수직 및 사방향 등 어느 방향으로 비추어도 하나의 선조가 아닌 선조가 갈라지는 가위운동이나 불규칙한 모양으로 반사되어 보이는 경우가 있다.

망막검영법 때 가위운동이나 불규칙 반사를 보이는 눈의 상태는 다음과 같다.

① 원추각막

② 각막 외상 또는 수술에 의한 각막흉터가 있을 때

③ 수정체의 부분 이탈

④ 백내장

⑤ 콘택트렌즈에 의해 각막에 변형이 생겼을 때

⑥ 소프트 콘택트렌즈가 지저분할 때

⑦ 동공이 너무 확대되면 구면수차에 의해 발생한다.

이런 가위운동이나 불규칙 운동을 보일 때에는 동공 중심부를 주의 깊게 관찰하면서 검사한다.

망막검영법으로 각 경선의 굴절력을 검사하여 난시검사를 끝낸 후, 최종 확인을 위해 망막검영기의 선조방향을 수평, 수직 및 사방향으로 비추면서 다시 한 번 검사한다. 이때 모든 방향에서 중화를 보이면 이 눈의 굴절이상은 정확하게 검사된 것이다. 여러 종류의 난시를 검사하기 위한 망막검영법에 대해서는 다음 장에서 더 자세히 설명한다.

19 CHAPTER 망막검영법(난시 검사)

원주렌즈를 사용한 망막검영법이나 난시를 교정할 때, 일반적으로 마이너스 원주렌즈를 주로 사용한다고 앞에서 설명하였다. 그러나 주의해야 할 것은, 포롭터에는 플러스 또는 마이너스 원주렌즈 중 한 가지만 장착되어 있으므로, 포롭터를 사용하기 전에 장착되어 있는 원주렌즈가 어느 종류 인지를 미리 알고 있어야 한다. 검안테와 검안렌즈 세트를 사용하여 검사할 때에는 두 가지 원주렌즈 모두를 사용할 수 있으며, 검사자의 필요에 따라 선택하여 사용하면 된다. 대부분의 검사자들은 마이너스 원주렌즈를 사용하여 검사를 시행하므로 극소수를 제외한 거의 모든 포롭터에는 마이너스 원주렌즈가 장착되어 있다.

망막검영법을 시행할 때, 선조 방향을 수평, 수직 중 어느 방향으로 먼저 맞추어 놓고 검사를 진행해도 검사결과에는 영향을 미치지 않는다. 그러나 배우는 초보자들은 어느 방향을 먼저 검사할 것인가를 정해 놓고 연습을 하는 것이 더 도움이 된다. 일반적으로 망막검영기의 선조 빛을 수직 방향으로 하여 각막의 수평경선을 먼저 검사한 후, 그 다음 선조 빛을 수평 방향으로 하여 수직경선을 검사한다.

여러 종류 난시의 망막검영법 소견과 검사방법에 대해 예를 들어 설명하겠다.

1 단순원시난시

망막검영법으로 Cyl +2.00 Ax 180의 교정이 필요한 눈 각막의 360도 경선을 전체적으로 검사해보면, 한 경선의 선조 빛은 중화를 보이고 다른 한 선조 빛은 동행운동을 보인다.

망막검영법의 순서는 다음과 같다.

① 마이너스 원주렌즈를 사용하여 검사할 때

㉮ 망막검영기에서 발산되어 나온 선조 빛의 방향을 수직으로 하여 각막의 수평경선을 검사하면

중화를 보인다.

㉯ 수평경선이 중화되면, 망막검영기의 선조 빛을 수평으로 하고, 각막의 수직경선을 검사한다. 수평 선조 빛은 동행운동을 보인다.

㉰ 수직경선에 플러스 구면도수를 가해 주면서, Sph +2.00D까지 올려주어 동행운동을 보이던 수직경선을 중화시킨다.

㉱ 수직경선이 중화되면 망막검영기의 선조 빛을 다시 90도 돌려 수직방향으로 맞추고, 수평경선을 다시 검사하면 역행운동을 볼 수 있다.

㉲ 포롭터나 검안테에 역행운동을 보이는 수직 선조 빛의 방향과 일치하도록 원주렌즈의 교정 축 방향을 맞춘다.

㉳ 동공이 반사 빛으로 가득 찰 때까지 마이너스 원주렌즈 도수를 2.00D까지 올려주어 역행운동을 보이던 수평경선을 중화시킨다.

㉴ 망막검영법의 결과 값은 Sph +2.00 Cyl −2.00 Ax 090이 된다. 이 도수를 전환하면 Cyl +2.00 Ax 180이 된다.

② 플러스 원주렌즈를 사용하여 검사할 때

㉮ 망막검영기에서 발산되어 나온 선조 빛의 방향을 수직으로 하여 각막의 수평경선을 검사하면 중화를 볼 수 있다.

㉯ 수평경선이 중화되면 망막검영기의 선조 빛을 수평으로 하고, 각막의 수직경선을 검사한다. 수평 선조 빛은 동행운동을 보인다.

㉰ 포롭터나 검안테에 동행운동을 보이는 수평 선조 빛의 방향과 일치하도록 원주렌즈의 교정 축 방향을 맞춘다.

㉱ 동공이 반사 빛으로 가득 찰 때까지 플러스 원주렌즈 도수를 2.00D까지 올려주어 동행운동을 보이던 수직경선을 중화시킨다.

㉲ 망막검영법의 결과 값은 Cyl +2.00 Ax 180이 된다.

2 단순근시난시

망막검영법으로 Cyl −2.00 Ax 180의 교정이 필요한 눈 각막의 360도 경선을 전체적으로 검사해 보면, 한 경선의 선조 빛은 중화를 보이고 다른 한 선조 빛은 역행운동을 보인다.

망막검영법의 순서는 다음과 같다.

① 마이너스 원주렌즈를 사용하여 검사할 때

㉮ 망막검영기에서 발산되어 나온 선조 빛의 방향을 수직으로 하여 각막의 수평경선을 검사하면 중화를 볼 수 있다.

㉯ 수평경선이 중화되면, 망막검영기의 선조 빛을 수평으로 하고, 각막의 수직경선을 검사한다. 수평 선조 빛은 역행운동을 보인다.

㉰ 포롭터나 검안테에 역행운동을 보이는 수평 선조 빛의 방향과 일치하도록 원주렌즈의 교정 축 방향을 맞춘다.

㉱ 동공이 반사 빛으로 가득 찰 때까지 마이너스 원주렌즈 도수를 2.00D까지 올려주어 역행운동을 보이던 수직경선을 중화시킨다.

㉲ 망막검영법의 결과 값은 Cyl −2.00 Ax 180이 된다.

② 플러스 원주렌즈를 사용하여 검사할 때

㉮ 망막검영기에서 발산되어 나온 선조 빛의 방향을 수직으로 하여 각막의 수평경선을 검사하면 중화를 볼 수 있다.

㉯ 수평경선이 중화되면, 망막검영기의 선조 빛을 수평으로 하고, 각막의 수직경선을 검사한다. 수평 선조 빛은 역행운동을 보인다.

㉰ 수직경선에 마이너스 구면도수를 가해 주면서, Sph −2.00D까지 올려주어 역행운동을 보이던 수직경선을 중화시킨다.

㉱ 수직경선이 중화되면 망막검영기의 선조 빛을 다시 90도 돌려 수직방향으로 맞추고, 수평경선을 다시 검사하면 동행운동을 볼 수 있다.

㉲ 포롭터나 검안테에 동행운동을 보이는 수직 선조 빛의 방향과 일치하도록 원주렌즈의 교정 축 방향을 맞춘다.

㉯ 동공이 반사 빛으로 가득 찰 때까지 플러스 원주렌즈 도수를 2.00D까지 올려주어 동행운동을 보이던 수평경선을 중화시킨다.

㉰ 망막검영법의 결과 값은 Sph −2.00 Cyl +2.00 Ax 090이 된다. 이 도수를 전환하면 Cyl −2.00 Ax 180이 된다.

3 복합원시난시

Sph +2.00 Cyl +2.00 Ax 180의 교정이 필요한 눈을 망막검영법으로 검사하면 두 주경선의 선조 빛이 모두 동행운동을 보이나, 한 방향의 선조 빛이 다른 방향의 선조 빛에 비해 더 밝고, 빠르고, 넓게 보인다.

망막검영법의 순서는 다음과 같다.

① 마이너스 원주렌즈를 사용하여 검사할 때

㉮ 각막의 360도 모든 경선을 먼저 전체적으로 검사하면 모든 경선에서 동행운동이 나타난다. 그 중에서 제일 밝게 보이는 선조 방향의 경선을 찾는다.

㉯ 이 눈에서는 선조 빛이 수직방향으로 비추어 질 때 가장 밝고, 넓게 보이므로, 망막검영기의 선조 빛 방향을 수직으로 하여 각막의 수평경선을 먼저 검사한다.

㉰ 수평경선에 플러스 구면도수를 가해 주면서, Sph +2.00D까지 올려주어 동행운동을 보이던 수평경선을 중화시킨다.

㉱ 수평경선이 중화되면, 망막검영기의 선조 빛을 수평 방향으로 하고, 각막의 수직경선을 검사한다. 수평 선조 빛에서도 동행운동을 볼 수 있다.

㉲ 수직경선에 플러스 구면도수를 가해 주면서, Sph +2.00D를 더 올려주어 동행운동을 보이던 수직경선도 중화시킨다. 총 Sph +4.00D가 된다.

㉳ 수직경선이 중화되면 망막검영기의 선조 빛을 다시 90도 돌려 수직방향으로 맞추고, 수평경선을 다시 검사하면 역행운동을 볼 수 있다.

㉴ 포롭터나 검안테에 역행운동을 보이는 수직 선조 빛의 방향과 일치하도록 원주렌즈의 교정 축 방향을 맞춘다.

㉵ 동공이 반사 빛으로 가득 찰 때까지 마이너스 원주렌즈 도수를 2.00D까지 올려주어 역행운동을 보이던 수직 선조를 중화시킨다.

㉰ 망막검영법의 결과 값은 Sph +4.00 Cyl −2.00 Ax 090이 된다. 이 도수를 전환하면 Sph +2.00 Cyl +2.00 Ax 180이 된다.

② 플러스 원주렌즈를 사용하여 검사할 때

㉮ 각막의 360도 모든 경선을 먼저 전체적으로 검사하면 모든 경선에서 동행운동이 나타난다. 그 중에서 제일 밝게 보이는 선조 방향의 경선을 찾는다.

㉯ 이 눈에서는 선조 빛이 수직방향으로 비추어 질 때 가장 밝고, 넓게 보이므로, 망막검영기의 선조 빛 방향을 수직으로 하여 각막의 수평경선을 먼저 검사한다.

㉰ 수평경선에 플러스 구면도수를 가해 주면서, Sph +2.00D까지 올려주어 동행운동을 보이던 수평경선을 중화시킨다.

㉱ 수평경선이 중화되면, 망막검영기의 선조 빛을 수평 방향으로 하고, 각막의 수직경선을 검사한다. 수평 선조 빛에서도 동행운동을 볼 수 있다.

㉲ 포롭터나 검안테에 동행운동을 보이는 수평 선조 빛의 방향과 일치하도록 원주렌즈의 교정 축 방향을 맞춘다.

㉳ 동공이 반사 빛으로 가득 찰 때까지 플러스 원주렌즈 도수를 2.00D까지 올려주어 동행운동을 보이던 수평 선조를 중화시킨다.

㉴ 망막검영법의 결과 값은 Sph +2.00 Cyl +2.00 Ax 180이 된다.

4 복합근시난시

Sph −2.00 Cyl −2.00 Ax 180의 교정이 필요한 눈을 망막검영법으로 검사하면 두 주경선의 선조 빛이 모두 역행운동을 보이나, 한 방향의 선조 빛이 다른 방향의 선조 빛에 비해 더 밝고, 빠르고, 넓게 보인다.

망막검영법의 순서는 다음과 같다.

① 마이너스 원주렌즈를 사용하여 검사할 때

㉮ 각막의 360도 모든 경선을 먼저 전체적으로 검사하면 모든 경선에서 역행운동을 볼 수 있다. 그 중에서 제일 밝게 보이는 선조 방향의 경선을 찾는다.

㉯ 이 눈에서는 선조 빛이 수직방향으로 비추어 질 때 가장 밝고, 넓게 보이므로, 망막검영기의

선조 빛 방향을 수직으로 하여 각막의 수평경선을 먼저 검사한다.

㉰ 수평경선에 마이너스 구면도수를 가해 주면서, Sph −2.00D까지 올려주어 역행운동을 보이던 수평경선을 중화시킨다.

㉱ 수평경선이 중화되면, 망막검영기의 선조 빛을 수평 방향으로 하고, 각막의 수직경선을 검사한다. 수평 선조 빛에서도 역행운동을 볼 수 있다.

㉲ 포롭터나 검안테에 역행운동을 보이는 수평 선조 빛의 방향과 일치하도록 원주렌즈의 교정 축 방향을 맞춘다.

㉳ 동공이 반사 빛으로 가득 찰 때까지 마이너스 원주렌즈 도수를 2.00D까지 올려주어 역행운동을 보이던 수평 선조를 중화시킨다.

㉴ 망막검영법의 결과 값은 Sph −2.00 Cyl −2.00 Ax 180이 된다.

② 플러스 원주렌즈를 사용하여 검사할 때

㉮ 각막의 360도 모든 경선을 먼저 전체적으로 검사하면 모든 경선에서 역행운동이 나타난다. 그 중에서 제일 밝게 보이는 선조 방향의 경선을 찾는다.

㉯ 이 눈에서는 선조 빛이 수직방향으로 비추어 질 때 가장 밝고, 넓게 보이므로, 망막검영기의 선조 빛 방향을 수직으로 하여 각막의 수평경선을 먼저 검사한다.

㉰ 수평경선에 마이너스 구면도수를 가해 주면서, Sph −2.00D까지 올려주어 역행운동을 보이던 수평경선을 중화시킨다.

㉱ 수평경선이 중화되면, 망막검영기의 선조 빛을 수평 방향으로 하고, 각막의 수직경선을 검사한다. 수평 선조 빛에서도 역행운동을 볼 수 있다.

㉲ 수직경선에 마이너스 구면도수를 가해 주면서, Sph −2.00D를 더 올려주어 역행운동을 보이던 수직경선도 중화시킨다. 총 Sph −4.00D가 된다.

㉳ 수직경선이 중화되면 망막검영기의 선조 빛을 다시 90도 돌려 수직방향으로 맞추고, 수평경선을 다시 검사하면 동행운동을 볼 수 있다.

㉴ 포롭터나 검안테에 동행운동을 보이는 수직 선조 빛의 방향과 일치하도록 원주렌즈의 교정 축 방향을 맞춘다.

㉵ 동공이 반사 빛으로 가득 찰 때까지 플러스 원주렌즈 도수를 2.00D까지 올려주어 동행운동을 보이던 수직 선조를 중화시킨다.

㉶ 망막검영법의 결과 값은 Sph −4.00 Cyl +2.00 Ax 090이 된다. 이 도수를 전환하면 Sph

−2.00 Cyl −2.00 Ax 180이 된다.

5 혼합난시

Sph +2.00 Cyl −4.00 Ax 090의 교정이 필요한 눈을 망막검영법으로 검사하면 한 주경선의 반사 빛은 동행운동을 보이나, 다른 주경선의 선조 빛은 역행운동을 나타낸다.

망막검영법의 순서는 다음과 같다.

① 마이너스 원주렌즈를 사용하여 검사할 때

㉮ 각막의 360도 모든 경선을 먼저 전체적으로 검사하여 동행이 나타나는 경선을 찾아낸다. 이 눈에서 수평 선조 빛은 동행운동을 나타내며, 수직 선조 빛은 역행운동을 보인다.

㉯ 수평 선조 빛은 동행운동을 보이므로, 각막의 수직경선에 플러스 구면도수를 가해 주면서, Sph +2.00D까지 올려주어 동행운동을 보이던 수직경선을 중화시킨다.

㉰ 수직경선이 중화되면, 망막검영기의 선조 빛을 수직 방향으로 하고, 각막의 수평경선을 검사한다. 수직 선조 빛에서는 역행운동을 볼 수 있다.

㉱ 포롭터나 검안테에 역행운동을 보이는 수직 선조 빛의 방향과 일치하도록 원주렌즈의 교정 축 방향을 맞춘다.

㉲ 동공이 반사 빛으로 가득 찰 때까지 마이너스 원주렌즈 도수를 4.00D까지 올려주어 역행운동을 보이던 수직 선조를 중화시킨다.

㉳ 망막검영법의 결과 값은 Sph +2.00 Cyl −4.00 Ax 090이 된다.

② 플러스 원주렌즈를 사용하여 검사할 때

㉮ 각막의 360도 모든 경선을 먼저 전체적으로 검사하여 동행이 나타나는 경선을 찾아낸다. 이 눈에서 수평 선조 빛은 동행운동을 나타내며, 수직 선조 빛은 역행운동을 보인다.

㉯ 수직 선조 빛은 역행운동을 보이므로, 각막의 수평경선에 마이너스 구면도수를 가해 주면서, Sph −2.00D까지 올려주어 역행운동을 보이던 수평경선을 중화시킨다.

㉰ 수평경선이 중화되면, 망막검영기의 선조 빛을 수평 방향으로 하고, 각막의 수직경선을 검사한다. 수평 선조 빛에서는 동행운동을 볼 수 있다.

㉣ 포롭터나 검안테에 동행운동을 보이는 수평 선조 빛의 방향과 일치하도록 원주렌즈의 교정 축 방향을 맞춘다.

㉤ 동공이 반사 빛으로 가득 찰 때까지 플러스 원주렌즈 도수를 4.00D까지 올려주어 동행운동을 보이던 수평 선조를 중화시킨다.

㉥ 망막검영법의 결과 값은 Sph −2.00 Cyl +4.00 Ax 180이 된다. 이 도수를 전환하면 Sph +2.00 Cyl −4.00 Ax 090이 된다.

20 CHAPTER 각막곡률계법

각막곡률계법은 각막의 만곡도를 측정하여 각막의 이상 유무와 자각적 굴절검사의 시작점을 찾기 위한 검사 때 시행한다. 특히 콘택트렌즈를 처방하기 위한 여러 검사 중 꼭 필요한 검사이다. 각막수술을 받은 환자는 수술을 받은 직후, 치료받는 중, 그리고 봉합사를 제거한 후에 각막곡률반경(K) 값을 측정해 두는데, 이때에도 각막곡률계법으로 검사한다. 측정된 결과(K) 값을 정확하게 해석하고, 이 K값을 굴절검사의 시작점으로 삼아 굴절검사를 시작한다.

1 각막곡률계법의 적응증

① 콘택트렌즈

㉮ 콘택트렌즈의 피팅을 위한 각막의 곡률반경 측정, 특히 하드콘택트렌즈 피팅 때 꼭 필요한 검사.

㉯ 콘택트렌즈의 착용으로 인한 각막의 변화정도를 알기 위해

㉰ 하드콘택트렌즈의 곡률반경 측정

㉱ 하드콘택트렌즈의 피팅이 적절한지 여부 검사

② 각막질환 검사

㉮ 원추각막　　　　㉯ 불규칙난시

③ 비정시의 특성 감별 – 축성 굴절이상과 굴절성 굴절이상을 감별

㉮ 축성근시 : K값이 42D인 −4.00D의 근시

㉯ 굴절성근시 : K값이 49D인 −6.00D의 고도근시

㉰ 각막난시측정

④ 수술 전, 후 관리 – 각막이식수술, 수정체 적출술 전후

㉮ 수술 전과 후의 난시축의 변화

㉯ 난시를 이완시켜 주기위해 봉합사들 중 어느 방향의 봉합사를 제거해야 하는지를 알고자 할 때

⑤ 인공수정체의 도수를 결정할 때

각막곡률계의 구조와 각 부위명칭은 다음과 같다(그림 20-1).

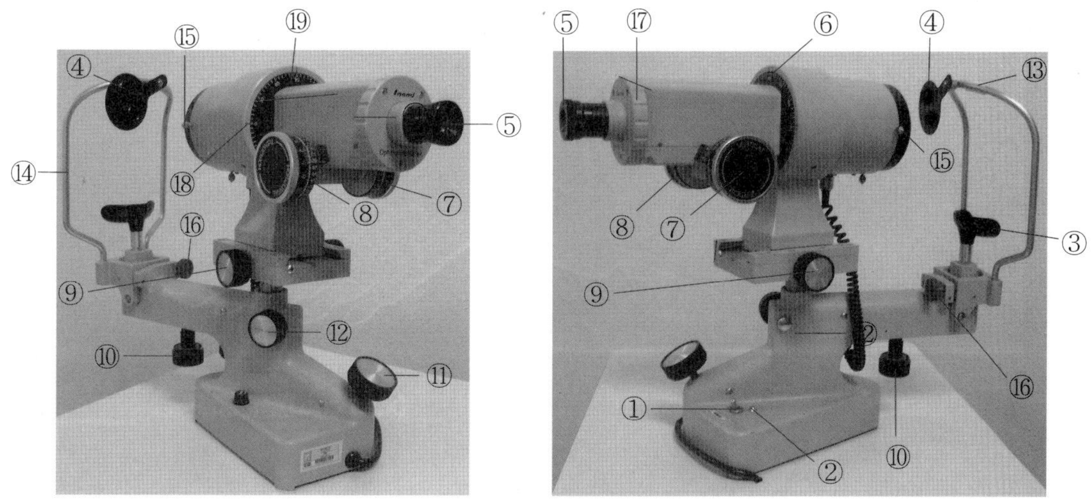

① 전원스위치(power switch)
② 전원 표시등
③ 턱받침대(chin rest)
④ 가리개(occluder)
⑤ 접안렌즈(eyepiece)
⑥ 축 방향 눈금(scale)
⑦ 수직굴절력이나 곡률반경 측정 드럼
⑧ 수평굴절력이나 곡률반경 측정 드럼
⑨ 초점조정(focusing) 손잡이
⑩ 턱받침대 높이 조정 손잡이(chin rest elevator)
⑪ 기계몸통 높이 조정 손잡이(instrument elevator)
⑫ 잠금 손잡이(locking knob)
⑬ 이마받침대
⑭ 이마받침 지지대
⑮ 외측 눈구석 높이 표시선
⑯ 이마받침대 조정 손잡이
⑰ 기계몸통 축방향 조정 손잡이
⑱ 수평 축 방향 표시선
⑲ 수직 축 방향 표시선

[그림 20-1] 각막곡률계의 각 부위 명칭

2 각막곡률계의 검사순서

① 턱받침과 이마 고정대를 깨끗이 닦는다.

② 접안렌즈의 초점을 맞춘다. 먼저 검사창 앞에 가리개를 위치시키고, 접안렌즈를 반시계방향으로 끝까지 돌린다. 그 다음 접안렌즈를 시계방향으로 돌리면서 십자선이 선명하게 보일 때까지 돌리면서 초점을 맞춘다(그림 20-2).

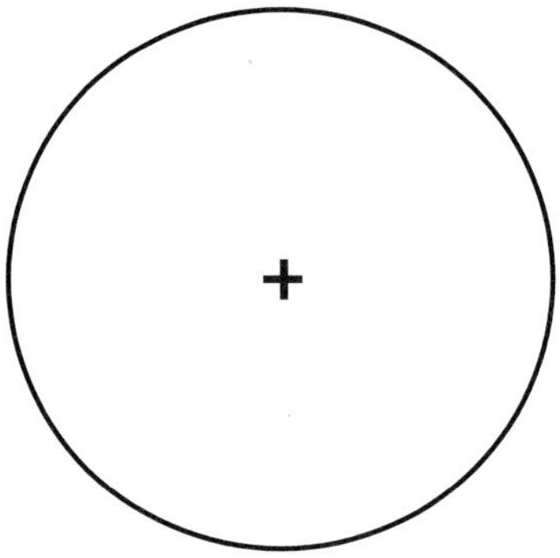

[그림 20-2] 십자선의 초점이 맞혀진 상태

③ 잠금장치를 모두 풀어놓는다.

④ 피검사자가 턱 받침대와 이마 고정대에 편안히 대고 있을 수 있도록 기계의 높이를 조정한다. 피검사자의 의자높이를 올려주거나 내리면서 또는 기계자체의 높이를 조정하면서 눈과 기계사이의 높이를 조정한다. 즉 피검사자의 의자 높이, 이마위치, 그리고 턱받침 높이를 조정하여 피검사자가 편안한 자세에서 검사를 받도록 한다. 또한 피검사자에게 각막곡률계 이마받침 지지대의 아래 부분을 두 손으로 잡으라고 한다.
턱받침의 높이는 피검사자의 외측눈구석이 각막곡률계의 몸통이나 이마받침 지지대에 표시되어 있는 외측눈구석 높이 표시선(canthal mark)과 일치하도록 맞춘다.

⑤ 검사받지 않는 쪽 눈을 가리개로 가린다. 검사받고 있는 눈의 각막에 맺혀지는 마이어 상이 가리개에 의해 방해받지 않도록 주의해야 한다. 오른쪽 눈을 먼저 검사하고, 다음으로 왼쪽 눈을 검사한다.

⑥ 피검사자에게 검사의 목적과 순서에 대해 명확하게 알려준다. 예로 "이 기계로 각막 앞면의 만곡도를 측정합니다. 턱을 턱받침에 대고 이마는 이마 고정대에 붙이고 계세요. 기계가 정렬되면,

피검사자 본인의 눈이 기계 안에서 보이게 될 것입니다"라고 미리 설명해 준다.

⑦ 피검사자에게 눈을 깜빡이는 것은 괜찮으나 크게 뜨고 앞을 똑바로 주시 하면서 기계에 반사된 자신의 눈을 바라보고 있으라고 한다.

⑧ 기계와 눈의 위치를 정렬한다. 검사자는 각막곡률계의 바깥쪽에서 보면서 먼저 피검사자의 눈 높이와 기계와의 수평정렬상태를 점검한다. 피검사자의 외측눈구석이 이마받침 지지대의 외측 눈구석 높이 표시선과 일치하도록 맞춘다. 그런 다음 각막곡률계와 눈 사이의 거리를 조정 한다. 거리 조정은 초점조정 손잡이를 사용하여 피검사자의 콧등에 불빛을 맞춘 후, 피검사자 콧등에 비추어진 불빛이 가장 어두워질 때까지 거리를 조정한다. 다음으로 접안렌즈를 통해 보면서 마이어 상이 피검사자 각막의 중심에 오도록 맞춘다. 각막에 반사된 마이어 상을 보면서 조정한다.

⑨ 초점을 맞추기 위한 미세조정을 한다. 기계를 상하좌우로 움직이면서, 오른쪽 아래의 원 안에 "십자선"이 들어오도록 각막의 중심에 기계를 정렬시킨다(그림 20-3). 이는 기계의 광학축과 눈의 시축이 일치됐다는 것을 뜻한다.

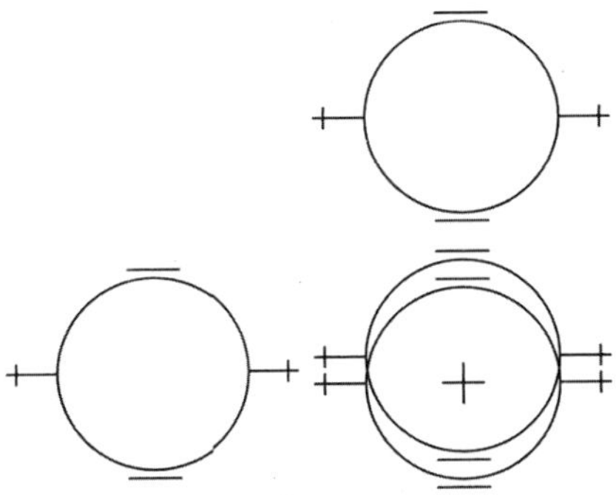

[그림 20-3] 오른쪽 아래 원 안에 십자선이 맞추어진 상태

⑩ 잠금손잡이를 사용하여 기계의 본체를 고정시킨다.

⑪ 다음으로 오른쪽 아래 원의 초점을 맞춘다. 초점 맞춤 손잡이를 사용하여 동그라미 주변에 +와 −부호가 붙어있는 3개의 마이어 상이 또렷하게 보이도록 초점을 맞춘다(그림 20-4, 그림 20-5).

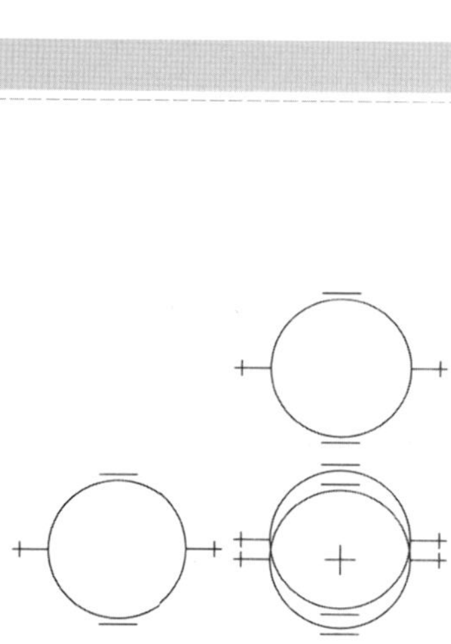

[그림 20-4] 마이어 상의 초점이 맞추어지지 않은 상태

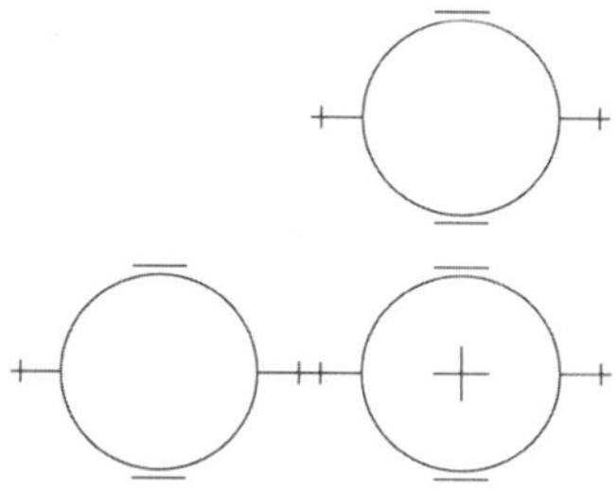

[그림 20-5] 마이어 상의 초점이 맞추어진 상태

⑫ 마이어 상의 초점을 맞춘 후 각막 주경선의 각도를 찾는다. 일반적으로 각막의 두 주경선은 서로 직각을 이루고 있으며, 두 주경선은 각막의 만곡도가 가장 큰 경선과 가장 작은 경선의 방향을 나타낸다. 주경선방향을 찾은 후 수평경선과 수직경선 굴절력 손잡이를 조정하여 마이어 상이 서로 겹쳐지도록 맞춘다. 필요한 경우 기계의 몸통을 돌려서 수평방향의 두개의 + 부호가 일직선상에 정렬되도록 조정한다(그림 20-6).

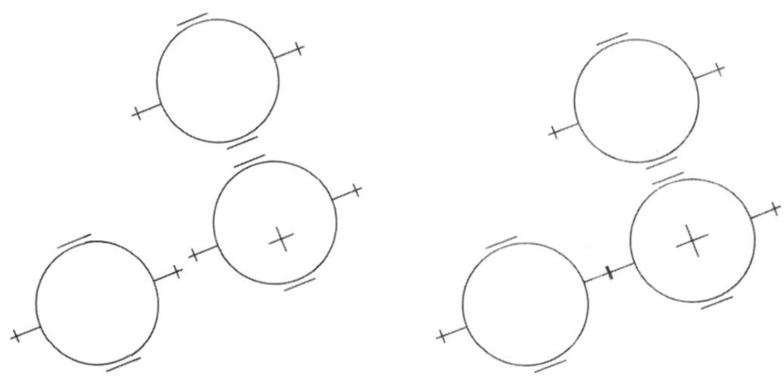

[그림 20-6] + 부호가 일직선상에 정렬되도록 조정

⑬ 수평경선(제 1경선)의 곡률반경과 굴절력을 측정한다.

먼저 수평경선 굴절력 조정 손잡이를 두개의 + 부호가 겹쳐지지 않도록, 즉 (+ +)처럼 분리되도록 최대한 돌린다. 초점조절 손잡이를 검사자의 오른손으로 잡고, 왼손으로는 수평 굴절력 조정 손잡이를 잡는다. + 부호가 (+ +)처럼 보이는 상태에서, 굴절력 조정 손잡이를 돌려 두 개의 + 부호가 서로 겹쳐지도록 맞춘다. 결과적으로 하나의 + 부호만 보이게 된다(그림 20-7). 검사 중에는 굴절력 조정 손잡이를 계속 같은 방향으로만 돌린다. 이렇게 해서 첫 번째 주경선의 굴절력을 측정한다(수평경성 = 제1경선).

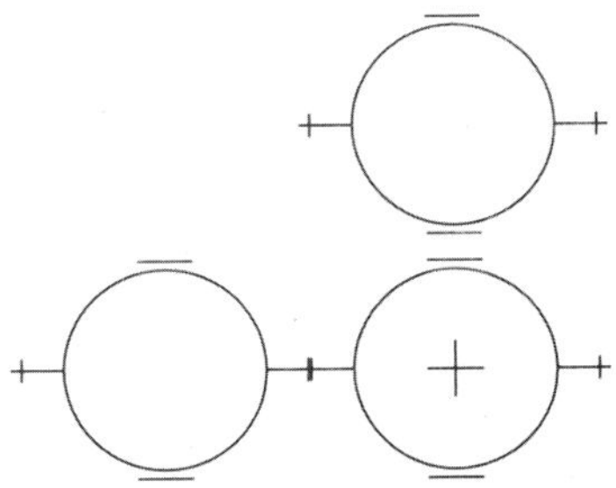

[그림 20-7] 수평경선(+부호)의 곡률반경이 맞추어진 상태

⑭ 수직경선(제 2경선)의 곡률반경과 굴절력을 측정한다.

먼저 수직경선 굴절력 조정 손잡이를 두개의 − 부호가 상하로 겹쳐지지 않도록 조정 손잡이를 최대한 돌린다. 초점조절 손잡이를 검사자의 왼손으로 잡고, 오른손으로는 수직 굴절력 조정 손잡이를 잡는다. 상하로 분리되어 있던 두개의 − 부호가 하나의 − 부호로 겹쳐질 때까지 수직 굴절력 조정 손잡이를 돌리면서 맞춘다(그림 20-8). 이렇게 해서 두 번째 주경선의 굴절력을 측정한다(수직경선 = 제2경선).

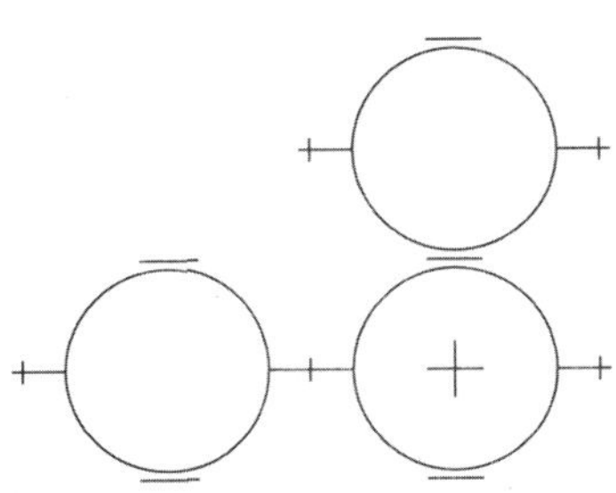

[그림 20-8] 수직경선(−부호)의 곡률반경이 맞추어진 상태

⑮ 오른쪽 눈의 검사가 끝나면 왼쪽 눈에서도 같은 방법으로 검사한다.

⑯ 만약 각막 앞면이 불규칙하다면, 마이어 상의 초점을 맞출 때 두 경선에서 동시에 초점이 맺혀지지 않게 된다. 이런 경우, 한쪽 경선씩 굴절력을 측정한다. + 부호의 초점을 맞추어 수평경선의 굴절력을 먼저 측정한 다음, - 부호의 초점을 맞추어 수직경선의 굴절력을 측정한다.

⑰ 검사가 끝나면 모든 잠금장치를 잠근다.

3 각막곡률 값을 굴절검사의 시작점으로

각막곡률계법으로 측정된 각막의 각막곡률반경이나 굴절력 값을 자각적 굴절검사의 시작점으로 삼는다. 두 주경선의 굴절력이 같은 경우 각막난시는 없는 것이고, 두 주경선의 굴절력 차이는 곧 각막난시의 정도를 나타낸다는 것을 앞에서 설명했다.

각막곡률계법에 의해 측정된 결과 값이 45.25 ⓐ 180도 / 43.25 ⓐ 90도였다면, 이는 각막의 180도 경선의 굴절력은 45.25D이고, 90도 경선의 굴절력은 43.25D라는 것을 뜻한다.

측정된 각막곡률반경 값이 피검사자의 실제 각막곡률반경 값보다 조금 더 볼록하게 측정되므로, 변형 자발(Javal) 법칙을 사용하여 이를 보정해 주어야 한다. 이는 측정된 각막곡률반경 값에 -0.50 Ax 90을 더해 주는 것이다. 이는 수정체가 가지고 있는 생리적 난시 값이다.

예 ① : 측정된 각막곡률반경 값이 44.75 ⓐ 180 / 44.00 ⓐ 90도였다면, 각막난시는 -0.75D × 90이다. 그러나 측정된 각막곡률반경 값을 보정해 주어야하므로 실제 난시 굴절력은 -1.25D Ax 90이 된다.

예 ② : 측정된 각막곡률반경 값이 44.00 ⓐ 180 / 44.75 ⓐ 90도였다면, 각막난시는 -0.75D Ax 180이다. 그러나 측정된 각막곡률반경 값을 보정해 주어야 하므로 실제 난시 굴절력은 -0.25D Ax 180이 된다.

위에서 보듯이, 측정된 각막곡률반경 값을 보정해 준 후에는 직난시의 원주렌즈 도수는 감소하게 되나, 도난시의 원주렌즈 도수는 더 증가한다는 것을 알 수 있다.

각막곡률계를 사용하여 측정된 K값이 41.50 ⓐ 180 / 44.25 ⓐ 090 이였다. 각막의 수직경선 만곡도가 더 크고, 수평경선 만곡도가 더 편평하다는 것을 알 수 있다. 이 경우 수직 경선의 만곡도를 줄여주어 두 경선이 똑같은 만곡도를 가지도록 교정해 주던지, 아니면 수평 경선에 더 큰 만곡도를 주어 두 경선이 똑 같은 만곡도를 가지도록 교정해야 한다. 두 경선의 만곡도 차이를 계산하면 2.75D이다. 오목 원주렌즈의 축 방향은 오목한 경선과 90도 직각을 이루는 경선에 위치하고, 볼록 원주렌즈의 축 방향 역시 볼록한 경선과 90도 직각을 이루는 경선에 위치하고 있다. 이런 종류의 각막난시는 오목 원주렌즈의 축 방향을 180도에 맞추어 교정하던지, 볼록 원주렌즈의 축 방향을 090도에 맞추어 교정한다.

직난시는 실질 각막곡률반경 값보다 조금 더 볼록하게 나타나는 경향이 있으므로, 측정된 각막곡률반경 값보다 0.50D정도 적은 값으로 원주렌즈 도수를 교정해 준다. 이 경우에는 2.25D가 된다.

0.50D의 원주렌즈 도수를 변화시킬 때마다 0.25D의 구면도수를 가하거나 빼 주어야 한다. 즉 원주렌즈 도수에 변화를 준 도수의 반을 구면도수로 환산하여 대치해 준다.

마이너스 원주렌즈를 사용하여 굴절검사를 시행할 때에는 원주렌즈 도수의 반인 약 +1.00D의 구면도수를 가해 자각적 굴절검사의 시작점으로 정한다. 즉 Sph +1.00D Cyl − 2.25D Ax 180으로 도수를 맞추어 놓고 일반적인 자각적 굴절검사와 같은 방법으로 검사를 진행한다.

플러스 원주렌즈를 사용하여 굴절검사를 시행할 때에는 원주렌즈 도수의 반인 약 −1.00D의 구면도수를 가해 자각적 굴절검사의 시작점으로 정한다. 즉 Sph −1.00D Cyl +2.25D Ax 090으로 도수를 맞추어 놓고 일반적인 자각적 굴절검사와 같은 방법으로 검사를 진행한다.

21 CHAPTER 자각적 구면도수 굴절검사

굴절검사를 위한 시작점을 타각적 굴절검사법으로 찾은 다음 자각적 굴절검사법으로 정확한 굴절 이상의 정도를 검사한다. 자각적 굴절검사의 순서 중 제일 먼저 시행해야 하는 것이 일차 구면도수 검사이다. 그 다음 난시유무 검사를 시행하고, 난시가 없는 경우 바로 구면도수 재확인 검사로 넘어간다.

많은 굴절검사실이나 안경원에서 포롭터를 사용하여 굴절검사를 시행하나, 포롭터를 사용할 수 없는 경우가 있을 수 있다. 포롭터를 사용하거나 검안테를 사용하여 굴절검사를 시행하는 방법과 원칙은 동일하므로 여기서 같이 설명한다.

1 자각적 굴절검사 전 준비

(1) 포롭터를 사용하여 검사할 때

포롭터를 피검사자 눈앞에 대 주기 전에 구면렌즈와 원주렌즈의 도수를 모두 0으로 맞춘다.(그림 21-1) 피검사자가 보고 있는 검사창에는 아무 도수가 없는 평면렌즈로 맞추어 놓거나, 또는 렌즈를 전혀 끼워 놓지 않는다. 양쪽의 검사창을 모두 열어 놓는다.

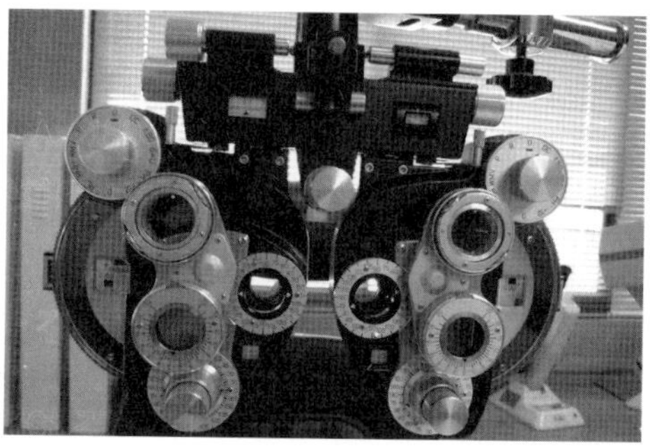

[그림 21-1] 포롭터의 모든 도수를 0으로 맞추어 놓은 상태

굴절검사를 시작하기 전, 검사창에서 도수 있는 렌즈를 모두 제거하고 검사창에 아무 렌즈도 끼워 놓지 않거나 또는 평면렌즈만 맞추어 놓은 상태에서 몇 가지 사전 검사를 해야 한다.

① 포롭터 검사창에 있는 플라스틱 덮개가 깨끗한지 확인한다.
검사창을 투명한 플라스틱 덮개가 덮고 있는 종류의 포롭터를 사용하고 있다면, 눈앞에 대고 검사하기 전에 이 덮개를 깨끗이 닦아야 한다. 이 덮개에 먼지가 많이 묻어 있으면 좋은 결과를 얻을 수 없다.

② 검사창을 통해 피검사자의 두 눈을 관찰할 때 렌즈에 의해 유발되는 눈의 왜곡현상이 나타나지 않아 눈의 상태를 보다 더 정확하게 관찰할 수 있다.

③ 가장 중요한 것은 동공간거리를 정확하게 측정하여 포롭터를 적절한 위치에 갖다 댈 수 있다는 것이다. 검사자는 검사창을 통해 보이는 피검사자의 동공을 보면서 동공간거리인 검사창간의 거리를 정하게 된다. 고도의 굴절이상을 교정하기 위한 처방을 해야 하는 경우에는 동공간거리를 정확하게 측정하여, 포롭터를 보다 더 정확한 위치에 갖다 댄다(그림 21-2). 미리 동공간거리를 측정한 경우에는 측정된 동공간거리 값을 포롭터에 맞추어 놓고 검사를 시행한다(그림 21-3).

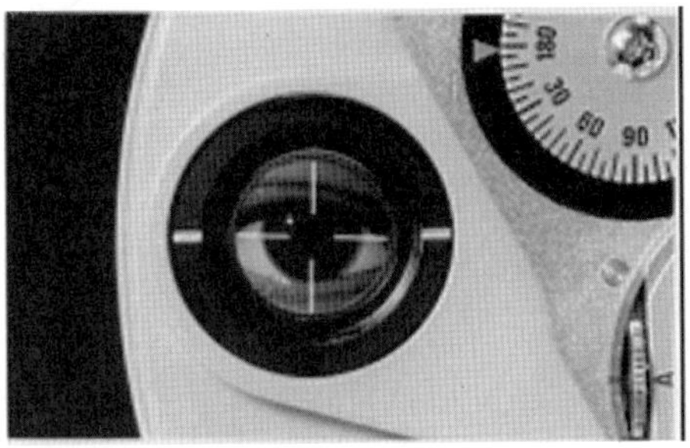

[그림 21-2] 동공중심이 포롭터에 맞추어진 상태

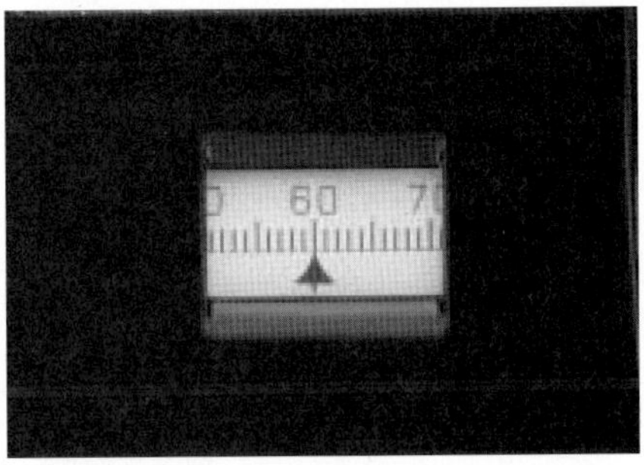

[그림 21-3] PD가 60mm로 맞추어진 상태

(2) 검안테를 사용하여 검사할 때

피검사자에게 검안테를 씌우기 전에 타각적 굴절검사에서 얻은 결과 값의 렌즈를 먼저 검안테에 끼워 놓는 것이 좋다. 구면렌즈는 검안테의 뒤쪽 클립에 끼우고, 원주렌즈는 맨 앞쪽에 끼워 축 방향을 쉽게 볼 수 있도록 한다.

검안테를 사용하여 굴절검사를 시행하기 위해서는 검안테에 대한 다음과 같은 몇 가지 조작이 필요하다.

1. 검안테의 PD를 피검사자의 동공간거리에 맞춘다(그림 21-4).

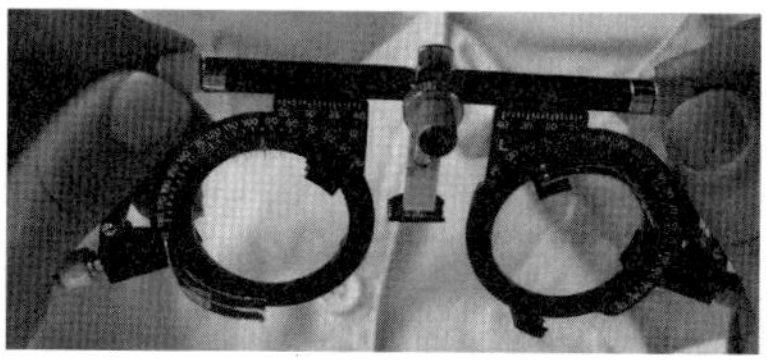

[그림 21-4] 검안테의 PD 조정

2. 렌즈를 끼운 검안테를 피검사자에게 씌운다(그림 21-5).

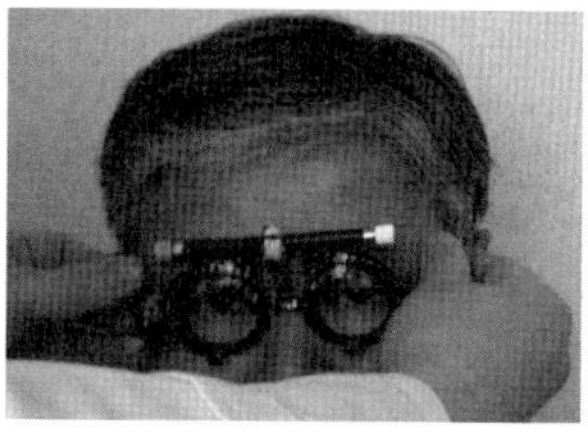

[그림 21-5] 검안테를 피검사자에게 씌운다

3. 검안테의 다리길이와 정점간거리를 맞춘다(그림 21-6).

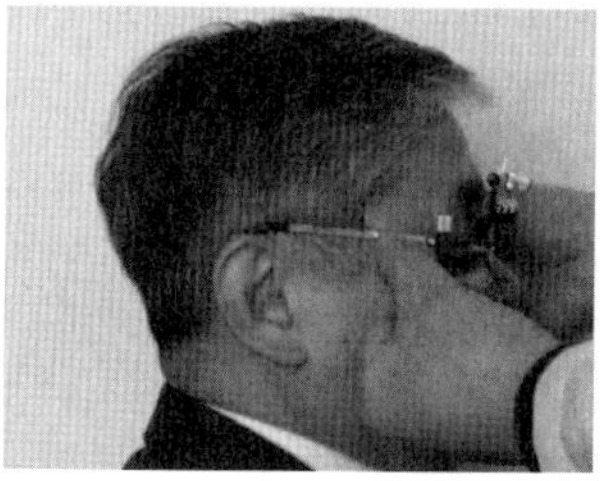

[그림 21-6] 검안테의 다리길이 조정

4. 검안테의 코 받침대 위치와 코 받침대의 높이를 조정한다(그림 21-7).

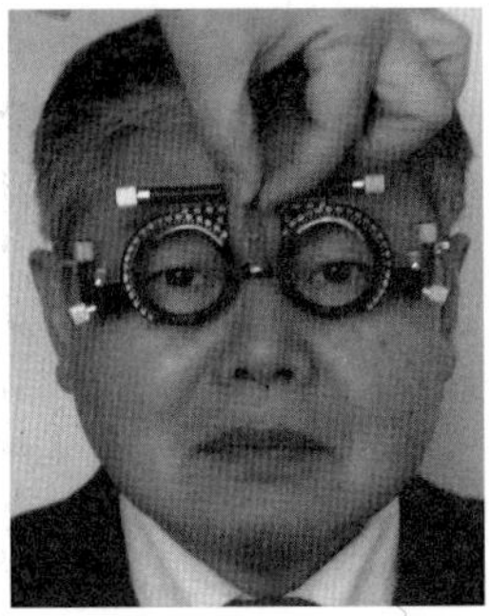

[그림 21-7] 코 받침대의 높이 조정

5. 눈과 안경렌즈 사이의 경사각을 적절하게 맞춘다(그림 21-8).

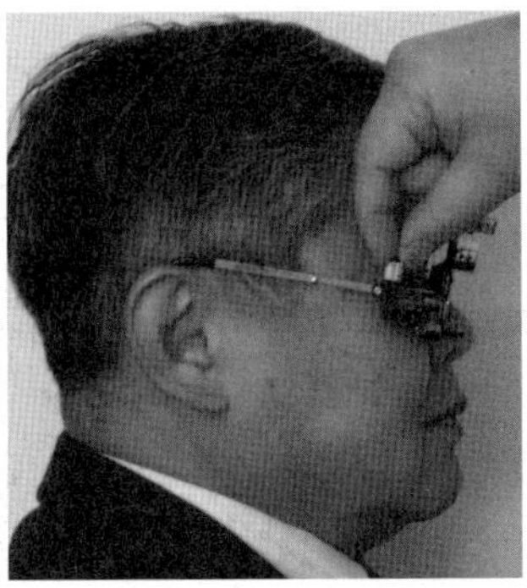

[그림 21-8] 안경의 경사각 조정

2 일차 구면도수 검사

굴절검사의 시작점인 피검사자의 안경처방, 최근에 맞추어 착용한 안경도수, 또는 앞서 우리 자신이 직접 검사하여 처방한 안경도수 등을 포롭터나 검안테에 맞추어 놓고 검사를 시작한다. 검안테나 포롭터에 대한 검사 전 준비가 끝나면, 굴절검사는 오른쪽 눈부터 시작하므로 왼쪽 눈을 먼저 가리개로 가린다.

검사를 시작하기 전에, 항상 플러스 구면도수를 먼저 가해 주어야 한다는 것에 익숙해져 있어야 한다. 앞에서 설명했던 "마이너스 도수 올리기"를 피검사자가 어떻게 하는지를 기억하고 있을 것이다. 이 과정에서 가능한 많은 플러스 구면도수를 가해 주어야 한다. 만약 피검사자가 근시이고 마이너스 구면도수 처방을 해야 한다면, 여기서 플러스 구면도수를 더 가해 주는 것은 "마이너스 도수 줄이기"로 이해하면 된다.

일차 구면도수 검사의 순서는 다음과 같다.

① 피검사자에게 자신의 현재 교정시력보다 두 줄 더 큰 시표의 글씨들을 읽어보라고 한다.

② +0.50D의 구면도수를 가한 후 더 잘 보이는지 아니면 더 흐려 보이는지를 묻는다.

③ 피검사자가 시표의 글씨가 흐려졌다고 대답할 때까지 Sph +0.50D 씩 계속 가해 준다.

④ 일단 피검사자가 흐려져 보인다고 대답하면 Sph +0.50D를 빼주어 바로 이전의 도수로 다시 맞춘다.

⑤ 피검사자에게 읽을 수 있는 가장 작은 시표의 글씨를 읽어보라고 한다.

⑥ 이처럼 플러스 구면도수를 더 많이 가해 주었어도 처음의 도수로 검사했을 때의 교정시력과 별로 차이가 나지 않을 수 있다. 그러나 피검사자에게 가능한 많은 플러스 구면도수를 가해준 것만으로도 좋은 결과를 얻은 것이다.

⑦ 만약 첫 번째의 Sph +0.50D를 가했을 때부터 글씨가 흐려져 보인다고 하면, 가해준 Sph +0.50D를 다시 빼내고 처음의 도수로 되돌린다.

⑧ 마이너스 구면도수는 매번 가해 줄 때마다, 피검사자가 더 작은 시표의 글씨들을 읽어 낼 수 있는 지를 꼭 확인해야 한다.

⑨ 마이너스 구면도수를 올려준 후, 피검사자가 글씨는 더 깨끗하게 보인다고는 하나, 더 작은 시표의 글씨를 정확하게 읽어 내지 못할 경우에는 바로 이전의 도수로 다시 되돌려 주어야 한다.

⑩ 이 피검사자에게는 마이너스 구면도수를 더 올려 줄 필요가 없다. 즉 마이너스 구면도수는 최대한 줄여 주어야 한다.

⑪ 구면렌즈를 사용하여 교정해도 1.0의 시력으로 교정되지 않을 때, 난시가 있는지 여부 그리고 굴절검사가 정확히 되었는지를 먼저 확인한다. 난시가 있는 경우 원주렌즈의 도수와 축 방향을 검사한다. 원주렌즈의 축 방향과 도수 검사법은 뒤에서 설명한다.

⑫ 난시가 없는 경우 0.25D 구면도수를 사용하여 구면도수 재확인 검사를 시행하거나, 바늘구멍 검사를 시행한다.

3 구면도수 재확인 검사

굴절검사 과정 중 일차 구면도수 검사를 마친 후 난시가 없는 경우, 구면도수만으로 1.0까지 교정이 되면 구면도수 재확인 검사로 넘어간다. 그리고 난시가 있는 경우 난시의 축 방향과 도수의 교정이 끝난 후 구면도수 재확인 검사를 시행한다.

구면도수 재확인 검사 순서는 다음과 같다.

① 원주렌즈의 교정이 필요 없거나, 또는 난시에 대한 원주렌즈의 축 방향과 도수에 대한 검사가 끝나면 피검사자에게 읽을 수 있는 가장 작은 시표의 글씨들을 읽어보라고 한다.

② +0.25D의 구면도수를 더 올려주고 이전보다 더 잘 보이는지 묻는다.

③ 더 잘 보인다고 대답하면 반복해서 Sph +0.25D의 구면도수를 가해 준다.

④ 플러스 구면도수를 계속 가해 주다 보면, 잘 보이다가 흐려져 보이는 도수에 도달하게 된다.

⑤ 흐려 보이기 시작하는 도수에 도달하면, Sph +0.25D를 더 이상 가해 주지 말고, 마지막으로 가해준 Sph +0.25D를 빼내어 흐려져 보인다고 하는 도수 보다 바로 이전의 도수로 되돌아간다.

⑥ 검사를 시작한 첫 번째의 Sph +0.25D를 가했을 때부터 흐려 보인다고 대답하면, 가해준 Sph +0.25D의 렌즈를 빼내고 처음의 도수로 되돌아간다.

⑦ Sph +0.25D를 가해 줌으로써 피검사자가 조금이라도 잘 보인다고 대답하면, 읽을 수 있는 시표의 가장 작은 글씨들을 읽어보라고 한다.

⑧ 가능한 많은 플러스 구면도수를 가해 준다. 즉 마이너스 구면도수를 최대한 "줄여"준 상태로 교정한다.

⑨ +0.25D의 구면도수를 더 가해 주어도 교정시력에 별 도움을 주지 못했다. 그러나 교정시력이 더 저하되지 않는 한 Sph +0.25D를 더 가해 준 도수로 교정도수를 정한다.

⑩ 구면도수 재확인 검사는 Sph +0.25D와 Sph −0.25D의 구면렌즈를 사용하여 비교하면서 검사를 시행함으로써 보다 정확한 구면도수를 찾아 낼 수 있다.

⑪ 끝으로 피검사자에게 읽을 수 있는 가장 작은 시표의 글씨들을 읽어보라고 한다.

⑫ 포롭터나 검안테를 사용하여 검사된 도수를 기록하고, 교정시력도 같이 기록한다.

4 교차원주렌즈를 사용한 구면도수 재확인 검사

교차원주렌즈는 난시검사를 시행할 때 주로 사용되나, 노시안의 근거리 가입도수 검사가 정확하게 시행 되었는지를 확인할 때에도 사용된다. 그리고 원거리 구면도수의 교정이 정확한지 여부를 확인할 때에도 사용할 수 있다.

교차원주렌즈를 사용한 원거리 구면도수 재확인 검사의 순서는 다음과 같다.

① 원거리 굴절검사를 마친 후, 십자시표(그림 21-9)와 교차원주렌즈를 사용하여 검사한다. 이는 단안검사이며 오른쪽 눈부터 검사한다.

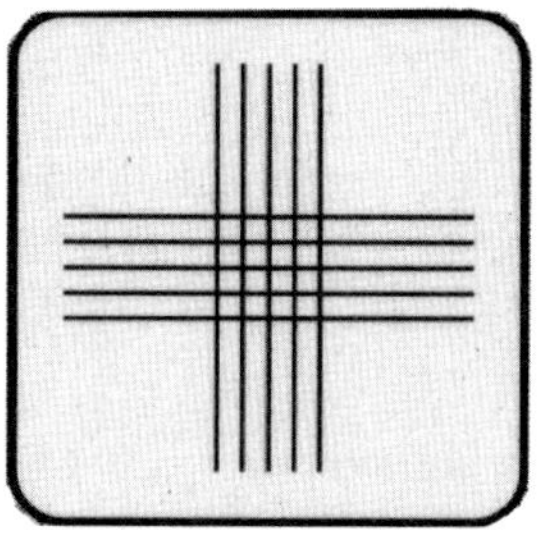

[그림 21-9] 십자시표

② +0.50D 구면도수를 오른쪽 눈앞에 대주어 운무시킨다. 너무 높은 플러스 구면도수로 운무 시키지 않는다.

③ 피검사자에게 수평선과 수직선이 있는 십자시표를 5m 이상의 원거리에서 보라고 한다.

④ 검사받는 오른쪽 눈앞에 ±0.50D 교차원주렌즈의 마이너스 원주렌즈 축 방향이 90도에 위치하도록 대준다.

⑤ 피검사자에게 수평선과 수직선 중 어느 방향의 선이 더 진하게 보이는지를 묻는다.

⑥ 만약 수직선이 수평선보다 더 진하게 보인다고 대답하면, 플러스 구면도수를 줄여주고, 수평선이 더 진하게 보인다고 하면 플러스 구면도수를 더 가해준다.
수직선이 더 진하게 보인다고 대답하면 이는 근시의 저교정 상태이므로 Sph −0.25D씩 올려준다. 반대로 수평선이 더 선명하게 보인다고 대답하면 근시의 과교정 상태이므로 Sph +0.25D씩 올려 준다.

⑦ 더 진하게 보이던 수직선이 수평선과 비슷하게 보일 때까지 플러스 구면도수를 계속 줄여준다. 또는 더 많은 플러스 구면도수를 줄여주어 진하게 보이던 수직선보다 오히려 수평선이 더 진하게 보일 때까지 플러스 구면도수를 줄여준다. 이 상태에서 다시 플러스 구면도수를 조금씩 올려 준다.

⑧ 십자시표의 수직선과 수평선의 진한 정도가 같아 보일 때까지 플러스 구면도수를 올려준다.

⑨ 오른쪽 눈의 검사가 끝나면 왼쪽 눈도 같은 방법으로 검사한다.

교차원주렌즈와 십자시표를 사용한 원거리 구면도수 재확인 검사는 난시가 완전교정 된 상태에서 시행해야 한다. 그 이유는 난시가 완전교정 되지 않은 상태에서 검사를 시행하더라도 구면렌즈대응치로 교정된 상태에서는 최소 착란원이 망막위에 위치하여 수평선과 수직선이 똑 같이 진하게 보인다고 대답하므로 정확한 굴절이상 값을 얻을 수 없게 된다. 그리고 우리의 눈은 항상 조절이 개입되기 때문에 이 검사법이 이상적으로 시행되기 위해서는 검사 때 더욱 주의를 요한다.

22 CHAPTER 자각적 난시유무 검사

굴절검사 과정 중, 일차 구면도수 검사를 끝낸 상태에서 구면도수만으로 교정시력이 1.0에 도달하지 못할 경우 난시의 유무를 검사해야 한다.

난시의 유무를 검사하는 방법으로 타각적 검사법과 자각적 검사법이 있다.

① 타각적 검사법으로 다음 몇 가지가 있다.

㉮ 망막검영법

㉯ 자동굴절검사

㉰ 각막곡률계법

② 자각적 검사법으로 눈을 운무시킨 상태에서 검사하는 방법과 최소착란원을 망막 위에 위치시켜 놓고 검사하는 방법이 있다.

㉮ 눈을 운무시킨 상태에서 검사하는 방법:

㉠ 난시표를 사용하는 방법
㉡ 포물선시표를 사용하는 방법
㉢ 열공판을 사용하는 방법

㉯ 최소착란원을 망막 위에 위치시켜 검사하는 방법:

㉠ 교차원주렌즈(JCC 렌즈)법

1 최소착란원을 망막 위에 위치시켜 검사하는 방법

만약 난시가 있는데, 망막검영법에서 원주렌즈 값을 찾지 못했거나, 또는 원주렌즈를 교정하지 않은 상태에서 난시가 있는지 여부를 확인하기 위해 ±0.50D 교차원주렌즈를 사용하거나 또는 검안렌즈로 구면렌즈대응치를 맞추면서 검사한다. 이 검사법은 최소착란원을 망막 위에 위치시켜 놓은 상태에서 검사를 시행하는 방법이다.

다음 네 가지 방법 중 하나를 사용하여 난시의 유무를 검사한다.

㉮ JCC 렌즈의 빨간 색 점을 90도에 맞추고 3~4초 후에 손잡이를 돌려 렌즈를 반전시켜 이 두 렌즈에 의해 보이는 시표의 선명도를 비교한다. 이 두 렌즈에 의해 보이는 시표의 선명도에 차이가 없다면, 이 두 축 방향에서는 난시가 없다고 판단할 수 있다. 교차원주렌즈의 축 방향이 90°나 180°에 있을 때 시표의 선명도에 차이를 느끼지 못했다면, 그 다음으로 JCC 렌즈의 빨간 색 점을 45도에 맞추고 3~4초 후에 렌즈를 반전시킨다. 축 방향을 45°와 135°에 위치시키면서 시표의 선명도를 비교해 본다. 이 두 면에서도 차이를 느끼지 못하면 피검사자에게 난시가 없다고 판단한다. 만약 이 두 면 중에서 어느 한 면이 더 선명하게 보인다고 대답하면, 더 잘 보인다고 대답한 면의 빨간색 점의 위치를 마이너스 원주렌즈의 축 방향으로 정한다. 원주렌즈 −0.50D와 구면도수 +0.25D를 가입하여 구면렌즈대응치를 유지한 상태에서 검사를 진행한다.

㉯ JCC 렌즈의 손잡이를 0도에 맞춘 후, 손잡이를 반전시키지 말고 JCC 렌즈의 손잡이를 0도에서 180도 방향으로 천천히 돌려가면서 어느 각도에서 글씨가 제일 선명하게 보이는지를 묻는다. 만약 피검사자가 어느 한 각도에서 글씨가 약간 선명하게 보였다고 대답하면, 빨간색 점이 위치한 그 각도를 마이너스 원주렌즈의 축 방향으로 정하고, 구면도수 +0.25D와 그 축 방향과 일치하게 원주렌즈 −0.50D를 가입한다.

㉰ 최고의 교정시력을 얻은 상태에서 구면도수 +0.25D와 원주렌즈 −0.50D를 축 방향 0도에 맞추어 가입한다. 그 다음 원주렌즈를 0도에서 180도 방향으로 천천히 돌린다. 만약 피검사자가 조금이라도 더 선명하게 보인다는 어느 한 각도가 있다고 대답하면, 그 각도를 원주렌즈의 교정 축 방향으로 정하고 검사를 진행한다.

㉱ 최고의 교정시력을 얻은 상태에서 구면도수 +0.25D와 서로 다른 네 개의 축 방향에 원주렌즈 −0.50D를 가입해 본다. 먼저 180도에, 그 다음으로 45도, 90도, 그리고 135도에 각각 대 본다. 이 중 어느 한 각도에서 더 선명하게 보인다고 대답하면, 이 각도를 원주렌즈의 교정 축 방향으로 정하고 검사를 진행한다.

교차원주렌즈나 검안용 원주렌즈가 모든 축 방향에서 교정시력을 오히려 저하시켰거나 또는 더 선명하게 보이는 어느 한 방향이 없는 경우, 이 피검사자에게는 난시가 없는 것이다.

2 눈을 운무시킨 상태에서 검사하는 방법

(1) 난시표를 사용한 난시 유무검사

난시 검사를 위해 프로젝터나 시력판에 있는 부채살 모양 또는 시계(방사선)모양의 난시표를 보게 하면서 어느 한 방향의 선이 더 검거나, 더 진하거나, 또는 더 선명하게 보이는지를 말해 보라고 한다.

모든 방향의 선이 똑같이 보인다고 대답하면 Sph +0.75D를 가하여 운무시킨 상태에서, 다시 시계방향으로 표시된 여러 선 중에서 어느 방향의 선이 제일 진하게 보이는지를 묻는다. 어느 한 방향의 선이 더 진하게 보인다고 대답하면 이는 난시가 있는 것이다. 그러나 계속해서 모든 방향의 선이 똑같이 진하게 보인다고 대답하면 이 피검사자에게는 난시가 없는 것이다.

(2) 열공판을 사용한 난시 유무검사

이 검사는 검안테를 사용하며, Sph +0.75D를 사용하여 운무시킨 상태에서 1 mm 폭의 열공판을 운무시킨 눈앞에 끼운다. 이때 교정시력이 현저하게 저하되면, 폭이 더 넓은 열공판을 사용한다. 열공판을 돌리면서 더 선명하게 보이는 어느 한 방향이 있는지를 묻는다. 열공판의 방향 중 어느 한 방향에서 더 선명하게 보인다고 대답하면 이는 난시가 있는 것이고, 열공판을 360도 돌려도 보이는 시표의 선명도가 모든 방향에서 같다면 이 피검사자에게는 난시가 없는 것이다.

(3) 포물선시표를 사용한 난시 유무검사

포물선시표의 두 포물선의 만곡은 거의 90도를 이루고 있고, 두 포물선의 가장 좁은 부분은 평행 상태로 되어있다. 포물선시표를 사용한 난시 유무검사 때, 난시가 있는 눈은 이 시표를 볼 때 곡선 중 어느 한 부위가 진하게 보인다고 대답하나 난시가 없는 경우에는 두 포물선의 모든 부위가 똑같이 진하게 보인다고 대답한다.

23 CHAPTER 교차원주렌즈를 사용한 원주렌즈 축 방향검사

일차 구면도수 검사 값으로 1.0의 교정시력을 얻지 못할 경우, 난시 교정을 하지 않은 상태에서는 난시를 찾기 위한 난시 유무검사를 먼저 시행한다. 난시가 있는 경우 다음 단계로 난시의 축 방향과 도수를 검사한다.

그러나 타각적 굴절검사에서 얻어진 원주렌즈 도수를 이미 포롭터나 검안테에 맞추어 놓은 상태에서 검사의 시작점을 삼았다면, 원주렌즈 축 방향의 재확인검사를 먼저 시행한다.

난시검사는 눈을 운무시켜 복합근시난시 상태에서 시행하는 방법과 교차원주렌즈(JCC 렌즈)를 사용하여 검사하는 방법이 있다. 교차원주렌즈에 의한 난시검사의 기본원리는 망막에 맺혀있는 최소착란원의 크기에 따라 나타나는 시력이나 선명도의 차이를 비교하면서 검사를 진행하는 것이다. 따라서 검사가 진행되는 동안, 최소착란원은 항상 망막 위에 위치시켜 놓는 것이 중요하고 가장 이상적이다.

난시가 있는 경우, 최소착란원을 항상 망막 위에 위치시키기 위해서는 난시도수의 1/2에 해당되는 도수를 구면도수로 변화시켜 착용시킨 상태에서 난시검사를 시행하는 것이 중요하다. 이를 구면렌즈 대응치라고 한다. 그러나 임상에서 정확하게 구면렌즈대응치 상태를 유지시킨다는 것은 쉽지가 않다.

정확한 난시의 축 방향을 찾아내기 위해서는 교차원주렌즈를 사용한 검사법이 필요하다. 교정해야 할 원주렌즈의 도수가 플러스 원주렌즈이건 마이너스 원주렌즈이건 관계없이, 교차원주렌즈를 사용하면 원주렌즈의 축 방향을 비교적 정확하게 검사해 낼 수 있다.

교차원주렌즈를 사용한 원주렌즈의 축 방향검사는 포롭터나 검안테에 교정해 놓은 원주렌즈의 축 방향에 교차원주렌즈의 중간 축(JCC 렌즈의 손잡이)이 겹쳐지도록 맞추고, 3-4초 후에 교차원주렌즈의 축 방향을 반전시킨다. 두 렌즈를 통해 보이는 선명도에 차이가 있는가를 확인하고, 차이를 느끼지 못할 때까지 몇 번이고 반복하면서 검사를 진행한다.

1 포롭터의 교차원주렌즈를 사용한 원주렌즈 축 방향검사

포롭터에 부착된 교차원주렌즈를 사용한 원주렌즈 축 방향 검사 순서는 다음과 같다.

㉮ 교차원주렌즈를 검사창에 맞춘다(그림 23-1). 원주렌즈의 축 방향과 도수를 검사할 때 사용되는 오톨도톨한 회전식 조정손잡이를 포롭터에 맞추어진 원주렌즈의 축 방향과 일치하게 맞춘다.

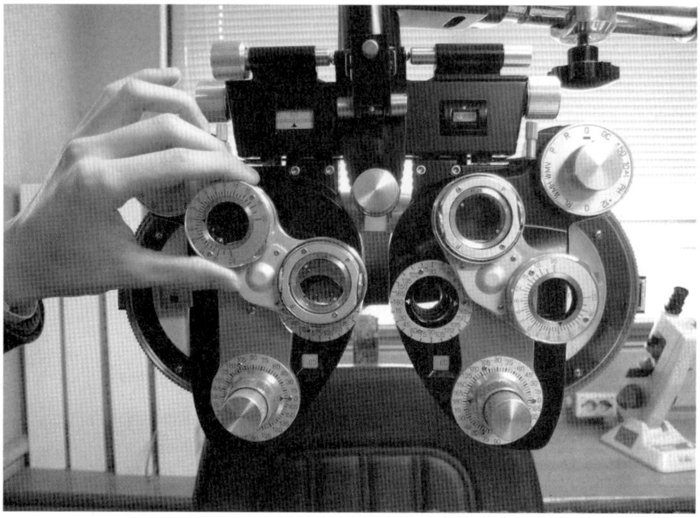

[그림 23-1] 교차원주렌즈 장착

㉯ 교정 원주렌즈의 축 방향을 교정하기 위해서는 교차원주렌즈에 있는 두 개의 축 방향을 나타내는 흰색 점과 빨간색 점을 포롭터에 맞추어 놓은 교정 원주렌즈 축 방향의 양쪽에 위치시킨다.

㉰ 피검사자에게 시력표 중에서 쉽게 읽을 수 있는 시표의 글자를 읽어보라고 한다. 구면도수 교정으로 읽을 수 있었던 시표보다 두 줄 위의 큰 시표를 읽어보라고 하는 것이 검사하기가 쉽다.

㉱ "첫 번째 렌즈가 더 잘 보입니까(3~4초 후에 교차원주렌즈를 반전시킨다) 아니면 두 번째 렌즈가 더 잘 보입니까?" 하고 묻는다. 피검사자가 잘 보인다고 대답하는 교차원주렌즈의 면을 고정시킨다. 예를 들어, 첫 번째가 더 잘 보인다고 하면 첫 번째 면으로 다시 되돌려 고정시킨다.

㉲ 포롭터에 장착된 원주렌즈의 종류에 따라:

㉠ 마이너스 원주렌즈가 장착된 포롭터를 사용할 때에는 고정시킨 면의 교차원주렌즈 위에 표시된 빨간색 점의 방향으로 축을 15도 돌린다. 즉 **빨간색 점** 방향으로 축 방향을 돌린다.

㉡ 플러스 원주렌즈가 장착된 포롭터를 사용할 때에는 고정시킨 면의 교차원주렌즈 위에 표시된 흰색 점의 방향으로 축을 15도 돌린다. 즉 **흰색 점** 방향으로 축 방향을 돌린다.

㉥ 원주렌즈의 교정 축 방향을 이동시켰다면 교차원주렌즈의 중간축도 교정된 원주렌즈의 축 방향을 따라 맞추어 놓고 검사를 진행한다. 그러나 포롭터에 부착되어 있는 교차원주렌즈는 교정 원주렌즈의 축 방향을 돌리면 교차원주렌즈의 중간축도 같이 이동되므로 별도로 중간 축 방향을 조정할 필요는 없다. 교정 원주렌즈의 축 방향을 돌려 맞춘 다음, 교차원주렌즈의 중간축을 교정 원주렌즈의 축 방향과 겹쳐 놓은 상태에서 제4 검사과정에서와 같이 다시 한 번 "첫 번째 렌즈가 더 잘 보입니까(3~4초 후에 교차원주렌즈를 반전시킨다) 아니면 두 번째 렌즈가 더 잘 보입니까?"하고 묻는다(그림 23-2).

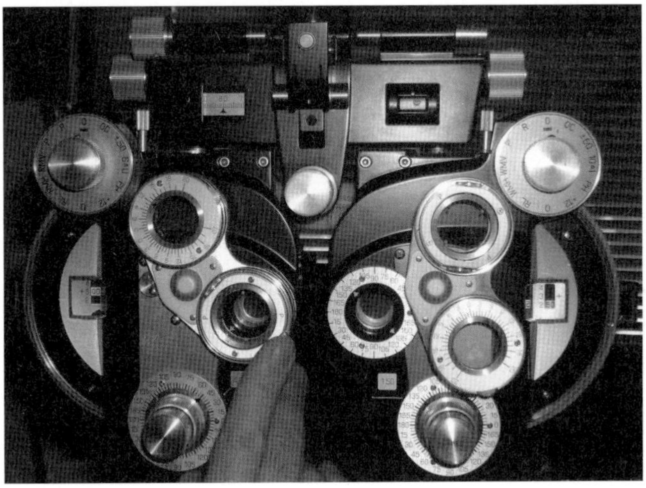

[그림 23-2] 교차원주렌즈의 반전

㉦ 포롭터에 장착된 원주렌즈의 종류에 따라:

㉠ 마이너스 원주렌즈가 장착된 포롭터를 사용할 때에는 계속 빨간색 점 방향으로 축 방향을 돌리면서 교차원주렌즈의 양면에 의해 보이는 상이 거의 비슷하여, 구별이 잘 되지 않을 때까지 축 방향을 이동시키면서 검사를 반복한다.

㉡ 플러스 원주렌즈가 장착된 포롭터를 사용할 때에도 마이너스 원주렌즈를 사용하여 검사할 때와 같은 방법으로 검사를 진행한다. 단지 플러스 원주렌즈를 사용할 때에는 계속 흰색 점 방향으로 축 방향을 돌리면서 검사를 반복한다.

㉧ 피검사자가 처음에는 원주렌즈의 축 방향을 시계방향으로 15도 돌리면 더 잘 보인다고 하다가 한 번 더 15도를 돌려주었을 때에는 흐려 보인다고 대답했다.

㉶ 이 경우에는 바로 전에 돌린 15도의 절반정도만 원래의 축 방향인 반시계방향으로 되돌린다.

㉠ 마이너스 원주렌즈가 장착된 포롭터를 사용하여 원주렌즈의 축 방향을 90도에 맞추어 놓고 검사를 시작했다. 교차원주렌즈의 빨간색 점이 교정 원주렌즈의 축 방향보다 시계방향에 위치할 때 더 선명하게 보인다고 대답하면 15도를 시계방향으로 돌려 75도에 맞춘다. 다음에는 빨간색 점이 반시계방향에 위치할 때 더 선명하게 보인다고 대답하면 이전에 이동시켰던 15도의 절반인 7도나 8도 정도만 반시계방향으로 되돌려 83도에 맞춘다. 즉 90도와 75도의 중간인 83도에 맞춘다.

원주렌즈 축 방향을 검사하는 다른 방법으로, 처음에는 축 방향을 15도씩 돌려 맞추나 되돌릴 때에는 5도씩만 되돌리는 방법이다. 예로 정확한 축 방향이 80도인 경우, 교정 원주렌즈 축 방향을 90도에서 시작했다면, 90도 → 75도 → 80도의 순서로 진행한다. 즉 앞의 방법에서처럼 83도에 맞추기보다 5도씩 조정하면서 검사를 진행한다. 만약 정확한 축 방향이 70도이고, 교정 원주렌즈 축 방향을 90도에서 시작했다면, 90도 → 75도 → 60도 → 65도 → 70도의 순서로 검사를 진행한다.

㉡ 플러스 원주렌즈가 장착된 포롭터를 사용하여 원주렌즈의 축 방향을 90도에 맞추어 놓고 검사를 시작했다. 교차원주렌즈의 흰색 점이 교정 원주렌즈의 축 방향보다 반시계방향에 위치할 때 더 선명하게 보인다고 대답하면 15도를 반시계방향으로 돌려 105도에 맞춘다. 다음에는 흰색 점이 시계방향에 위치할 때 더 선명하게 보인다고 대답하면 이전에 이동시켰던 15도의 절반인 7도나 8도만 시계방향으로 되돌려 98도에 맞춘다. 즉 90도와 105도의 중간인 98도에 맞춘다. 일반적으로 원주렌즈의 축 방향은 5도 단위로 처방해 주므로, 마이너스 원주렌즈를 사용하여 검사할 때처럼 교정 축 방향을 되돌릴 때에는 5도씩 되돌리면서 검사를 진행하는 것도 한 방법이다.

㉷ 이런 방식으로 절반씩 또는 5도씩 계속 교정 축 방향을 돌리면서 교차원주렌즈의 양면을 통해 보이는 상이 거의 같아질 때까지 반복한다.

㉸ 마이너스 원주렌즈를 사용하여 축 방향을 검사할 때에는 교차원주렌즈의 **빨간색 점**을 따라 축 방향을 돌리고, 플러스 원주렌즈를 사용하여 축 방향을 검사할 때에는 **흰색 점**을 따라 축 방향을 이동시키면서 검사한다.

2 검안테와 JCC 렌즈를 사용한 원주렌즈 축 방향검사

검안테와 JCC 렌즈를 사용하여 원주렌즈의 축 방향을 교정할 때 포롭터에 장착된 교차원주렌즈를 사용하여 검사하는 순서와 같다. 그러나 굴절검사 때 사용하는 JCC 렌즈에 표시되어 있는 축 방향의 색깔이 포롭터의 것과 다르므로 주의해야 한다. 마이너스 원주렌즈의 축 방향을 교정할 때에는 JCC 렌즈의 **빨간색 선**을 따라 축 방향을 돌리며, 플러스 원주렌즈의 축 방향을 검사할 때에는 **검정색 선**을 따라 축 방향을 이동시키면서 검사한다(그림 23-3).

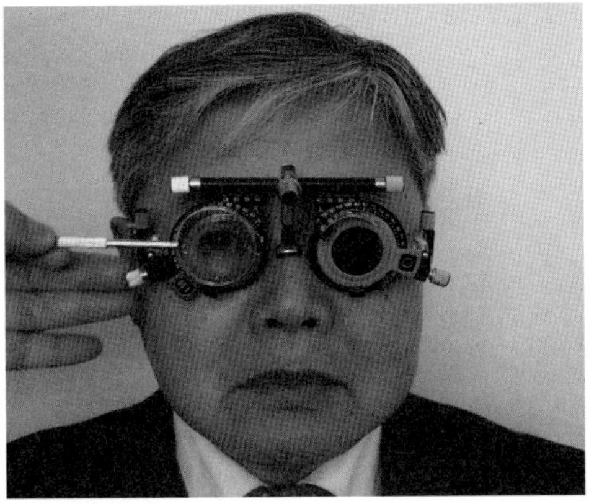

[그림 23-3] JCC 렌즈를 사용한 원주렌즈 축 방향검사

교차원주렌즈를 사용한 난시검사 때의 장단점은 다음과 같다.

장점: 난시표를 사용할 때에는 매 선들 사이의 간격이 넓은 경우는 30도로 되어 있으며, 간격을 비교적 좁게 나눈 시표 역시 축 방향이 10도나 15도로 간격을 두고 있다. 그러므로 난시의 축 방향을 검사할 때에는 난시표를 사용하는 것 보다 교차원주렌즈를 사용하는 것이 보다 더 정확하다.

단점: 난시표 검사에서는 비교해야 할 여러 선을 동시에 볼 수 있는 반면, 교차원주렌즈를 사용한 검사에서는 비교해야 할 시표를 동시에 볼 수 없다는 단점이 있다. 이 단점을 보완하기 위해 교차원주렌즈의 반전은 정확하고 신속하게 이루어져야 한다. 그러나 아무리 반전을 신속하고 부드럽게 하더라도, 먼저 본 시표와 반전한 다음의 시표를 비교해서 대답해야 하기 때문에, 미미한 차이를 판단하기가 매우 어려울 수 있다.

원주렌즈의 축 방향검사가 끝나면 다음으로 원주렌즈 도수 검사를 시행한다.

24 CHAPTER 교차원주렌즈를 사용한 원주렌즈 도수 검사

원주렌즈의 검사는 축 방향과 도수 모두 정확하게 교정되어야 좋은 교정시력을 얻을 수 있다. 원주렌즈의 축 방향이 정확하게 교정되지 않은 상태에서는 좋은 교정시력을 얻을 수 없다. 원주렌즈 축 방향이 정확하지 않은 상태에서 원주렌즈 도수검사를 시행하는 경우, 오히려 교정시력이 더 저하될 수 있다. 그러므로 원주렌즈의 교정을 위한 검사 때에는 무엇보다 축 방향을 먼저 정확하게 검사한 후에 도수에 대한 검사를 시행해야 한다. 원주렌즈의 축 방향검사는 이미 끝난 상태이므로, 이 장에서는 원주렌즈 도수를 검사하는 방법에 대해 공부한다.

난시가 심할수록 전초선과 후초선 간의 스트름 원추체가 커지므로, 최소착란원의 크기도 커지게 된다. 반대로 난시가 약할수록 전, 후초선 간의 간격은 줄어들고 최소착란원도 작아진다(그림 24-1, 24-2).

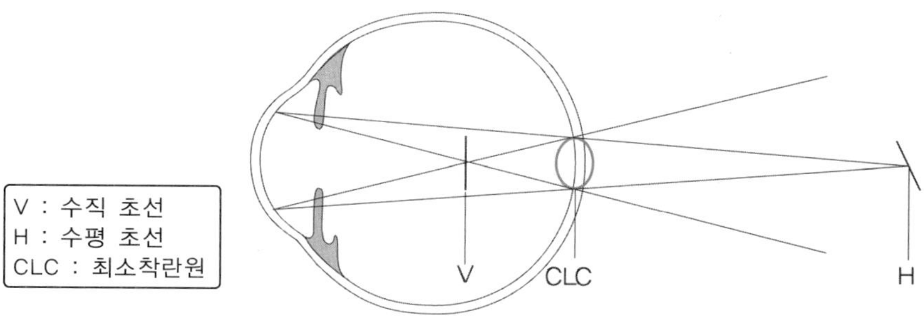

[그림 24-1] 심한 난시의 최소착란원 크기

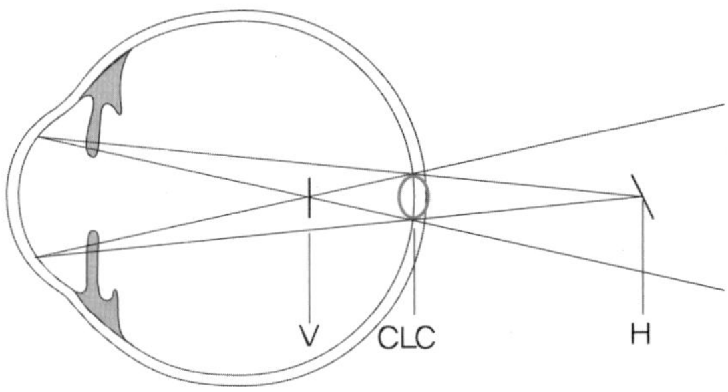

[그림 24-2] 약한 난시의 최소착란원 크기

난시가 있는 경우, 교차원주렌즈를 눈앞에 대주면 한 면에서는 전후초선의 간격이 좁혀지면서 동시에 최소착란원도 작아지므로, 상의 선명도는 높아진다(그림 24-3).

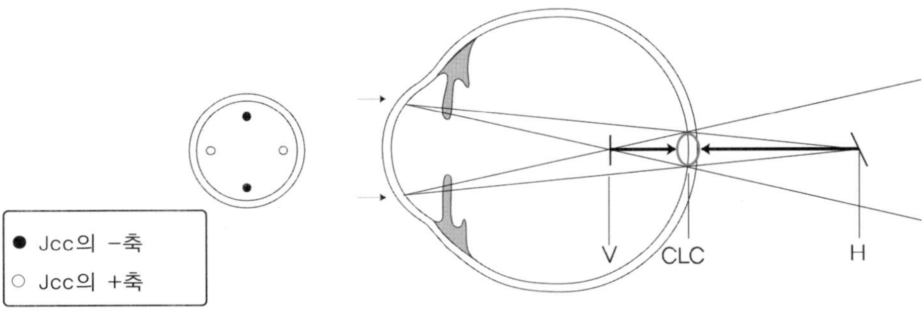

[그림 24-3] 교차원주렌즈에 의해 최소착란원이 작아짐

그 다음 교차원주렌즈를 반전시키면 반대로 전후초선의 간격이 벌어지면서 동시에 최소착란원의 크기도 커진다. 따라서 상의 선명도는 저하된다(그림 24-4).

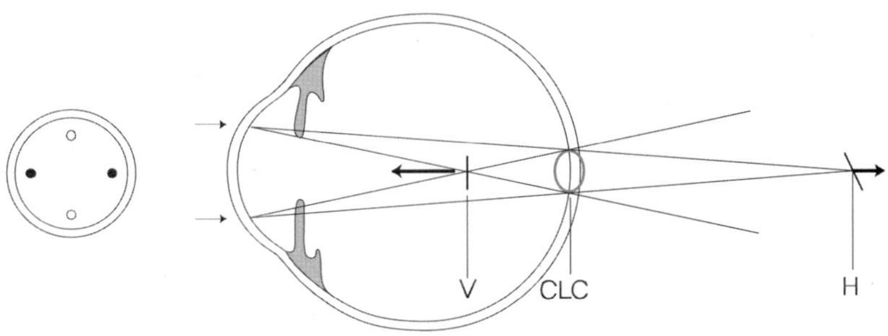

[그림 24-4] 교차원주렌즈에 의해 최소착란원은 커짐

이 처럼 교차원주렌즈를 반전시킨 전과 후, 둘 사이의 선명도 차이가 현저하게 나타나므로, 교차원주렌즈를 사용하면 원주렌즈 도수의 정밀한 측정이 가능하다.

교차원주렌즈를 사용한 원주렌즈 도수 검사 때의 일반적인 원칙은 다음과 같다.

① 교차원주렌즈를 사용할 때에는 항상 가장 선명하게 보이도록 교정된 상태에서 검사를 진행해야만이 정확한 원주렌즈 도수를 찾아낼 수 있다. 가장 선명하게 보이는 상태는 구면렌즈대응치가 유지되어 최소착란원이 망막 위에 위치하고 있거나 또는 굴절이상이 완전 교정된 상태이다. 교차원주렌즈로 원주렌즈 도수를 검사할 때 가장 많이 하는 실수가 바로 가장 잘 보이는 상태를 유지하지 못한 상태에서 검사를 진행하는 것이다.

② 검사시표의 크기는 피검사자가 교정 안경도수를 끼운 상태에서 쉽게 읽을 수 있는 가장 작은 시표 보다 두 줄 큰 시표를 사용한다.

③ 사용하는 교차원주렌즈는 깨끗하게 닦고, 렌즈를 반전시킬 때에는 빠른 동작으로 하여 피검사자가 중간정도의 느낌을 느끼지 못하도록 해야 한다. 반전 전에 3-4초 정도의 충분한 시간을 주어 피검사자가 두 면간의 차이를 비교할 수 있도록 한다.

④ 교차원주렌즈의 두 면에서 글씨가 비슷하게 보인다고 할 때까지 검사를 계속한다. 이때 피검사자에게 첫 번째 렌즈와 두 번째 렌즈에 의해 보이는 선명도가 똑같지 않을 것이라고 설명해준다. 한 면은 글씨가 짧고 뭉뚝해 보이고, 다른 면은 글씨가 길어 보일 것이다. 또는 한 면은 글씨가 왼쪽으로 기울어져 보이고, 다른 면은 오른쪽으로 기울어져 보일수도 있다. 그러나 이런 현상들은 모두 무시하고, 단지 첫 번째 면이 잘 보이는지, 아니면 두 번째 면이 더 선명하게 보이는지, 또는 두 면이 비슷하게 보이는지만 말하라고 설명해준다. 만약 피검사자가 두 렌즈 중 어느 것이 더 잘 보이는지를 분간하기가 어렵다고 대답할수록 검사는 더 정확하게 진행되고 있는 것이다.

Cyl −3.00D Ax 090의 단순근시난시를 예로 들어서 설명하겠다(그림 24-5).

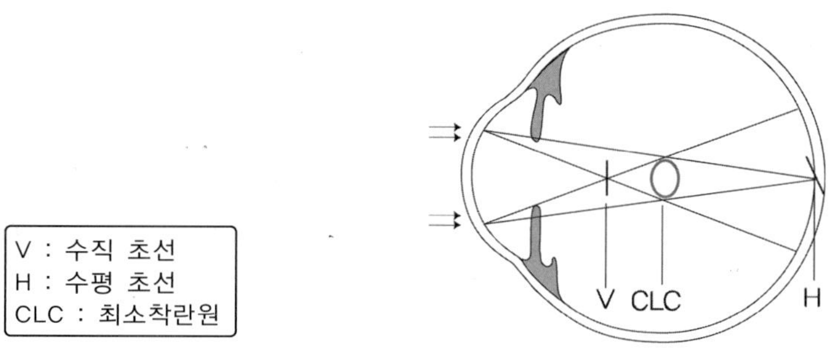

[그림 24-5] Cyl −3.00D A 090의 최소착란원 위치

① 먼저 구면렌즈대응치로 교정한다. 최소착란원을 망막 위에 위치시키기 위해, Sph −1.50D를 가해 교정한다. 난시가 있는 눈에 구면도수를 가하더라도 전후초선 간의 거리에는 변화가 없으며 최소착란원의 크기도 변하지 않는다. 즉 마이너스 구면도수를 가해 줌으로서 최소착란원은 뒤쪽으로 이동하게 되어 망막 위에 위치하게 되며, 이는 망막이 앞으로 이동한 것과 같은 결과로 나타난다(그림 24-6).

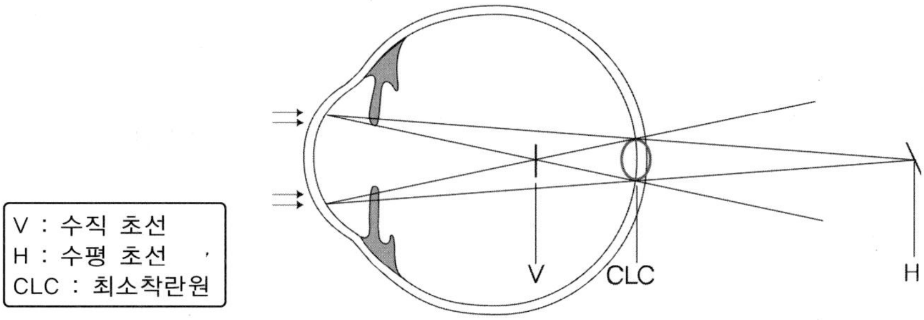

[그림 24-6] Sph −1.50D Cyl +3.00D Ax 180의 최소착란원 위치

② 교차원주렌즈는 마이너스 원주렌즈와 플러스 원주렌즈의 축이 서로 직각을 이루도록 두 렌즈를 합쳐 놓은 것이다. 교차 원주렌즈 중 마이너스 원주렌즈의 축 방향을 090도, 즉 눈앞에 Cyl −0.50D Ax 090 상태로 대주면 이 원주렌즈에 의해 후(수평)초선은 움직임이 없고, 전(수직)초선만 −0.50D만큼 뒤로 이동한다(그림 24-7).

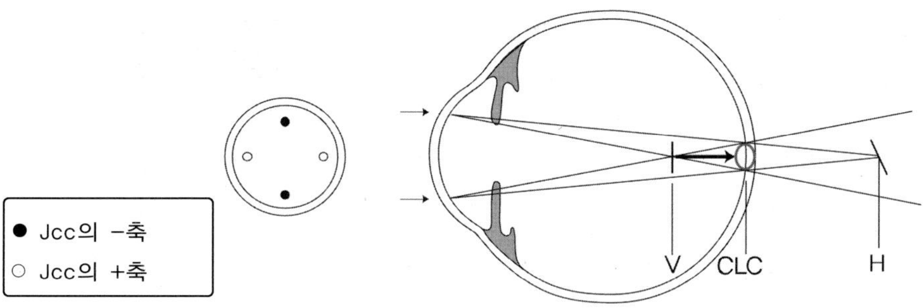

[그림 24-7] 전초선만 −0.50D만큼 뒤로 이동

③ 교차원주렌즈 중 플러스 원주렌즈의 축 방향을 180도, 즉 눈앞에 Cyl +0.50D Ax 180 상태로 대주면 ②와는 반대로 전(수직)초선은 움직임이 없고, 후(수평)초선만 앞으로 이동한다(그림 24-8).

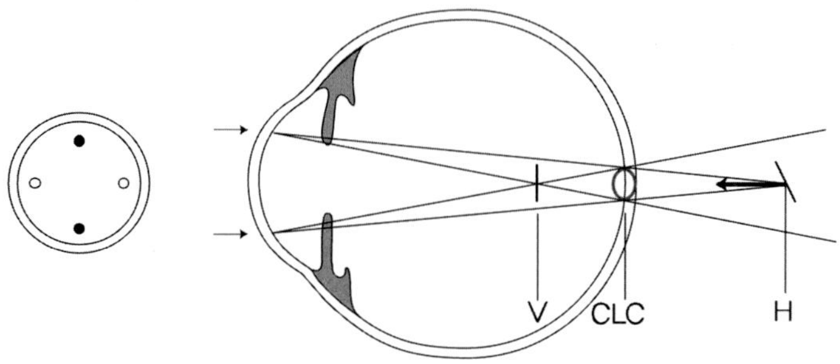

[그림 24-8] 후초선만 −0.50D 만큼 앞으로 이동

④ ②와 ③의 렌즈를 조합한 것이 교차원주렌즈이기 때문에, 이 상태로 교차원주렌즈를 눈앞에 대면, 전초선은 뒤로 그리고 후초선은 앞으로 이동하게 된다. 이상태에서 스트름 원추체는 줄어들고, 최소착란원의 크기도 작아져 상의 선명도는 향상된다(그림 24-9).

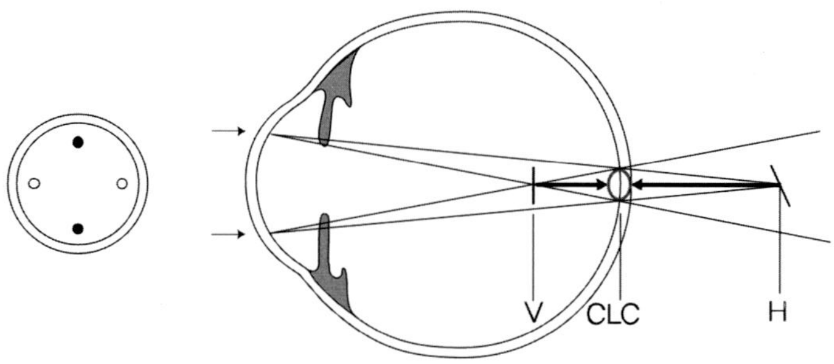

[그림 24-9] 교차원주렌즈에 의해 전, 후초선 모두 망막을 향해 이동

다음으로 이 교차원주렌즈를 반전시켰을 때, 어떠한 현상이 나타나는 지에 대해 생각해 보자.

① 먼저 구면렌즈대응치로 교정한다. 최소착란원을 망막 위에 위치시키기 위해, Sph −1.50D를 가해 교정한다. 마이너스 구면도수를 가해 줌으로서 최소착란원은 뒤쪽으로 이동하게 되어 망막 위에 위치하게 되며, 이는 망막이 앞으로 이동한 것과 같은 결과로 나타난다(그림 24-6).

② 눈앞에 교차 원주렌즈 중 마이너스 원주렌즈의 축 방향을 180도인 Cyl −0.50D Ax 180 상태로 대주면, 전(수직)초선은 움직임이 없으나, 후(수평)초선만 뒤로 이동하게 된다(그림 24-10).

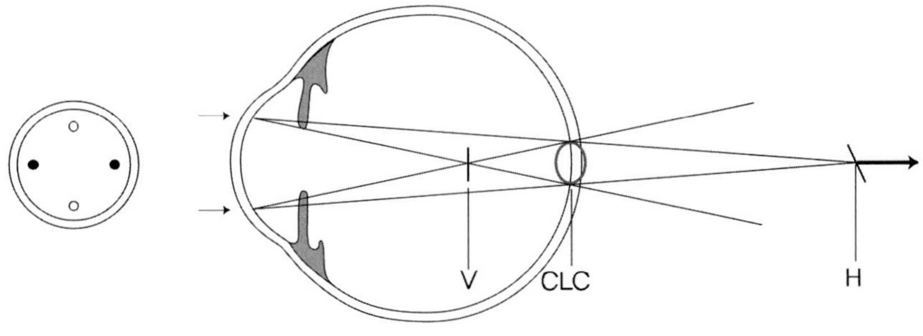

[그림 24-10] 후초선만 −0.50D 만큼 뒤로 이동

③ 교차 원주렌즈 중 플러스 원주렌즈의 축 방향을 090도인 Cyl +0.50D Ax 090 상태로 대주면 ②와는 반대로 후(수평)초선은 움직임이 없으나, 전(수직)초선만 앞으로 이동하게 된다(그림 24-11).

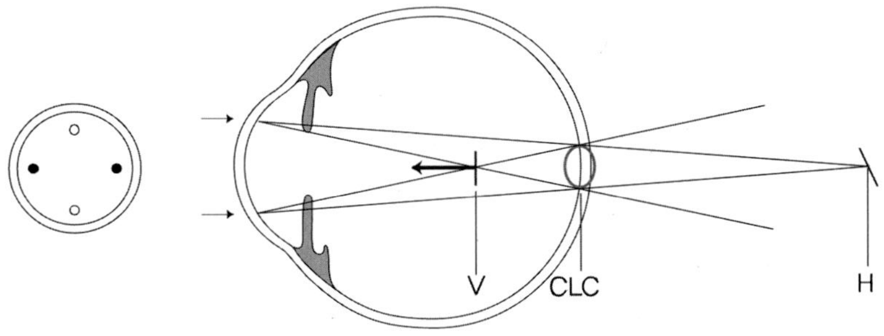

[그림 24-11] 전초선만 −0.50D 만큼 앞으로 이동

④ ②와 ③의 렌즈를 조합한 것이 교차원주렌즈이기 때문에, 이 상태로 교차원주렌즈를 눈앞에 대면, 전초선은 앞으로 그리고 후초선은 뒤로 이동하게 된다. 이 상태에서 스트름 원추체는 커지고, 최소착란원의 크기도 더 커져 상의 선명도는 떨어지게 된다(그림 24-12).

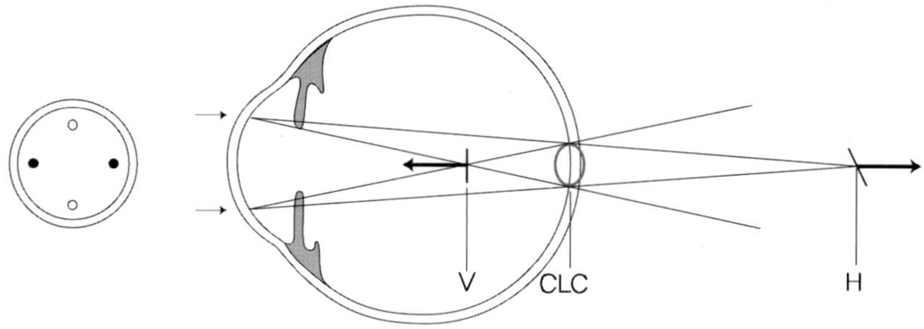

[그림 24-12] 교차원주렌즈에 의해 전, 후초선 모두 망막으로부터 멀어진다

이 예에서와 같은 난시안은 반전 전의 첫 번째 렌즈가 더 선명하게 보이고 반전 후인 두 번째 렌즈는 잘 보이지 않는다고 대답한다. 그러므로 마이너스 원주렌즈 -0.50D를 090도에 맞추어 교정한다. 이 처럼 교차원주렌즈를 사용하여 난시를 검사하는 것은, 스트름 원추체를 줄여주는 동시에 최소착란원의 크기도 작아져 상의 선명도를 향상시키면서 검사를 진행하는 것이다. 미교정 난시의 최소착란원이 망막 위에 위치한 상태라면 전, 후초선은 망막으로부터 같은 거리만큼 떨어져 있다. 교차원주렌즈 도수의 ± 절대 값은 같으므로, 이런 난시안 앞에 교차원주렌즈를 대고 반전시키면서 검사를 시행하면 최소착란원의 위치에는 변화가 없으나 전후초선 간의 거리변화에 따라 최소착란원의 크기에도 변화가 나타난다. 이에 따라 교정시력에도 영향을 미치게 된다.

(1) 포롭터의 교차원주렌즈를 사용한 원주렌즈 도수검사

포롭터에 부착된 ±0.50D 교차원주렌즈를 사용한 원주렌즈 도수 검사순서는 다음과 같다.

㉮ 원주렌즈의 축 방향이 결정되면, 포롭터에 부착된 교차원주렌즈를 돌려 교정된 원주렌즈의 축 방향과 일치하게 P자 표시를 맞춘다.

㉯ 다음은 원주렌즈 도수 검사 과정으로 넘어간다. 원주렌즈의 축 방향이 정확하게 교정되지 않은 상태에서 원주렌즈 도수를 검사하는 과정은 별 의미가 없다고 앞에서 설명했다. 그러므로 원주렌즈의 축 방향을 검사할 때에는 특히 주의를 요한다.

㉰ 원주렌즈 축 방향의 검사방법과 같은 방법으로 시력표 중 쉽게 읽을 수 있는 크기의 시표를 보고 있도록 하면서 교정해 놓은 원주렌즈의 축 방향에 교차원주렌즈의 플러스 축(흰색 점)이나 마이너스 축(빨간색 점)과 겹쳐지도록 하고, 3~4초 후에 교차원주렌즈의 축 방향을 반전시키면서 1번과 2번 렌즈 중 "어느 렌즈가 더 잘 보이는가?"하는 과정을 반복한다.

㉱ 원주렌즈 도수를 조정한다. 피검사자가 더 잘 보인다고 대답하는 면을 선택하면, 잘 보인다고

하는 교차원주렌즈의 면을 고정시킨다.

㉤ P자와 일치하게 고정된 교차원주렌즈 면의 점 색깔을 보고 판단한다. 흰색 점이 P자와 일치하면 +0.50D의 원주렌즈 도수를 가해 주고, 빨간색 점이 P자와 일치하면 원주렌즈 도수 −0.50D를 올려준다.

㉥ 이러한 방법으로 "첫 번째나 두 번째 렌즈 중 어느 것이 더 잘 보이는가?"를 계속 반복하면서 P자와 일치한 면의 점 색깔에 따라 원주렌즈 도수를 가해 주거나 빼 준다.

㉦ 빨간색 점과 P자가 일치할 때 계속 잘 보인다고 대답하여 −0.50D씩 원주렌즈 도수를 계속 올려 주다 보면, 어느 도수에서부터 흰색 점이 P자와 일치할 때 더 잘 보인다고 대답하게 된다.

㉧ 이 경우에는 반대도수인 플러스 원주렌즈 도수의 교정을 원하는 것이므로, 플러스 원주렌즈 도수를 0.25D 가해 준다.

㉨ 두 렌즈를 통해 보이는 시표의 선명도가 거의 비슷해 질 때까지 계속 반복한다.

㉩ −1.50D의 원주렌즈 도수에서 검사를 시작했다고 하자.

■ 교차원주렌즈의 빨간색 점이 P자와 일치할 때 더 선명하게 보인다고 대답하면:

㉠ Cyl −0.50D를 가한다. 합 Cyl −2.00D이다. 동시에 Sph −0.25D를 줄인다.

㉡ 그 다음에도 피검사자가 계속 빨간색 점이 P자와 일치할 때 더 선명하게 보인다고 하면 Cyl −0.50D를 더 가한다. 합 Cyl −2.50D이다.

㉢ 이제는 흰색 점이 P자와 일치할 때 더 선명하게 보인다고 하면 Cyl +0.25D를 가한다. 합 Cyl −2.25D이다.

㉣ 피검사자는 이제 양쪽 렌즈를 통해 보이는 선명도가 비슷하다고 대답한다. 여기서 난시 검사를 끝낸다.

■ 교차원주렌즈의 흰색 점이 P자와 일치할 때 더 선명하게 보인다고 대답하면:

㉠ Cyl +0.50D를 가한다. 합 Cyl −1.00D이다. 동시에 Sph +0.25D를 줄인다.

㉡ 그 다음에도 피검사자가 계속 흰색 점이 P자와 일치할 때 더 선명하게 보인다고 하면 Cyl +0.50D를 더 가한다. 합 Cyl −0.50D 이다.

㉢ 이제는 빨간색 점이 P자와 일치할 때 더 선명하게 보인다고 하면 Cyl −0.25D를 가한다. 합 Cyl −0.75D이다.

㉣ 다음에는 피검사자가 양쪽 렌즈를 통해 보이는 선명도가 비슷하다고 대답한다. 여기서 검사를 끝낸다.

㉪ 만약 피검사자가 두 렌즈 사이에서 계속 왔다 갔다 한다면 어떤 도수로 처방할 것인가? 예를

들어, Cyl −0.25D를 가하면 흰색 점이 P자와 일치할 때 더 선명하다고 대답하고, Cyl +0.25D를 가하면 빨간색 점이 P자와 일치할 때 더 선명하다고 대답할 때이다.

㉰ 이러한 경우, 원주렌즈 도수는 될 수 있으면 낮은 도수로 교정해 주는 것이 좋다. 그 이유는 낮은 원주렌즈 도수로 교정해 주는 것이, 피검사자가 안경을 맞추어 착용할 때 적응이 빠르고, 조금이나마 편하게 착용할 수 있기 때문이다.

(2) 검안테와 JCC 렌즈를 사용한 원주렌즈 도수검사

검안테를 사용한 굴절검사에서도 포롭터를 사용하여 난시 도수를 검사하는 순서와 같으나, JCC 렌즈에 표시되어 있는 축 방향의 색깔이 포롭터의 것과 다르다. JCC 렌즈에 찍혀있는 흰색 점들은 플러스 원주렌즈의 축 방향을 나타내는 것이 아니므로 주의가 필요하다. JCC 렌즈의 빨간색 선이 교정되어 있는 원주렌즈의 축 방향과 겹쳐졌을 때 시표의 글자들이 더 선명하게 보인다고 대답하면 마이너스 원주렌즈 도수를 올려준다. 반대로 JCC 렌즈의 검정색 선이 교정 원주렌즈의 축 방향과 겹쳐졌을 때 더 선명하게 보인다고 대답하면 플러스 원주렌즈 도수를 올려준다(그림 24-13).

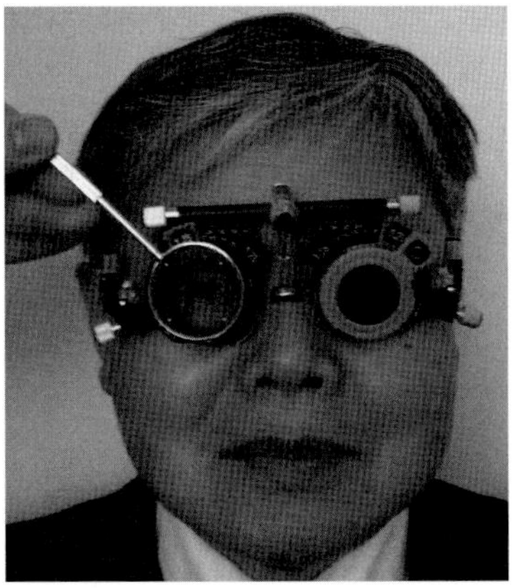

[그림 24-13] JCC 렌즈를 사용한 원주렌즈 도수검사

교차원주렌즈를 사용하여 검사할 때 주의해야 할 것은 원주렌즈의 도수를 올린 경우, 그 올려준 원주렌즈 도수의 절반만큼 구면도수를 내려주어, 최소착란원이 항상 망막 위에 위치하도록 구면렌즈 대응치를 유지시켜야 한다는 것이다. 최소착란원이 망막 위에 위치하고 있지 않으면, 교차원주렌즈를 사용하더라도 정확한 원주렌즈 도수를 검사해 낼 수가 없다.

교차원주렌즈를 사용한 원주렌즈 도수와 축 방향을 검사하는 방법을 요약하면 다음과 같다.

① 원주렌즈 축 방향 검사

교차원주렌즈의 중간축을 교정되어 있는 원주렌즈의 축 방향과 겹쳐지도록 맞추고, 반전시키면서 두 렌즈 중 더 선면하게 보이는 면을 선택하라고 한다. 더 선명하게 보인다고 대답한 면의 흰색 점과 빨간색 점의 위치를 확인한다. 마이너스 원주렌즈의 축 방향을 검사할 때에는 포롭터에 부착된 교차원주렌즈의 **빨간색 점**(또는 JCC렌즈의 **빨간색 선**)이 위치한 방향으로 축 방향을 15도씩 돌리면서 검사를 하고, 플러스 원주렌즈의 축 방향을 검사할 때에는 포롭터에 부착된 교차원주렌즈의 **흰색 점**(또는 JCC 렌즈의 **검정색 선**)이 위치한 방향으로 축 방향을 15도씩 돌리면서 검사를 한다. 이전의 축 방향으로 되돌릴 때에는 15도의 절반인 7도나 8도만 되돌리거나, 또는 5도 단위로 되돌리면서 검사를 시행한다.

② 원주렌즈의 도수 검사

교차원주렌즈의 마이너스 축(일반적으로 **빨간색 점** 또는 **빨간색 선**)이 교정되어 있는 원주렌즈의 축 방향과 겹쳐졌을 때 시표의 글자들이 더 선명하게 보인다고 대답하면 마이너스 원주렌즈 도수를 올려준다. 반대로 교차원주렌즈의 플러스 축(포롭터에서는 **흰색 점** 그리고 JCC 렌즈의 **검정색 선**)이 교정 원주렌즈의 축 방향과 겹쳐졌을 때 더 선명하게 보인다고 대답하면 플러스 원주렌즈 도수를 올려준다.

25 CHAPTER

운무법을 사용한 난시 검사

난시검사는 눈을 운무시켜 복합근시난시 상태에서 시행하는 방법과 교차원주렌즈(JCC 렌즈)를 사용하여 검사하는 방법이 있는데 교차원주렌즈를 사용한 난시 검사법은 앞에서 이미 설명하였다.

운무법으로 난시를 검사하는 방법으로 1) 난시표를 사용한 검사법, 2) 열공판을 사용한 검사법 그리고 3) 포물선시표를 사용한 방법 등이 있다.

운무법으로 난시를 검사할 때에는 검사받는 눈을 먼저 운무시켜 놓은 상태에서 시행해야 한다는 것을 잊어서는 안 된다.

1 난시표를 사용한 난시검사법

난시표를 사용한 난시검사 순서는 다음과 같다.

① 피검사자가 구면도수만으로 1.0의 시력으로 교정되지 않으면, 난시가 있을 것이라고 예상하고 난시 유무검사부터 시행한다.

② 난시 유무와 난시에 대한 원주렌즈의 축 방향과 도수를 찾아내기 위한 검사를 시작한다. 이 검사는 단안검사이다.

③ 프로젝터나 시력판에 있는 난시표를 사용하여 검사한다(그림 25-1).

④ 피검사자에게 시력판의 부채살 모양 또는 시계(방사선)모양의 난시표를 보라고 하면서 어느 방향의 선이 더 검거나, 더 진하거나, 또는 더 선명하게 보이는지를 말해 보라고 한다.

⑤ 모든 방향의 선이 똑같은 진하기로 보인다고 대답하면 +0.50D에서 +0.75D의 구면도수를 가하여 교정시력을 0.6-0.7정도로 운무시킨다. 운무시킨 상태에서 다시 "시계방향으로 표시된 여러 선 중에서 어느 방향의 선이 제일 진하게 보입니까?"하고 묻는다.

⑥ 어느 한 방향의 선이 더 진하게 보인다고 대답하면 그것이 어느 방향인지를 확인한다. 시계방향으로 몇 시 방향이 진하게 보이는지를 말해 보라고 한다.

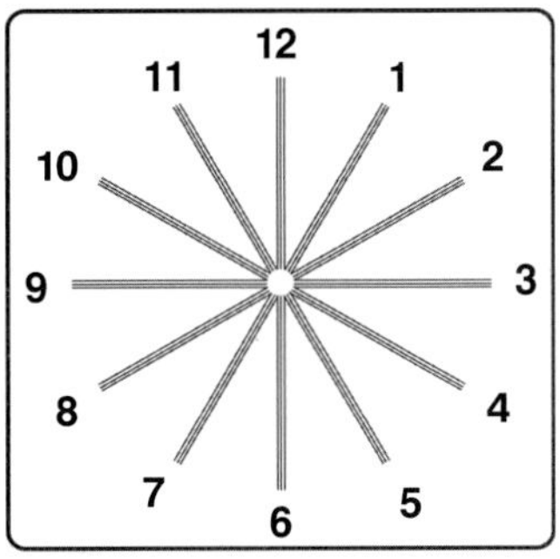

[그림 25-1] 난시표

⑦ 원주렌즈의 교정 축 방향은 피검사자가 더 진하게 보인다고 대답하는 시계방향에 따라 결정된다. 피검사자가 말하는 시계방향은 피검사자가 보고 있는 방향이지 검사자가 보고 있는 방향이 아니라는 것을 항상 기억하고 있어야 한다.

㉠ 마이너스 원주렌즈를 사용할 때의 교정 축 방향은 피검사자가 제일 진하게 보인다고 대답하는 선의 방향과 직각을 이루는 시계방향이 교정 축 방향이 된다.
피검사자가 2시와 8시 방향의 선이 제일 진하게 보인다고 대답하면 검사자는 120도로 축 방향을 잡아야 한다고 생각할 것이다. 검사자가 보는 2시와 8시 방향은 30도 방향이므로 이 축 방향과 직각을 이루는 각도는 120도가 되기 때문이다. 그러나 피검사자가 말하는 2시와 8시 방향을 검사자 쪽에서 볼 때에는 150도가 되므로, 마이너스 원주렌즈의 교정 축 방향은 150도와 직각을 이루는 60도가 된다. 피검사자가 대답하는 시계방향과 검사자가 보고 있는 시계방향은 다르다. 거울효과를 고려해야 한다.

㉡ 플러스 원주렌즈를 사용할 때의 교정 축 방향은 피검사자가 제일 진하게 보인다고 대답하는 선의 시계방향이 바로 교정 축 방향이다.
피검사자가 2시와 8시 방향의 선이 제일 진하게 보인다고 대답하면 검사자는 30도로 축 방향으로 교정해야 한다고 판단할 것이다. 그러나 검사자 쪽에서 보는 2시와 8시 방향은 30도 방향이지만, 피검사자가 말하는 2시와 8시 방향은 검사자 쪽에서 볼 때 150도가 된다. 그러므로 플러스 원주렌즈의 교정 축 방향은 150도가 된다.

마이너스 원주렌즈의 축 방향이 정확하게 교정되었는지를 확인하는 방법은 다음과 같다.

(a) 원주렌즈의 도수를 올려주었을 때, 진하게 보이는 선의 방향에 변화가 없는 경우, 축 방향

은 정확하게 교정된 것이므로 모든 방향의 선이 똑같이 선명하게 보일 때까지 도수만 조정한다.

(b) 원주렌즈의 도수를 올려주었을 때, 진하게 보이는 선의 방향에 변화가 나타나는 경우:

ⓐ 진하게 보이던 선의 방향이 반시계방향으로 이동하면, 교정 원주렌즈의 축 방향을 시계방향으로 회전시키면서 축 방향을 조정한다.

ⓑ 진하게 보이던 선의 방향이 시계방향으로 이동하면 교정 원주렌즈의 축 방향을 반시계방향으로 회전시키면서 교정한다.

⑧ 원주렌즈의 축 방향이 결정되면 원주렌즈의 도수를 검사한다.

㉠ 마이너스 원주렌즈로 검사할 때에는 원주렌즈 도수를 −0.25D씩 올려가면서, 모든 방향의 선이 똑같이 선명하게 보이든지 아니면 똑같이 흐려 보이든지, 모든 방향의 선이 동일한 진하기로 보인다고 대답할 때까지 도수를 올려 준다.

㉡ 플러스 원주렌즈로 검사할 때에도 +0.25D씩 올려가면서, 마이너스 원주렌즈로 검사할 때와 같은 방법으로 모든 방향의 선이 똑같은 선명도로 보인다고 대답할 때까지 도수를 올려 준다.

원주렌즈 도수를 과하게 교정해주게 되면 지금까지 진하게 보였던 선의 방향과 직각을 이루는 방향의 선이 더 진하게 보인다고 대답한다. 이는 원주렌즈 도수가 과교정된 것이므로 도수를 줄여주고, 모든 방향의 선이 똑같은 정도로 보이도록 조정한다.

⑨ 일단 원주렌즈 도수가 결정되면, 원주렌즈 도수를 0.50D 올려준 것에 대한 상응하는 구면도수인 0.25D를 가감해 주어야 한다. 즉 0.50D의 원주렌즈 도수를 계속 올려 주었다면, 가해준 원주렌즈의 총 도수에 해당하는 만큼의 반대 부호를 갖는 구면도수로 보정해 주어 구면렌즈대응치를 맞춘다.

㉠ 마이너스 원주렌즈로 검사할 때:

구면렌즈의 교정도수가 필요하지 않은 경우에서 검사를 시작했다. 추가로 Cyl −1.50D Ax060의 도수를 가해주어 교정했을 때 모든 방향의 선이 똑같이 선명하게 보인다고 대답하면, 이에 상응하는 구면도수인 0.75D를 가감해 주어야 한다. 플러스 구면도수를 가해 주던지 또는 마이너스 구면도수를 빼 주는 것은 같은 결과이다. 그 결과는 Sph +0.75 Cyl −1.50 Ax 060이 된다.

㉡ 플러스 원주렌즈로 검사할 때:

구면렌즈의 교정도수가 필요하지 않은 경우에서 검사를 시작했다. 추가로 Cyl +1.50D Ax150의 도수를 가해주어 교정했을 때 모든 방향의 선이 똑같이 선명하게 보인다고 대답하면, 이에 상응하는 구면도수인 0.75D를 가감해 주어야 한다. 이때에는 마이너스 구면도수를 가해 주던지 또는 플러스 구면도수를 빼 준다. 그 결과는 Sph −0.75 Cyl +1.50 Ax 150이 된다.

다른 예로, +2.00D의 구면도수로 일차 구면도수 검사를 끝낸 상태에서, 난시표의 2시 방향 선이 제일 선명하게 보인다고 대답했다. 원주렌즈의 축 방향을 150도로 교정하고, 원주렌즈 도수를 +1.50D까지 올려주었을 때 모든 방향의 선이 똑같이 선명하게 보인다고 대답했다. 추가한 원주렌즈에 대한 구면도수를 빼주면 그 결과는 Sph +1.25 Cyl +1.50 Ax 150이 된다.

⑩ 난시 도수와 축 방향에 대한 검사가 끝나면, 운무법을 시행하기 위해 가해 주었던 플러스 구면도수를 줄여주면서 최고의 교정시력이 나오는 최대의 플러스 구면도수 또는 최소의 마이너스 구면도수를 찾는다.

난시표를 사용한 검사에서 마이너스 원주렌즈의 교정 축 방향을 보다 쉽게 검사하는 방법으로 30의 법칙(Rule of 30)을 사용할 수 있다.

마이너스 원주렌즈의 축 방향을 결정할 때 "30의 법칙"을 기억하고 있으면 편리하다. 예를 들어, 피검사자가 1시 방향의 선이 가장 진하게 보인다고 대답하면 1×30 = 30이므로 30도 방향이 마이너스 원주렌즈의 교정 축 방향이 된다. 2시 방향이 진하게 보인다고 대답하면 2×30 = 60, 즉 60도에 축 방향을 맞추어 주면 된다. 그러나 10시 방향이 진하게 보인다고 대답하는 경우 10 × 30 = 300이므로, 300 − 180 = 120도로 축 방향을 교정해 주어도 되나, 더 간단하고 쉽게 계산할 수 있는 방법으로 10시 방향이 진하게 보인다는 것은 4시 방향이 진하게 보인다는 것과 같은 대답이므로 4×30 = 120도가 된다. 10시 방향을 연장해 보면 4시 방향이 된다.

플러스 원주렌즈를 사용하여 검사할 때에는 이 30의 법칙이 적용되지 않는다.

난시표를 사용한 난시검사 때의 장단점은 다음과 같다.

장점: 난시표 검사에서는 비교해야 할 여러 선들의 선명도를 동시에 보면서 검사를 진행하므로 더 진하게 보이는 선의 시계방향을 쉽게 찾아 낼 수 있다.

단점: 난시표를 사용하여 검사하는 경우, 난시표의 매 선 간격은 30도로 되어 있거나 선들의 간격 폭이 좁아도 10도나 15도의 간격을 두고 나누어져 있으므로, 5도 단위로 처방하는 난시 축 방향의 정확한 검사는 쉽지 않으며 오차가 발생할 수 있다.

2 열공판을 사용한 난시검사법

열공판은 검은 판에 작은 틈새를 뚫어놓은 기구로 틈새의 폭은 2mm, 1.5mm, 1mm 또는 그 이하이며 길이는 25mm로 되어 있다. 일반적으로 폭이 0.5mm인 것과 1.0mm인 것을 주로 사용한다(그림 25-2).

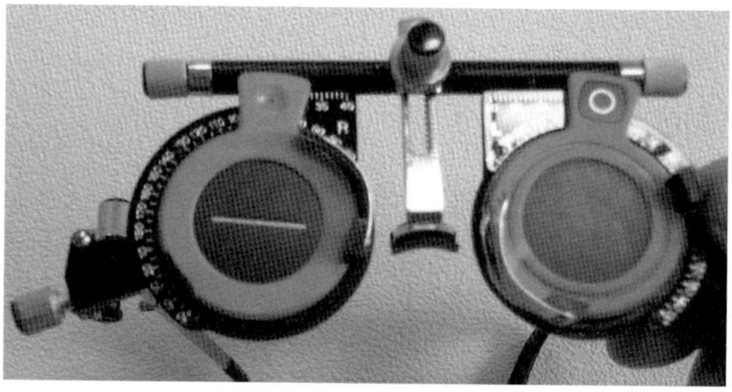

[그림 25-2] 열공판

열공판을 사용한 검사법은 각막 각 주경선의 굴절이상을 자각적 방법으로 검사하여 정확한 난시의 축 방향을 찾아내고자 할 때 시행한다. 또한 난시표나 교차원주렌즈를 사용한 난시검사에서 축 방향이 정확하게 교정 되었는지 여부를 확인하고자 할 때에도 열공판 검사를 시행한다.

열공판을 사용한 검사법은 특히 불규칙난시나 시력교정이 잘 되지 않는 경우, 그리고 바늘구멍 검사를 시행하는 경우와 마찬가지로 피검사자의 교정시력을 미리 예측하고자 할 때에도 매우 유용하게 사용된다. 열공판은 틈새방향과 직각방향인 폭이 좁아진 방향 쪽으로만 조리개역할을 하므로, 직난시는 열공판의 틈새방향을 수평으로 대고 검사하면 수직방향의 선이나 시표(그림 25-3)는 정확하게 구별하여 볼 수 있으나, 수평방향의 선이나 시표(그림 25-4)는 정확하게 구별하지 못하여 틀리게 읽는 경우가 흔하다. 반대로 도난시에서는 열공판의 틈새방향을 수직으로 대주면 수평방향의 선이나 시표를 볼 때 좋은 교정시력을 얻을 수 있다.

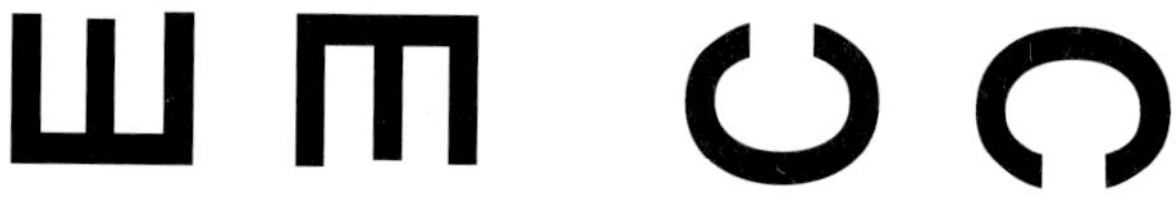

[그림 25-3] 수평방향 열공판으로 잘 보이는 시표

[그림 25-4] 수직방향 열공판으로 잘 보이는 시표

열공판을 사용한 난시검사의 순서는 다음과 같다.

㉮ 검안테와 1.0 mm 폭의 열공판을 사용하여 한쪽 눈씩 검사한다. 왼쪽 눈을 먼저 가린다.

㉯ 피검사자에게 검안테를 씌우고, 검안테를 조정하여 피검사자의 눈이 검안테 검사창의 중앙에 오도록 맞춘다.

㉰ 피검사자가 읽을 수 있는 가장 작은 시표보다 두 줄 큰 시표를 보고 있으라고 한다.

㉱ 교정된 구면도수에 +0.75D의 구면도수를 가하여 운무시킨다.

㉲ 1 mm 폭의 열공판을 운무시킨 눈앞에 끼운다. 만약 피검사자의 교정시력이 현저하게 저하되면, 폭이 더 넓은 열공판을 사용한다.

㉳ 가장 좋은 교정시력이 얻어질 때까지 열공판을 돌린다. 이때, 이 열공판의 틈새방향은 교정할 마이너스 원주렌즈의 축 방향과 같다. 즉 운무상태에서 열공판을 돌리면서 검사할 때, 틈새방향이 90도에 있을 때 교정시력에 호전이 있다면 마이너스 원주렌즈의 교정 축 방향은 90도가 된다.

㉴ 운무시킨 플러스 구면도수를 한 단계씩 줄여준다. 최고의 교정시력을 기록한다.

㉵ 그 다음 열공판을 돌려 교정시력이 가장 저하되는 방향을 찾는다. 일반적으로는 앞에서 검사된 90도의 직각인 180도에 틈새방향을 맞추었을 때 시력이 제일 심하게 저하된다. 만약 이 각도가 앞에서 검출된 90도 방향과 직각을 이루는 180도 방향이 아니라면, 이는 불규칙난시가 있는 것이다.

㉶ 교정시력이 제일 저하되는 방향을 새로운 원주렌즈 축 방향으로 정하고 교정시력이 호전되는 구면도수를 찾는다. 열공판의 틈새가 90도에 있었을 때와 나중의 축 방향에서 검사된 구면도수의 차이가 교정에 필요한 원주렌즈 도수가 된다. 교정시력을 기록한다.

㉷ 만약 불규칙난시가 있는 경우, 구면렌즈와 원주렌즈의 교정 도수는 검사에서 얻은 두 개의 결과 값을 끼워 넣고 렌즈미터를 사용해 전체 도수를 측정하던지 또는 사축 교차원주렌즈 공식을 사용하여 결과 값을 계산한다.

㉮ 오른쪽 눈의 교정시력을 측정한다. 그 다음 피검사자의 오른쪽 눈을 가리고 왼쪽 눈도 같은 방법으로 검사한다.

3 포물선시표를 사용한 난시검사법

라우비체크시표를 사용한 난시검사는 난시표를 사용한 검사법보다 난시의 축 방향과 도수를 정확하게 검사할 수 있다는 장점은 있으나 검사하는 방법이 불편하여 임상에서 많이 사용되지 못하고 있다. 원주렌즈 축 방향의 검사는 비교적 간단하나 원주렌즈의 도수 검사는 매우 복잡하여 라우비체크시표를 사용한 원주렌즈 도수 검사 대신 포물선시표(paraboline chart)를 사용한 검사법에 대해 설명하겠다. 포물선 시표의 모양은 다음과 같다(그림 25-5).

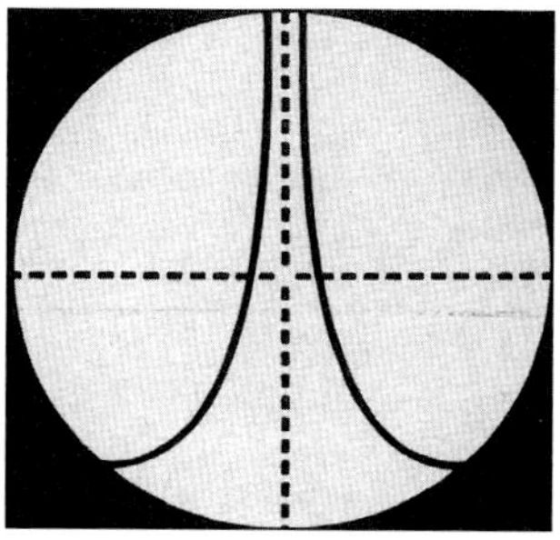

[그림 25-5] 포물선시표

이 시표는 2개의 포물선이 좌우 대칭의 곡선도형을 하고 있는 라우비체크시표에 십자모양의 점선을 겹쳐 만들어진 것이다.

두 포물선의 만곡은 거의 90도이고, 두 포물선의 가장 좁은 부분은 평행에 가까운 상태로 되어있다. 난시가 있는 눈이 이 시표를 볼 때 곡선의 어느 한 부분이 다른 부분보다 더 진하게 보이는지를 검사함으로서 난시의 축 방향을 검사해 낼 수 있다.

라우비체크시표를 사용하면 원주렌즈의 축 방향을 쉽고 정확하게 검사해 낼 수 있으므로, 먼저 두 포물선을 사용하여 교정할 원주렌즈의 축 방향을 검사한다. 원주렌즈의 축 방향이 결정되면 다음으로 십자모양의 점선들이 똑같이 선명하게 보인다고 대답할 때까지 -0.25D씩 원주렌즈 도수를 올려준다.

포물선시표를 사용한 난시검사 순서는 다음과 같다.

㉮ 단안검사이며, 오른쪽 눈부터 검사를 시작한다.

㉯ 교정된 구면도수에 +0.75D의 구면도수를 가하여 운무시킨다.

㉰ 피검사자에게 포물선시표를 보고 있으라고 한다.

㉱ 난시가 없으면, 2개의 곡선 전체가 똑같이 진하게 보인다.

㉲ 난시가 있는 경우 곡선 중 어느 한 부분이 진하게 보인다.

㉠ 직난시는 두 포물선의 가장 좁은 부분이 진하게 보인다. 마이너스 원주렌즈의 교정 축 방향은 진하게 보이는 이 두 포물선의 가장 좁은 부분과 직각을 이루는 각도에 있다.

㉡ 도난시는 두 포물선이 가장 멀리 떨어져 있는 부분이 진하게 보인다. 이때 두 포물선의 가장 좁은 부분이 진하게 보이도록 시표를 돌려 맞춘다. 마이너스 원주렌즈의 교정 축 방향은 항상 진하게 보이는 두 포물선의 가장 좁은 부분의 방향과 직각을 이루는 각도에 있다.

㉢ 사난시의 경우는 두 곡선 중 어느 한 부분이 진하게 보인다. 이때 두 포물선의 가장 좁은 부분이 진하게 보이도록 시표를 돌려 맞추고, 이 방향과 직각을 이루는 각도가 곧 마이너스 원주렌즈의 교정 축 방향이 된다.

즉 라우비체크시표에 의한 난시 축 방향의 검사는 두 개의 포물선 중 어딘가에 진한 부분이 있을 때 진하게 보이는 부분의 반대방향으로 라우비체크시표를 회전시켜 두 포물선의 가장 좁은 끝부분이 똑같은 정도로 진하게 보이도록 맞추는 것이다. 그리고 두 포물선의 가장 진하게 보이는 좁은 끝부분과 직각을 이루는 각도가 교정할 마이너스 원주렌즈의 축 방향이다.

㉳ 일단 포물선을 사용하여 교정할 마이너스 원주렌즈의 축 방향이 결정되면, 십자모양의 점선들이 모두 똑같이 선명하게 보인다고 대답할 때까지 -0.25D씩 원주렌즈 도수를 가하면서 교정한다.

㉴ 오른쪽 눈의 검사가 끝나면, 오른쪽 눈을 가리고 왼쪽 눈을 검사한다.

원주렌즈의 축 방향과 도수에 대한 검사가 끝나면, 구면도수 재확인 검사를 통해 원주렌즈의 교정에 따른 구면도수의 변화를 다시 검사한다.

26
CHAPTER

바늘구멍(핀홀) 검사

나안시력이건 교정시력이건, 피검사자의 원거리시력이 1.0 까지 볼 수 없다면, 바늘구멍검사를 시행하여 교정시력의 호전이 있는지 여부를 먼저 확인하면 향후 굴절검사 때 많은 도움을 받을 수 있다. 바늘구멍의 직경은 다양한 크기로 되어 있으나, 검사의 필요에 따라 직경 크기를 선택하여 사용한다. 이 바늘구멍 판(그림 26-1)을 적절하게 사용하면 쉽고 빠르게 검사를 시행할 수 있으며, 또한 진단적 가치도 매우 큰 검사법이다.

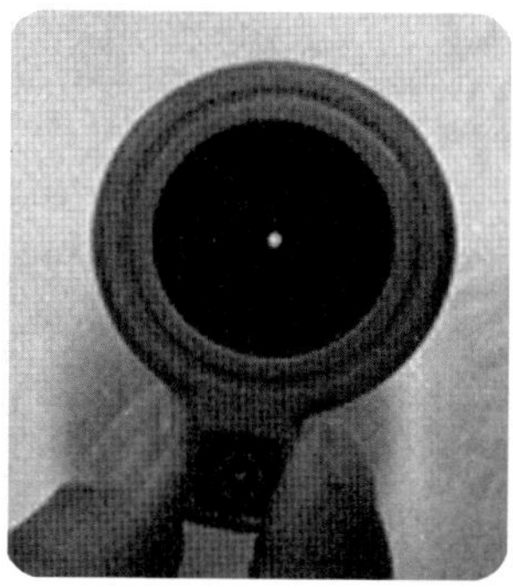

[그림 26-1] 바늘구멍 판

피검사자로 하여금 바늘구멍을 통해 읽을 수 있는 가장 작은 시표의 글씨까지 읽어보라고 한다. 굴절검사를 하는 과정에서 피검사자가 바늘구멍을 통한 교정시력의 호전정도를 주의 깊게 살펴야 한다. 피검사자가 바늘구멍을 통해 시표를 보아도 교정시력이 별로 호전되지 않으면 시력장애를 일으키는 눈의 질환이 있는지 여부를 의심해 보아야 한다.

바늘구멍 판을 사용하면 정확하지 않던 초점이 더 정확하게 맞추어져 보다 좋은 시력을 얻을 수 있다. 그 이유는 망막 위에 맺혀진 최소착란원의 직경이 작아지기 때문이다(그림 26-2).

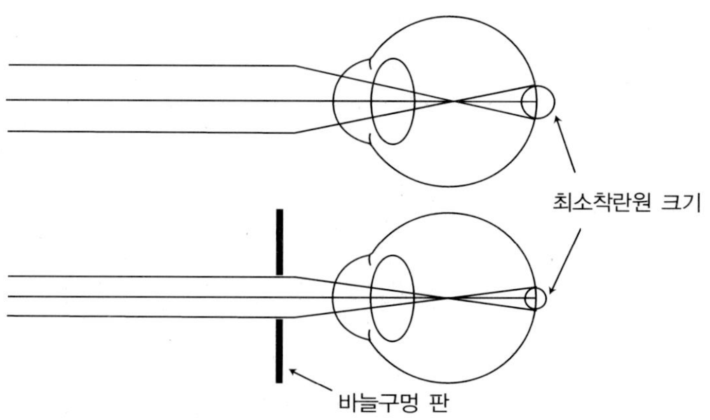

[그림 26-2] 바늘구멍 판과 최소착란원의 관계

눈의 중심축을 지나는 광선은 안광학계를 통과할 때 전혀 굴절됨이 없이 통과하나, 중심축에서 벗어난 광선이 눈으로 많이 들어올수록 상은 흐려 보이게 된다.

바늘구멍 판을 사용하면 초점심도가 깊어지나 바늘구멍 검사 때 눈의 망막까지 도달하는 빛의 양이 감소하게 되면 시력에 부정적 영향을 미치게 된다. 예로 백내장과 같이 매질에 혼탁이 생기게 되면, 눈 안으로 들어오는 빛의 양이 줄어들게 되어, 바늘구멍 검사를 시행하면 시력은 오히려 저하된다. 바늘구멍 검사에 영향을 미치는 다른 요소로는 회절이 있다. 정상적인 1.0 시력을 나타내는 사람도 직경이 작은 바늘구멍 판을 사용하여 검사하면, 망막 상(像)은 회절로 인한 퍼짐현상 때문에 선명도가 떨어진다.

바늘구멍 검사의 적응증은 다음과 같다.

㉮ 일반적인 시력검사에서 원거리와 근거리 시력 모두가 0.5(20/40) 이하인 경우

㉯ 시력저하의 원인을 감별할 때

㉠ 교정되지 않은 굴절이상이 원인

바늘구멍 판을 사용하여 검사할 때 교정시력이 조금이라도 호전되면 아직 미교정된 굴절이상이 있다는 것을 의미한다. 일반적으로, 시력저하의 원인이 굴절이상 때문이라면, 바늘구멍 판을 사용하여 검사할 때 교정시력은 호전된다.

㉡ 각막, 수정체나 망막 등의 질환이 원인

시력저하가 눈의 병적 원인, 예로 황반변성, 백내장, 각막혼탁 등과 같은 질환에 의한 것이라면, 바늘구멍 검사를 시행할 경우 교정시력은 오히려 더 저하되거나 아무 변화가 없다.

㉰ 단안복시의 원인을 감별

㉱ 비정시의 종류와 굴절이상의 정도를 검사

㉠ 피검사자에게 5m 거리에서 바늘구멍 판을 통해 0.1 시표의 글자를 보고 있으라고 한다. 그 다음 피검사자에게 조절마비제를 점안하여 조절마비 상태에서 바늘구멍 판을 눈앞 정면에 대고 서서히 왼쪽이나 오른쪽으로 움직이면서 검사를 한다. 보고 있는 글자가 바늘구멍 판의 움직임 방향과 같은 방향으로 움직이면(동행), 이는 근시가 있는 것이다. 글자가 바늘구멍 판의 움직임 방향과 반대 방향으로 움직이면(역행), 이는 원시가 있는 것이다. 바늘구멍 판을 움직여도 글자가 움직임 없이 그대로 있다면 이는 정시이다. 망막검영법 소견과는 반대이며, 글씨의 움직임 속도는 굴절이상의 정도와 정비례 한다.

㉡ 피검사자에게 5m 거리에서 바늘구멍 판을 통해 0.1 시표의 글자를 보고 있으라고 한다. 바늘구멍 판을 눈으로부터 서서히 멀리 이동시키면서 검사를 한다. 글자가 작아지거나 멀어져 보인다고 하면, 이는 근시가 있는 것이며, 글자가 커 보이거나 가까워 보인다고 대답하면 원시가 있는 것이다. 보이는 글자의 크기에 변화가 없다면, 이는 정시를 의미한다. 방법 ㉡은 방법 ㉠에 비해 정확도는 떨어진다.

㉲ 노시안 검사(상의 확대)

바늘구멍 판을 사용하면 상의 초점심도가 깊어지므로 물체의 상은 눈에 가깝게 위치한 것처럼 느끼게 되며, 망막에 맺히는 상의 크기는 커지고, 물체는 확대되어 보인다. 바늘구멍 판이 상을 확대 시키므로 노시안 피검사자들이 돋보기나 확대경 없이 책이나 신문을 가까이에 놓고 읽을 수 있게 된다.

㉳ 최종 교정도수를 확인할 때

㉴ 각막이상이나 수정체 혼탁이 있을 때 눈의 광학계 중에서 어느 부분이 시력에 가장 유용하게 사용되고 있는 지를 검사할 때

㉵ 눈에서 부유물이 보이는 경우

㉶ 백내장 수술 전에 수술 후의 최종 교정시력을 미리 예측하고자 할 때

㉷ 비정상적인 눈의 상태를 교정한 후 최고의 교정시력을 얻을 수 없을 때 사용할 수 있다. 예를 들어, 눈에 외상을 입은 응급환자에게 사용할 수 있다.

바늘구멍 검사과정은 다음과 같다.

㉮ 이 검사는 원거리 및 근거리 시력검사에서 교정시력이 0.5(20/40)이하 일 때 시행한다.

㉯ 피검사자는 평상시 사용하던 안경을 착용한다. 무수정체증 피검사자에게는 +10D의 구면렌즈

를 끼운다.

㉰ 단안검사이므로 검사받지 않는 쪽 눈은 가린다.

㉱ 피검사자에게 바늘구멍 판의 구멍을 통해 시력표를 쳐다보면서 읽을 수 있는 가장 작은 시표의 글자들을 읽어보도록 한다.

㉲ 피검사자에게 읽을 수 있었던 가장 작은 시표보다 한 시표 큰 글자를 보고 있으라고 한다.

바늘구멍 검사의 결과 해석은 다음과 같다.

㉮ 바늘구멍 판을 사용하면 약간의 굴절이상을 교정해 줄 수 있는데, 이는 눈의 초점심도의 깊이를 증가시켜주고 최소착란원의 크기를 감소시켜주기 때문이다.

㉯ 바늘구멍 판을 통해 시표를 볼 때 교정시력이 호전되면, 시력저하의 원인은 굴절이상에 의한 것이다.

㉰ 가장 효과적인 바늘구멍의 직경은 약 1.32mm이다.

㉠ 이는 약 3D의 굴절이상을 중화시킬 수 있다.

㉡ 바늘구멍의 직경이 작을수록, 빛의 회절현상과 눈 속으로 들어오는 빛의 양의 감소로 시력은 오히려 저하된다. 바늘구멍의 직경이 1mm 보다 작으면, 심한 회절현상이 나타나 시력은 오히려 저하된다. 바늘구멍 판을 사용하면 물체로부터 발산되어 나오는 빛의 양 중 망막에 도달하는 양이 감소하게 되므로, 주시물체가 밝을수록 검사하기가 쉬워진다.
실내조명 밝기는 시력표의 대비감도에 영향을 줄 수 있으므로, 실내 조명의 밝기는 조금 낮게 맞춘 상태에서 검사를 시행하는 것이 좋다.

㉢ 바늘구멍의 직경이 커지면 굴절이상을 중화시키는데 별로 작용을 하지 못한다.

㉱ 굴절이상의 종류를 대략적으로 찾아낼 수 있다.

㉠ 시력교정 전에 바늘구멍검사를 시행한다.

ⓐ 시력 향상이 있을 경우 굴절이상의 교정으로 시력교정이 가능하다.

ⓑ 시력이 교정되지 않거나 오히려 저하될 경우 시력저하의 원인으로 눈의 질환을 의심해야 한다.

㉡ 굴절검사 후 교정시력이 1.0까지 교정되지 않을 때에는 교정도수 위에 바늘구멍 판을 대고 검사한다.

ⓐ 시력 향상이 있을 경우 굴절검사가 정확하게 시행되지 못했거나 불규칙난시가 있는지를 확인해야 한다.

ⓑ 시력이 교정되지 않거나 오히려 저하될 경우 시력저하의 원인으로 눈의 질환을 의심해야 한다.

㉢ 눈의 굴절상태에 따른 바늘구멍 검사 때의 시력교정효과는 다음과 같다.

ⓐ 정시; 바늘구멍 검사에서 시력은 변화가 없거나 오히려 저하된다. 또한 완전교정된 굴절이상에서도 같은 효과가 나타난다.

ⓑ 근시; 바늘구멍 검사에서 시력은 향상된다.

ⓒ 원시; 바늘구멍 검사에서 시력은 변화가 없거나 오히려 저하될 수 있다.

ⓓ 난시; 규칙난시이건 불규칙난시이건 바늘구멍 검사에서 시력은 향상된다.

㉮ 굴절이상 정도와 교정효과

평상시에 사용 중인 안경이 굴절이상을 완전 교정한 상태라면, 바늘구멍 판을 사용해도 시력에는 변화가 없거나 오히려 시력이 약간 저하될 수 있다.
굴절이상이 심한 상태에서는 바늘구멍 판을 사용해도 최소착란원의 크기를 많이 줄일 수는 없다. 그러므로 고도의 굴절이상 피검사자는 바늘구멍 판을 사용하여 검사해도 좋은 교정효과를 얻을 수 없다. 굴절이상이 심할수록 바늘구멍 판에 의한 교정효과는 비례해서 떨어진다.

㉯ 바늘구멍 판과 각막사이의 거리

바늘구멍 판을 각막에 가까이 대줄수록 주시물체로부터 망막에 도달하는 빛의 양은 많아지고, 시야도 넓어진다.

27 CHAPTER 조절마비 굴절검사

굴절검사를 시행할 때, 플러스 구면도수를 먼저 가하는 것에 익숙해져 있어야 한다고 누차 강조하였다. 피검사자에게 너무 많은 마이너스 구면도수를 가해 줌으로 해서 마이너스 도수가 과교정되는 것을 피해야 한다. 특히 피검사자에게 조절마비를 시키지 않은 상태에서 굴절검사를 시행할 때에는 더욱 주의해야 한다. 마이너스 구면도수가 과교정되는 이유 중 하나는 마이너스 구면도수를 포롭터에 가하게 되면 섬모체근이 자극을 받아 수축하고, 눈의 수정체는 두꺼워져서 눈에 플러스 굴절력을 더 해주게 된다. 이로 인해 눈은 더욱 근시상태로 변하여, 포롭터에 가해준 마이너스 구면도수의 일부를 중화시키게 된다. 즉 눈은 조절하게 된다는 것이다. 이 결과로, 포롭터에 마이너스 구면도수를 더 가해 주어야만 피검사자는 글씨가 또렷하게 보인다고 느낀다. 그러나 피검사자가 시력표의 더 작은 시표의 글씨들을 실제로 읽어 내지는 못한다. 마이너스 구면도수에 변화를 주기 전에 읽지 못하던 작은 글씨들을 읽을 수 있게 해주기 위해서는 필요 이상의 많은 마이너스 구면도수를 가해 주게 되고, 이로 인해 마이너스 구면도수를 과교정 해 주게 된다. 피검사자가 조절을 하고 있는 상태에서, 과다하게 마이너스 구면도수를 가해 주는 것을 좋아한다면 이것을 "마이너스도수 올리기"라고 한다.

피검사자가 얼마나 많은 양의 "마이너스도수 올리기"를 하는지를 알면 깜짝 놀랄 것이다. 예를 들어, 교정을 받지 않은 나안시력이 1.0(20/20)인 젊은 사람을 실험해 보면, 매 0.25D의 마이너스 구면도수를 가해줄 때마다 더 잘 보이고 편해진다고 해서 계속 마이너스 구면도수를 올려주다 보면, Sph −2.00D 또는 그 이상까지 올려주는 경우를 볼 수 있다. 나이가 어릴수록 조절력이 강하므로 더 많은 마이너스 도수를 중화시킬 수 있다. 그러나 1.2 시표의 글씨는 읽지를 못한다.

피검사자에게 마이너스 구면도수를 과교정해 처방하는 것을 미연에 예방할 수 있는 검사법으로 몇 가지가 있다. 약물을 사용하여 조절마비 굴절검사를 시행하는 방법과 약물을 사용하지 않고 시행하는 운무법이나 적록이색검사법 등이 있다.

마이너스 구면도수의 과교정문제는 조절 때문에 발생되는 것이므로, 피검사자의 눈을 조절마비 시켜놓고 검사를 하는 것은 마이너스 구면도수의 과교정을 예방하는 방법들 중 가장 확실한 방법이다.

여기에서는 약물을 사용하여 일시적으로 섬모체근의 수축력을 저하시키거나 마비시켜 검사하는 방법에 대해 설명한다. 약물을 사용한 조절마비 굴절검사를 시행해야 하는 경우는 다음과 같다(표 27−1).

[표 27-1] 조절마비 굴절검사가 필요한 경우

조절마비제를 사용하여 굴절검사를 해야 하는 경우
1. 안경을 맞추기 위해 처음으로 굴절검사를 받는 어린이
2. 조절내사시가 있을 때
3. 거짓근시가 의심될 때
4. 잠복원시를 검사하기 위해
5. 뇌병, 마취상태로 검사에 협조가 안 되는 환자나 어린이
6. 굴절이상 정도가 일반 굴절검사 결과로는 설명이 안 될 때
7. 동공이 작아서 굴절검사가 불가능한 경우

조절마비를 시키지 않은 피검사자에게는 "조절(마이너스 도수 올리기)"를 하고 있는 상태에서 검사를 받고 있는 것과 같은 상황이다. 조절마비를 시키지 않은 상태에서 굴절검사를 시행하면, 피검사자의 눈은 흐린 상을 선명하게 보기 위해 스스로 눈의 굴절력을 증가시켜 더 많은 마이너스 구면도수의 교정이 필요하게 만든다.

이러한 현상이 나타나는 기전은 다음과 같다.

㉮ 피검사자에게 마이너스 구면도수를 조금 올려 교정해 주면 눈은 반대로 플러스 굴절력을 얻은 효과가 나타나므로, 상이 더 또렷하고 잘 보인다고 대답한다.

㉯ 마이너스 구면도수를 조금 더 가하게 되면 눈은 더욱 플러스 굴절력을 갖게 된다. 이렇게 계속 마이너스 구면도수를 올려주게 되면 몇 디옵터의 마이너스 구면도수가 과교정 될 수 있다.

㉰ 마이너스 구면도수를 몇 디옵터 올려주게 되면, 피검사자는 인위적으로 과다하게 올려준 마이너스 구면도수를 극복하기 위해 조절을 하고 있어야만 한다.

㉱ 이 결과 피검사자의 눈은 항상 조절하고 있는 상태에 놓여있게 되어, 가까운 물체를 볼 때 필요한 조절력이 얼마 남지 않게 된다.

㉲ 일상생활에서도 과다한 조절에 의해 눈은 항상 피곤하고, 심한 경우 머리도 아프다고 호소한다.

섬모체근을 마비시켜 놓으면 눈은 조절을 할 수 없게 된다. 이러한 상황에서 시행하는 굴절검사는 마이너스 구면도수 과교정의 위험에서 벗어나므로, 편안한 마음으로 굴절검사를 시행할 수 있게 된다.

나이에 따라 조절력에 많은 차이가 있으며, 나이가 어릴수록 조절력이 더 강하여 가독물을 눈에 가까이 놓아도 읽을 수 있다는 것을 알 수 있다(표 27-2).

[표 27-2] 연령별 조절력과 근점거리

나이	조절력(단위:D)	근점거리(단위:cm)
10	14.0	7.0
15	12.0	8.3
20	10.0	10.0
25	8.5	11.7
30	7.0	14.2
35	5.5	18.2
40	4.5	22.2
45	3.5	28.5
50	2.5	40.0
55	1.75	57.0
60	1.00	100.0
65	0.50	200.0
70	0.25	400.0
75	0	무한대

처음 굴절검사를 받는 어린이들에게는 섬모체근을 마비시키기 전에 먼저 굴절검사를 시행하고, 그 다음 섬모체근을 마비시킨 상태에서 조절마비 굴절검사를 한 번 더 시행해야 한다. 이 두 검사결과를 비교하면 어느 정도 조절을 하고 있는지를 알 수 있다. 일반적으로 이 두 검사결과 값의 차이는 0.50D에서 1.25D 이다.

조절마비 굴절검사를 시행하기 위해 사용할 약물을 선택할 때 영향을 주는 몇 가지 요소가 있다.

먼저 좋은 조절마비제의 조건을 보면 다음과 같다(표 27-3).

[표 27-3] 좋은 조절마비제의 조건

좋은 조절마비제의 조건
1. 효과가 빨리 나타나야 한다.
2. 굴절검사의 검사과정이 끝날 때까지 조절마비 효과가 지속되야 한다.
3. 짧은 시간 내에 정상적인 조절력으로 회복되어야 한다.
4. 동공확대 효과와 관계없이 조절마비 효과가 좋아야 한다.
5. 눈에 부작용이 없어야 한다.
6. 전신적인 부작용이 없어야 한다.

일반적으로 주로 사용되는 조절마비제는 다음과 같다(표 27-4).

[표 27-4] 조절 마비제의 종류

	아트로핀	호마트로핀	싸이크로질	미드리아씰
작용기전	부교감신경차단제	부교감신경차단제	부교감신경차단제	부교감신경차단제
농도	0.5, 1%	1, 2, 4, 5%	0.5, 1, 2%	0.5, 1%
용법	3일간 1일 3회 점안	5분 간격으로 3회 점안	5분 간격으로 2회 점안	5분 간격으로 2회 점안
효과시작시간				
1. 조절마비	45-80분	30~60분	30~60분	20~40분
2. 동공확대	30분	40~60분	30~60분	20~30분
효과지속시간				
1. 조절마비	10~15일	1~2일	12~24시간	4~6시간
2. 동공확대	10~12일	1~2일	24시간	2~4시간
비고	홍채색이 진할수록 효과가 적다	홍채색이 진할수록 효과가 적다	홍채색이 진할수록 효과가 적다	홍채색이 진해도 효과가 좋다

피검사자의 나이와 홍채색이 조절마비제의 작용에 많은 영향을 미친다. 나이에 따라 조절마비제를 사용하여 검사할 때 얻을 수 있는 효과들은 다음과 같다.

① 20세 이하의 피검사자

㉮ 연령에 따라 조절력이 다르기 때문에 나이가 어릴수록 조절마비제에 의해 조절력이 많이 억제되어, 조절마비 전과 후의 굴절검사 결과에 많은 차이가 나타날 수 있다.
예를 들어, 일곱 살짜리 아이가 굴절검사를 받으러 왔다. 아이 엄마는 다른 곳에서 받은 안경처방이 잘 맞지 않는 다고 생각한다. 렌즈미터로 도수를 측정한 결과 −0.75D의 구면도수로 측정됐다. 검사자는 지난번 굴절검사를 받을 때 안과에서 조절마비 굴절검사를 받았는지를 물어 보아야 한다. 일상생활에서 아이들의 눈은 조절능력이 아주 크므로, 처음 굴절검사를 받을 때에는 조절마비제를 사용하여 섬모체근을 마비시켜 조절마비 굴절검사를 시행하는 것이 정확하고 좋은 결과를 얻을 수 있다고 설명해 주어야 한다. 이 피검사자에게 조절마비 굴절검사를 시행한 결과 +2.50D의 교정이 필요한 원시가 있다는 것을 알 수 있었다.

㉯ 홍채색이 진할수록 약물에 대한 반응이 적어, 높은 농도나 더 많은 양의 약물을 점안해야 효과가 나타난다. 약물을 많이 점안할수록 약물에 대한 부작용도 발생할 가능성이 높아지므로 점안할 때 부작용의 발생에 대해서도 주의 깊게 관찰해야 한다.

㉰ 아트로핀은 사시가 있는 어린아이에 주로 사용한다. 열이 나거나 심장박동이 빨라지는 등의 전신적 부작용이 흔히 나타나는 것이 단점이다.

㉱ 학동기 어린이나 청년층에 대해 조절마비 굴절검사를 시행할 경우에는 싸이크로질이나 미드리아씰을 사용하는 것이 좋다. 이 약제들의 조절마비 효과는 빨리나타나고, 약효의 지속시간은 비교적 짧아 빠른 시간 내에 정상 일상생활로 돌아 갈 수 있다.

② 20세에서 45세사이의 피검사자

20세에서 45세 사이의 근시 피검사자에서는 조절마비 전과 후의 굴절검사 결과가 거의 일치하게 나타난다. 그러나 원시 피검사자들에서는 2~3D 정도의 조절을 계속하고 있을 수 있으므로 조절마비 전과 후의 굴절검사 값에서 이 차이가 나타난다.

③ 45세에서 60세 사이의 피검사자

45세에서 60세 사이의 피검사자에서, 조절마비 굴절검사가 필요한 경우에는 섬모체근을 마비시키기 전에 일반적인 굴절검사를 먼저 시행해야 한다. 그 이유는 다음과 같다.

㉮ 비록 원거리 굴절검사에선 조절력이 완전히 이완되어 있기를 원하지만 일반적으로 피검사자들

은 어느 정도의 조절을 계속하고 있다.

㈏ 피검사자들이 근거리 작업을 할 때, 어느 정도의 조절력을 가지고 있는지를 알기 위해 섬모체근을 마비시키기 전에 근거리 굴절검사를 먼저 해 두어야 한다.

㈐ 섬모체근을 마비시키기 전에 미리 굴절검사를 해 두지 않고 조절마비 굴절검사를 바로 시행하면, 근거리 굴절검사 때 조절력을 알 수 없게 된다.

④ 60세 이상의 피검사자

60세가 넘은 피검사자들은 조절력이 거의 상실된 상태이므로 조절마비 굴절검사는 의미가 없다. 그러므로 섬모체근을 마비시킨 상태에서 조절마비 굴절검사를 시행할 필요는 없다.

조절마비 굴절검사 때 난시의 도수뿐만 아니라 난시의 축 방향도 조절마비 전 굴절검사에서 얻은 결과와 많은 차이가 나는 경우가 있다. 이러한 상황에서는 각막곡률계법으로 조절마비에 의해 수정체성 난시의 변화가 있었는지를 확인해야 한다.

조절마비 굴절검사가 보다 정확한 결과를 얻을 수 있는 등 여러 장점은 있으나, 조절마비제를 사용함으로써 나타날 수 있는 여러 문제점들도 있다(표 27-5).

[표 27-5] 조절마비 굴절검사의 단점

조절마비 굴절검사의 단점
1. 동공이 커지면 구면수차가 발생하여 망막검영법이 더 어려워 질 수 있다.
2. 조절마비 굴절검사 값을 그대로 안경처방해 주어서는 안 되는 경우가 있다.
3. 일반적인 굴절검사와 조절마비 굴절검사의 결과 값 사이에는 난시의 도수와 축 방향이 달라지는 경우가 있다.
4. 조절마비 된 상태에서는 동공확대도 같이 나타나므로 눈이 부시고 가까운 물체가 잘 보이지 않는다.
5. 시간이 많이 걸린다.
6. 조절마비제 자체에 과민반응 또는 부작용이 있을 수 있다.
7. 협우각녹내장이 의심되는 환자에서는 주의해서 사용해야 한다.

결론적으로 60세가 넘은 피검사자들은 조절력이 거의 없는 상태이므로, 이 연령층에서는 마이너스 구면도수 과교정이 별로 문제가 되지 않는다. 어린이나 25세 미만의 젊은 층이 마이너스 구면도수 과교정을 일으키는 주 연령층들이므로 섬모체근을 마비시킨 상태에서 조절마비 굴절검사를 시행해야 한다. 조절마비 굴절검사를 하기 전에 기본적인 자각적 굴절검사를 먼저 해 두어야 한다. 조절

마비 “전” 과 “후”에 얻어진 검사결과를 비교함으로서 어느 정도의 마이너스 구면도수가 더 가해 졌는지를 실제로 알 수 있다.

조절마비 상태에서 시행한 굴절검사가 더 정확하고, 완벽한 검사라는 것을 알고 있을 것이다. 그 이유는 피검사자가 조절을 하지 못하기 때문이다. 그러나 일상생활에서 피검사자들은 조절마비 된 상태가 아니므로 이러한 조절마비 상태에서 얻어진 교정도수를 완전교정 할 경우 피검사자는 오히려 견디어 내지 못하는 경우가 있다. 굴절검사자는 조절마비 굴절검사로 얻은 결과 값과 조절마비를 시키지 않은 상태에서 시행한 일반적인 굴절검사에서 얻은 결과 값의 중간도수로 조정하거나 조절마비 후 굴절검사(부하 조절마비굴절검사) 값으로 처방하는 것이 좋다.

28 CHAPTER 마이너스 구면도수 과교정 검사

굴절검사를 할 때 피검사자에게 너무 많은 마이너스 구면도수를 가해 줌으로 해서 마이너스 도수가 과교정되는 것을 피해야 하며, 특히 피검사자에게 조절마비를 시키지 않은 상태에서 굴절검사를 시행할 때에는 더욱 주의해야 한다고 앞에서 이미 설명했다.

조절마비 굴절검사 없이도 피검사자에게 마이너스도수의 과교정을 예방할 수 있는 몇 가지 방법이 있다. 사용되는 검사법으로 1) 적록이색검사법, 2) 운무법, 그리고 3) 상의 축소현상을 관찰함으로서 마이너스 구면도수의 과교정 여부를 검사하는 방법 등이 있다.

1 적록이색검사법

구면렌즈를 사용하여 검사할 때, 마이너스 구면도수를 너무 많이 가하여 과교정되지 않도록 하기 위해 시력표나 프로젝터를 사용하여 적록이색검사를 시행하며, 적록이색검사는 단안검사이다. 적록이색검사는 빨간색과 녹색 판에 검정색의 숫자나 동그라미를 그려 놓은 시표를 사용하여 검사한다. 이 검사법은 눈의 색수차를 응용한 것이다.

적록이색검사의 순서는 다음과 같다.

㉮ 투영식 시력표(프로젝터)를 사용하여 적록이색검사를 시행할 때에는 교정시력에 따라 프로젝터에 시표 크기를 맞추고, 숫자나 글자 시표 위에 반쪽은 빨간색, 그리고 반쪽은 녹색으로 된 슬라이드를 덧씌운다. 일반 벽걸이용 시력표를 사용할 때에는 시력판의 한 구석에 있는 적록시표를 사용한다(그림 28-1, 그림 28-2).

㉯ 피검사자가 쉽게 읽을 수 있는 조금 큰 시표(0.7)의 글씨를 보라고 한다. 교정시력이 0.7이하이면 검사의 정확도가 떨어진다. 피검사자에게 어느 색 쪽의 글씨가 더 선명하게 보이는지를 묻는다.

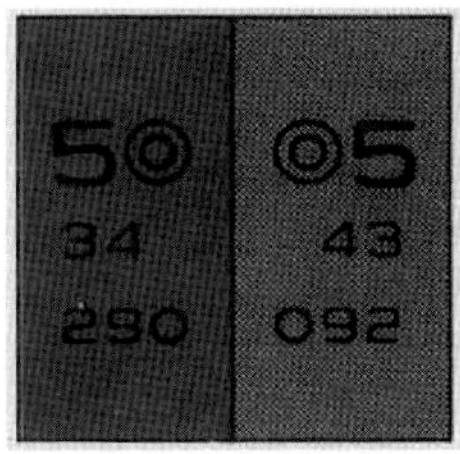

[그림 28-1] 투영식 시력표의 적록시표

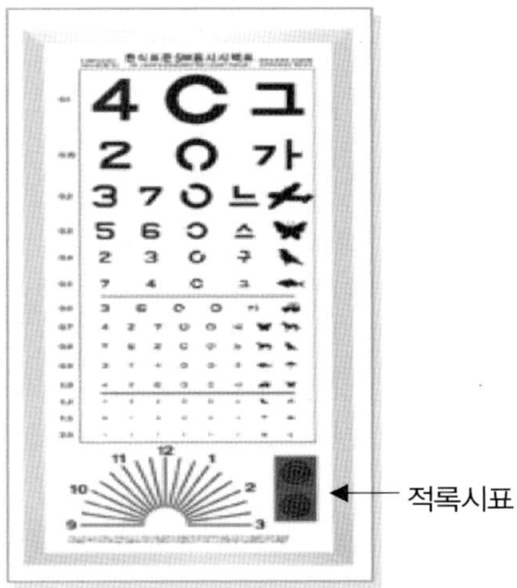

[그림 28-2] 한천석 시력표의 적록시표

㉰ 빨간색 쪽의 글씨가 더 선명하게 보인다고 대답하면 0.25D의 마이너스 구면도수를 가한다.

㉱ 빨간색 쪽의 글씨가 계속 선명하게 보인다고 대답하면 −0.25D의 구면도수를 계속 올려주면서 양쪽 색의 글씨가 비슷한 정도로 선명해 보인다고 하거나, 녹색 쪽이 더 선명하게 보인다고 할 때까지 올려준다.

㉲ 가장 좋은 것은 녹색 쪽과 빨간색 쪽의 글씨가 똑같이 선명하게 보이는 것이다.

㉳ 녹색 쪽이 처음부터 더 잘 보인다고 대답하면 피검사자에게 너무 많은 마이너스 구면도수를 교정해 준 것이다.

㉴ 이제는 +0.25D의 구면도수를 가해 주어 빨간색 쪽의 글씨가 더 잘 보이게 되거나 또는 양쪽 색의 글씨가 똑같이 선명하게 보인다고 대답할 때까지 플러스 구면도수를 계속 올려준다.

㉮ 양쪽 색의 글씨가 똑같이 선명하게 보일 때, 검사를 끝낸다.

적록이색검사에서 교정상태에 따른 피검사자의 반응을 종합해 보면 다음과 같다(표 28-1).

[표 28-1] 적록이색검사 결과

굴절이상 상태	피검사자의 반응	결과
근시	빨간색 쪽이 잘 보인다	근시의 저교정
근시	녹색 쪽이 잘 보인다	근시의 과교정
원시	빨간색 쪽이 잘 보인다	원시의 과교정
원시	녹색 쪽이 잘 보인다	원시의 저교정
근시 또는 원시	양쪽이 비슷하게 보인다	정확한 교정

어떻게 이런 현상이 나타나는가? 눈도 광학계이므로, 색수차를 가지고 있다. 빛은 파장에 따라 단파장인 녹색 빛은 장파장인 빨간 빛에 비해 강하게 굴절된다. 그러므로 황색 빛의 초점이 망막 위에 맺힐 때, 녹색 빛의 초점은 망막 앞에 맺히고 빨간 빛의 초점은 망막 뒤에 맺히게 된다. 또한 빨간 빛과 녹색 빛은 황색 빛을 기준으로 같은 거리만큼 떨어져 있으므로 이를 응용하여 적록이색검사를 시행하는 것이다(그림 28-3). 즉 각각의 색깔들이 가지고 있는 빛의 파장차이에 의해 발생한 색수차 때문에 빨간 빛의 초점은 녹색 빛이 망막에 도달하기 전에 먼저 망막 위에 도달한다. 빨간 빛이 망막에 맺혀있는 상태에서 마이너스 구면도수를 가해 주면 빨간 빛은 망막 뒤로 이동하게 된다. 빨간 빛이 망막을 지나게 되면 그때서야 녹색 빛이 망막 위에 도달하게 된다.

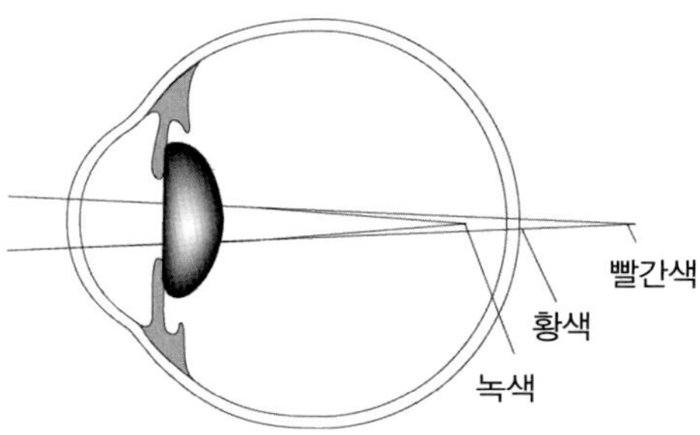

[그림 28-3] 눈의 색수차

빨간색 쪽의 글씨가 잘 보인다고 하는 것은 빨간 빛이 망막 위에 맺혀진 상태이거나 녹색보다 망막에 더 가까이 위치하고 있기 때문이다. 이때 녹색 빛은 유리체강 내 어딘가에 놓이게 된다. 빨간색 쪽과 녹색 쪽이 비슷하게 보인다고 하면, 녹색과 빨간색이 망막으로부터 비슷한 거리에 초점을 맺고 있다는 것을 의미한다. 녹색 쪽이 더 깨끗하게 보인다고 하는 것은 녹색 빛에서 망막까지의 거리보다, 빨간색 빛의 초점이 이미 망막을 지나 망막 뒤 더 먼 어느 거리에 위치하고 있다는 것을 뜻한다. 흰빛은 모든 색의 빛이 합쳐져 만들어진 색이다. 각 파장에 의해 렌즈가 빛을 굴절시키는 정도가 다르다는 것은, 프리즘에 의해 햇빛이 7가지 색으로 분산되는 것으로 알 수 있다(그림 28-4).

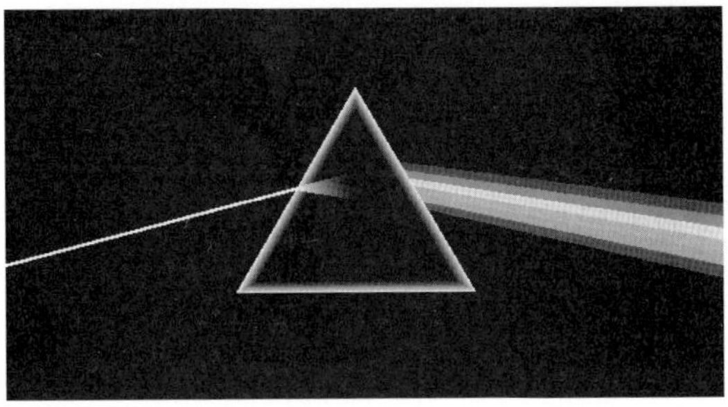

[그림 28-4] 프리즘에 의해 햇빛이 7가지 색으로 분산

적록이색검사를 임상에서 시행할 때 햇빛과 같은 이상적인 광원을 실제적으로 얻기란 거의 불가능하므로, 검사실내의 밝기에 따라 결과가 다르게 나타날 수 있다는 문제점이 있다. 그러므로 이 검사 결과 값은 절대적 신뢰를 주지 못한다.

2 운무법

과다한 플러스 구면도수로 피검사자의 교정시력을 흐리게 하여 검사하는 방법은 마이너스 구면도수의 과교정을 예방하는 또 다른 방법 중 하나이다.

운무법으로 마이너스 구면도수의 과교정을 예방하기 위한 검사순서는 다음과 같다.

㉮ 일반적인 굴절검사법으로 구면도수 검사를 끝낸다.

㉯ 피검사자에게 읽을 수 있는 가장 작은 시표의 글씨들을 읽어보라고 한다.

㉰ 피검사자에게 글씨를 흐려 보이게 하겠다고 말해 준다.

㉣ 포롭터의 구면도수 전환 다이얼(3.00D 단위)(그림 28-5)을 돌려 Sph +3.00D를 가한다. 이는 포롭터에 끼워져 있는 굴절검사 결과 값에 더하는 것이다. 이렇게 하면 검사과정에서 조절력 개입을 제거 할 수 있다.

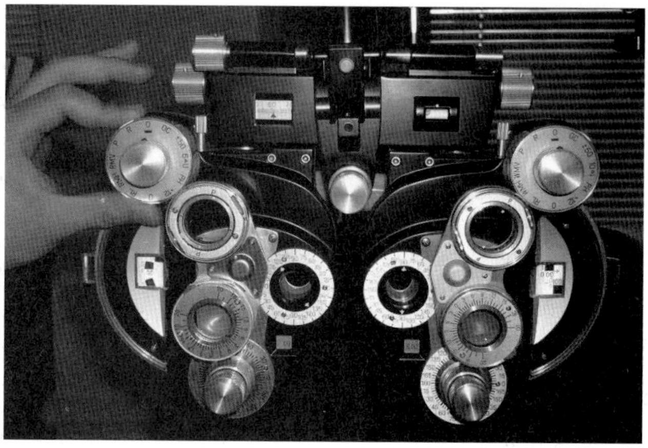

[그림 28-5] 구면도수 전환 다이얼(3.00D 단위)

예를 들면: 1) 굴절검사에서 Sph −3.00D의 교정이 필요했다면 Sph +3.00D를 더 가해 줌으로서 0.00D인 평면렌즈가 된다.

2) 굴절검사에서 Sph +3.00D의 교정도수가 필요한 굴절이상에서는 Sph +6.00D의 도수가 된다.

이 두 도수 모두에서 상당히 흐려 보이게 된다.

㉤ 피검사자에게 점처럼 보이던 시표의 글씨들이 글씨로 보이기 시작 할 때 대답하라고 한다.

㉥ 서서히 플러스 구면도수를 줄여 준다.

㉦ 처음에는 Sph +0.50D씩 빼주고, 나중에는 Sph +0.25D씩 빼준다.

㉧ 플러스 구면도수를 빼낼 때마다 더 작은 시표의 글씨들이 보이는지를 꼭 확인해야 한다.

㉨ 피검사자가 한 시표의 글씨 중 한, 두 개의 글씨만 보인다고 하면 0.50D의 마이너스 구면도수를 더 가하고, 글씨를 다시 읽어보라고 한다.

㉩ 이 과정을 몇 번 반복하면, 피검사자는 작은 시표의 글씨들도 어렵지 않게 읽을 것이다. 여기서 검사를 끝낸다.

운무법으로 검사하는 또 다른 방법은 다음과 같다.

㉮ +3.00D의 구면도수를 일반적인 굴절검사로 검사된 도수에 가한다.

㉯ 원거리에 있는 시력표를 10~30분 동안 바라보고 있으라고 한다.

㉰ 검사하는 과정에서 플러스 구면도수를 서서히 줄여주어 검사가 끝날 무렵에는 플러스 구면도수가 많이 줄어 있게 된다.

㉱ 이 방법도 앞에서 설명한 방법과 같이 눈의 조절력을 감소시켜 검사하는 것이다.

㉲ 이 방법으로 검사하기가 불편한 경우가 있다.

1) 피검사자에게 기다릴 수 있는 시간이 있어야 한다.
2) 안경원이나 검사실에 그 시간동안 기다리고 있을 공간이 있어야 한다.

3 상의 축소현상

앞에서 마이너스 구면렌즈는 상을 축소시켜 보이게 하는 특성을 가지고 있다고 한 것을 기억하고 있을 것이다. 이러한 특성을 이용하면 피검사자가 "마이너스도수 올리기"를 하고 있다고 의심될 때 도움을 줄 수 있다. 피검사자가 "마이너스도수 올리기"를 하고 있는지 또는 마이너스 구면도수가 과교정 되었는지를 알 수 있는 방법으로 상의 축소현상이 나타나는지 여부로 검사한다.

검사순서는 다음과 같다.

㉮ 구면도수 검사를 할 때 Sph −0.25D를 가해 주면서 피검사자에게 "이 렌즈를 가할 때 글씨가 더 작고 더 멀어지게 보입니까 아니면 더 선명하고 깨끗하게 보입니까?"하고 묻는다.

㉯ 글씨가 작게 보인다고 대답하면 너무 많은 마이너스 도수를 가해준 것이다.

㉰ 바로 전에 가해준 Sph −0.25D를 다시 빼내고 검사를 끝낸다. 이 검사법은 플러스 구면도수를 검사할 때에도 마찬가지이다.
예를 들어, Sph +1.00D는 Sph +1.50D보다 마이너스 구면도수가 더 많은 것이다.

항상 기억하고 있어야 할 것은, 두 렌즈가 거의 비슷하게 보인다고 하면 플러스 구면도수가 더 높은 쪽으로 교정해 주어야 한다는 것이다. 교정원칙은 가능하면 플러스 구면도수를 많이 가해 주는 것이다.

안경처방자는 굴절검사를 시행할 때 다음에 대해 알고 싶어 한다.

1) 운무법이나 적록이색검사법 등으로 조절마비를 시키지 않은 상태에서 검사할 경우 얼마나 많은 플러스 구면도수를 더 올려 주어야 하는지

2) 조절마비를 시킨 상태에서 조절마비 굴절검사를 시행할 때 얼마나 더 많은 플러스 구면도수를 가해 주어야 하는가 하는 것이다.

조절마비 굴절검사를 시행한 경우, 조절마비 "전" 과 "후"의 검사결과를 비교함으로서 어느 정도의 마이너스 구면도수가 과교정 되었는지를 알 수 있다.

대부분의 피검사자에 있어서 마이너스 구면도수의 과교정으로 인해 다시 안경원이나 검사실을 찾아오는 경우는 흔하지 않다. 그러나 피검사자가 자신의 안경도수가 너무 높은 것 같다고 하면서 다시 찾아 올 경우, 앞에서 설명한 검사법들을 이해하고 사용하면 많은 도움이 될 것이다.

29 CHAPTER 양안균형검사

새로 착용하는 안경에 편안함을 느끼게 해주기 위해서는 양안균형검사가 필요하다. 이는 두 눈이 안경렌즈를 통해 볼 때 양쪽 눈이 동일하게 조절을 하도록 해 주어야 한다는 것이다. 주의를 기울여 검사를 해도 마이너스 구면도수가 과교정 되는 경우가 종종 발생한다. 양쪽 눈이 비슷한 정도의 마이너스 구면도수로 과교정 되어 있다면 견딜 수 있겠지만, 한쪽 눈만 마이너스 구면도수가 과교정되었고, 다른 쪽 눈은 정확하게 교정되었거나 마이너스 구면도수가 저교정 되어 있는 상태라면, 피검사자는 상당한 불편함을 느끼게 될 것이다. 플러스 구면도수로 교정이 필요한 원시안에서도 같은 현상이 나타난다. 검사결과로 얻은 도수를 양안 시력에 맞추어 균형 있게 교정해 주는 것은 양쪽 눈이 서로 동일한 양의 조절을 하도록 도와주는 것이다. 이 검사는 특히 좌우 양안 모두 좋은 교정시력을 나타내는 피검사자들에게 더 중요하다. 양안의 최고 교정시력이 현저한 차이를 보일 때에는 이 검사는 별 의미가 없다.

양안균형검사법은 다음과 같다.

① 양안 운무법

② 프리즘을 사용한 검사법

③ 편광렌즈를 사용한 검사법 등이 있다.

이 검사법들 중에서 양안 운무법이 비교적 간단하며 검사하기도 제일 쉬운 방법이다.

1 양안 운무법

검사순서는 다음과 같다.

㉮ 두 눈앞의 가리개를 모두 제거하고 양안으로 읽을 수 있는 가장 작은 시표의 글씨들을 읽게 한다.

㉯ 피검사자에게 이제부터 시력을 흐리게 하겠다고 말하고 양쪽 눈앞에 각각 +0.75D의 구면도

수를 가한다. 0.6 또는 0.7 시표의 글씨들을 읽어보라고 한다.

㉰ 손이나 가리개를 사용하여 먼저 한쪽 눈을 가리고 다음에는 반대 쪽 눈을 가린다. 즉 왼쪽, 오른쪽 눈을 번갈아 가린다, 약 2초 정도씩만 볼 수 있게 한다.

㉱ 양안을 번갈아 가리면서 "어느 쪽이 더 잘 보입니까?" 하고 묻는다.

㉲ 피검사자가 잘 보인다고 대답하는 쪽 눈앞에 Sph +0.25D를 가해 준다. 이 검사는 항상 잘 보이는 눈을 흐려 보이게 하는 것이지, 흐리게 보이는 눈을 잘 보이도록 하는 것은 아니다.

㉳ 왼쪽 눈과 오른쪽 눈이 똑같이 흐려 보이게 하는 것이 목적이다.

㉴ 양쪽 눈이 모두 흐려졌다고 대답하거나, 또는 교대로 눈을 가릴 때 양쪽 눈이 번갈아 흐려 보인다고 대답할 때 까지 운무시킨다.

㉵ 만약 굴절검사 때 1.0까지 시력이 교정되지 않았을 경우, 읽을 수 있었던 제일 작은 시표의 글씨들을 읽어보라고 한다.

㉶ 양족 눈앞에서 +0.25D씩 구면도수를 줄여 가면서, 운무시키기 전에 읽을 수 있었던 시표의 글씨들이 다시 글씨처럼 보이기 시작하면 대답하라고 한다.

㉷ 1.0 시표의 글씨들을 짐작으로라도 읽을 수 있기 시작하면, 다시 한 번 Sph +0.25D를 빼주어 이 시표에 있는 글씨들을 전부 정확하게 읽을 수 있는지 확인한다.

㉸ 아직도 1.0 시표의 글씨들을 정확하게 읽지 못하면 Sph +0.25D를 한 번 더 빼준다.

㉹ 이제는 1.0 시표에 있는 글씨들을 전부 다 읽을 수 있게 될 것이다.

2 프리즘을 사용한 양안균형검사

이 검사법은 양안 또는 단안 앞에 프리즘을 가하여 두 줄의 시표를 두 눈에 의해 각각 다른 시표를 보면서 검사를 하는 것이다. 이 검사는 눈앞에 대주는 프리즘의 기저방향에 따라 2가지 방법으로 시행할 수 있다

① 수평프리즘을 사용한 검사법

② 수직프리즘을 사용한 검사법

(1) 수평프리즘을 사용한 검사법

양안에 각각 기저내방으로 프리즘을 대주면 우안은 우측시표를 보고, 좌안은 좌측 시표를 보면서 검사를 하게 되므로, 수직 프리즘을 대고 시표를 상하로 분리시켜 놓고 검사를 하는 것보다 혼동되지 않고 쉽게 검사할 수 있다. 그러나 수평 융합성 이향운동능력은 아주 강하기 때문에 수평프리즘을 사용하여 양안의 상을 해리시키기 위해서는 많은 양의 프리즘디옵터가 필요하다. 또한 개개인에 따라 수평 이향운동능력의 차이가 심하므로 수평으로 양안의 상을 해리시키기 위해 가해야 하는 프리즘디옵터의 양을 정하기도 쉽지가 않다. 약시 피검사자에서는 이 방법을 사용할 때 더 정확한 양안균형검사를 시행할 수 있다.

검사순서는 다음과 같다.

㉮ 먼저 양안 앞에 기저내방 프리즘을 대주어 시표를 좌우 두 줄로 분리시킨다.

㉯ 피검사자에게 "시력표에 있는 양쪽의 시표를 보세요. 양쪽 시표의 글씨가 똑같이 선명하게 보입니까?"하고 묻는다. 양쪽의 글씨가 똑같이 선명하게 보인다고 대답하면 "이제부터 양쪽 시표의 글씨를 흐려 보이게 하겠습니다."라고 피검사자에게 설명한다.

㉰ +0.50D에서 +0.75D의 구면렌즈를 양안 앞에 가입하여 양안을 운무시켜, 0.6 또는 0.7 시표의 글씨들을 보고 있도록 한다.

㉱ "양쪽의 시표가 모두 흐려졌을 것이나, 더 잘 보이는 쪽의 시표를 말하시오"라고 주문한다.

㉲ 만약 양쪽의 시표가 계속 똑같이 선명하게 보인다고 하면, Sph +0.25D의 렌즈를 양안 앞에 더 올려 주어 양 쪽 시표의 글씨가 모두 흐려 보일 때까지 이 과정을 반복한다. 그 다음 단계로:

㉠ "지금부터 글씨가 더 선명하게 보이게 도수를 조정할 것이므로 어느 한쪽이 더 잘 보일 때 대답하시오"라고 주문한다.

㉡ 피검사자의 눈앞에 가해 주었던 플러스 구면도수를 0.25D씩 빼준다.

㉢ 양쪽의 시표가 계속 똑같이 보인다고 하고, 양안의 교정시력이 똑같이 교정되었다고 판단되면 양안 앞의 프리즘을 빼낸다.

㉳ 한쪽 시표가 다른 쪽 보다 선명하게 보인다고 대답하면, 선명하게 보인다고 하는 쪽 눈앞에 +0.25D의 구면도수를 가해 준다. 그리고

㉠ "이제 양쪽 시표의 글씨가 똑같이 선명하게 보입니까? 아니면 아직도 한쪽의 시표가 더 선명하게 보입니까?"하고 묻는다.

㉡ 양쪽 시표의 글씨가 똑같이 선명하게 보인다고 대답하면, 양쪽 눈앞에 똑같이 +0.25D씩 구면도수를 올려준다. 앞 과정에서처럼 플러스 구면도수를 가해 주어도 양쪽의 시표가 계속 똑같이 선명하게 보인다고 하면 이 과정을 반복한다.

㉢ 더 선명하게 보인다고 대답한 쪽 눈에 플러스 구면도수를 가해 주었음에도, 아직도 그 쪽이 더 선명하게 보인다고 하면, 플러스 구면도수를 더 가해 준다. 반대로, 반대쪽의 시표가 더 선명하게 보인다고 하면, 바로 전에 가해준 Sph +0.25D를 가해 주었을 때와 빼 주었을 때를 비교하여 어느 도수가 양쪽 시표의 글씨를 더 비슷하게 보이게 하는가를 묻는다.

㉣ 검사과정에서 +0.25D의 구면도수를 가해 줄 때마다 양쪽의 시표가 똑같이 선명하게 보이는가를 묻는다. 한쪽의 시표가 더 선명하게 보인다면, 선명하게 보이는 쪽 눈앞에 플러스 구면도수를 가해 주어 양쪽의 시표가 같은 선명도로 보일 때까지 반복한다. 이 과정을 반복하여, 시표의 글씨가 모두 흐리게 보일 때까지 계속 한다.

㉤ "이제부터 시표의 글씨를 선명하게 보이도록 조정 하겠습니다"하고 말한다.

ⓐ 양안 앞에 가해 주었던 플러스 구면도수를 0.25D 빼낸다.

ⓑ "만약 한쪽의 시표가 더 선명하게 보이면 대답해 주세요."

ⓒ 만약 양쪽의 시표가 계속 똑같이 보인다고 하고, 양안의 교정시력이 똑같이 교정되었다고 판단되면 양안 앞의 프리즘을 빼낸다.

㉳ 프리즘을 제거한 후, 교정시력이 운무시키기 전보다 저하되어 있다면 1.0의 교정시력에 도달할 때까지 운무시켰던 플러스 구면도수를 0.25D씩 빼준다. 구면도수의 재확인검사를 시행한다.

㉴ 플러스 구면도수를 줄여주는 과정에서 한쪽 시표의 글씨가 더 선명하게 보인다고 하면, 선명하게 보인다고 하는 쪽 눈앞에 플러스 구면도수를 다시 올려주고, 그 다음 양쪽 눈앞에 가해 주었던 플러스 구면도수를 0.25D씩 빼주어 양안이 최고의 교정시력으로 교정될 때까지 반복한다.

(2) 수직프리즘을 사용한 검사법

이는 한 쪽 눈앞에 수직프리즘을 대주거나 또는 양안 앞에 기저방향이 상반되는 프리즘을 대주고 검사하는 방법이다. 양안의 상을 상하로 해리시키기 위해서는 6△을 한 쪽 눈앞에 대주거나 또는 양안 앞에 3△씩을 나누어 대준다. 즉 우안 앞에 기저하방으로 3△을, 그리고 좌안 앞에 기저상방으로 3△을 대주면 시표를 상하로 분리시킬 수 있다. 양안 앞에 수직프리즘의 기저방향을 같은 방향으로 대줄 경우, 프리즘 효과가 상쇄되어 시표가 두 줄로 해리되지 않으므로 주의해야 한다. 이 검사법은 프리즘을 기저하방으로 댄 눈은 위의 시표를 보고 있고, 기저상방으로 댄 눈은 아래 시표를 보고 있는 상태에서 검사를 진행한다.

검사순서는 다음과 같다.

㉮ 두 눈앞의 가리개를 모두 제거하고 읽을 수 있는 가장 작은 시표의 글씨들을 읽으라고 한다.

㉯ 각각의 눈앞에 +0.50D에서 +0.75D의 구면렌즈를 가입하여 양안을 운무시켜, 0.6 또는 0.7 시표의 글씨들을 보고 있으라고 한다.

㉰ (로터리)프리즘을 사용하여 좌안 앞에는 3-4△ 기저상방(BU)으로, 우안 앞에는 3-4△ 기저하방(BD)으로 맞추어 놓는다. 또는 프리즘을 6△ 기저하방이나 기저상방으로 한 쪽 눈앞에 대준다(그림 29-1).

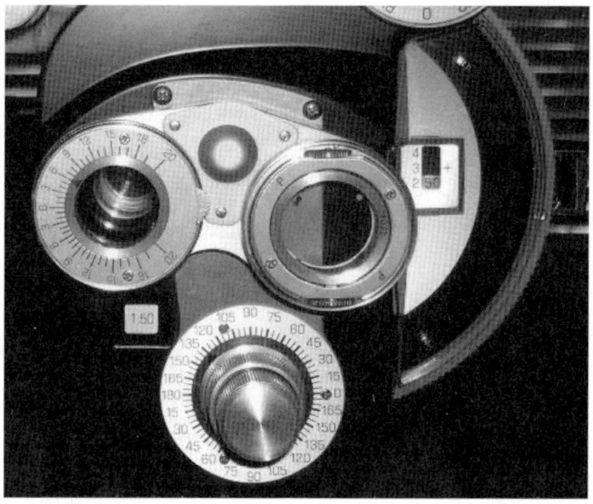

[그림 29-1] 좌안 앞에 6△ 기저상방으로 맞추어 놓은 상태

㉱ 글씨가 상하 두 줄로 보이게 될 것이라고 말해 준다. 만약 두 줄의 시표로 보이지 않는다고 하면 억제검사, 또는 융합에 대해 검사해야 한다. 시표가 두 줄로 보인다고 하면 위, 아래 시표 중 어느 줄의 글씨가 더 선명하게 보이는지를 말해 보라고 한다.

㉲ 보다 선명하게 보이는 쪽 눈앞에 +0.25D 구면도수를 가하면서 검사를 반복한다. 위쪽 줄의 글씨들이 더 선명하게 보인다고 하면, 우안 앞에 플러스 구면도수를 가하고, 아래쪽 줄의 글씨들이 더 선명하게 보인다고 하면 좌안 앞에 플러스 구면도수를 가해 준다. 만약 두 줄의 글씨가 비슷하게 선명하게 보이거나 흐려 보인다고 대답하면, Sph +0.25D를 한 쪽 눈앞에 더 가하여 양안의 차이를 구별할 수 있도록 해준다.

㉳ 양안의 교정시력이 똑같이 교정되었다면, Sph +0.25D를 한 번 더 가해주어 양안의 시력변화를 관찰한다. 양안의 교정시력이 똑같이 교정되었다고 판단되면 눈앞의 프리즘을 제거한다.

그러나 검사할 때 양안의 교정시력이 똑같지 않아, 오른쪽 눈의 교정시력이 더 좋은 경우, 우안 앞에 Sph +0.25D를 가해주면 왼쪽 눈이 더 잘 보인다고 하고, Sph +0.25D를 빼내면 다시 오른쪽 눈이 더 선명하게 보인다고 하면서 양안의 교정시력이 똑같이 교정되지 않는다면 우세안 쪽이 약간 더 선명하게 보이도록 교정한다.

㈖ 구면도수 재확인 검사를 시행한다. 프리즘을 제거한 후 교정시력이 운무시키기 전보다 저하되어 있다면 1.0의 교정시력이나 운무시키기 전의 최고 교정시력에 도달할 때까지 운무시켰던 플러스 구면도수를 0.25D씩 빼준다.

㈗ 플러스 구면도수를 줄여주는 과정에서 한쪽 시표의 글씨가 더 선명하게 보인다고 하면, 선명하게 보인다고 하는 쪽 눈앞에 플러스 구면도수를 다시 올려주고, 그 다음 양쪽 눈앞에 가해주었던 플러스 구면도수를 0.25D씩 빼주어 양안에 최고의 교정시력이 나올 때까지 반복한다.

㈘ 프리즘을 제거한 후 운무시킨 상태에서 교정시력이 1.0 이상이라면 이는 마이너스 구면도수의 과교정 때문이다. 이 상태에서는 플러스 구면도수를 계속 더 가하여 시력이 1.0으로 교정되는 최대의 플러스 구면도수로 교정한다.

3 편광렌즈를 사용한 양안균형검사

프리즘을 사용한 검사법과 같이 두 줄의 편광 시표를 좌, 우안이 각기 한 줄씩만을 보면서 검사하는 방법이다.

양안에 편광렌즈의 축 방향이 서로 직각(45도와 135도)을 이루도록 두 눈앞에 대준다. 예를 들어, 오른쪽 눈앞에 편광렌즈의 축 방향을 45도로, 왼쪽 눈앞에는 축 방향을 135도로 대준다. 시표의 45도와 135도로 편광 되어진 같은 크기와 같은 모양의 시표를 사용하며, 좌, 우안은 눈앞에 댄 편광렌즈의 축 방향과 같은 방향으로 편광시킨 시표만을 보게 된다. 두 눈이 보고 있는 시표를 분리 시켜 놓은 상태에서 어느 시표가 더 잘 보이는지를 묻고, 잘 보인다고 하는 쪽 눈앞에 +0.25D 구면도수를 가해 주면서 프리즘을 사용한 검사법과 같은 순서로 진행한다.

이 검사에서 주의해야 할 것은 어느 쪽 눈앞에 어느 각도로 편광렌즈의 축 방향을 대주었는지, 어느 눈이 어느 시표를 보고 있는지를 검사자가 혼동해서는 안 된다.

양안균형검사는 양안으로 시행하는 검사이므로 검사가 적절하게 이루어지면, 피검사자는 매우 편안하게 양안으로 눈의 기능을 수행하게 된다.

30 CHAPTER 노시안 가입도수 검사

만약 수정체의 조절능력이 평생 변함없이 일정하게 유지된다면 사람의 근거리 시력도 나이에 따른 변동이 없을 것이다. 그러나 사람의 눈도 몸의 여느 부위와 마찬가지로 변화가 일어난다. 조절력은 생리적으로 나이가 증가함에 따라 비례적으로 감퇴한다고 앞에서 설명했다. 조절능력의 저하는 노인성변화에 따라 수정체의 탄력성이 점점 저하되어 근점이 멀어져 근거리 작업에 곤란함을 유발시켜 노시안이 발생한다. 노시안의 초기증상으로 근거리작업 장애, 조절성 눈 피로 등이 나타난다.

노시안의 발생연령은 지역에 따라 30세에서 50세 까지 다양하다. 더운 지역일수록 노시안의 발생이 빨라 30세면 증상이 나타나고, 추운 지역일수록 늦게 나타나 50세에 가까운 나이에 증상이 나타난다. 한국, 중국, 일본 등의 극동지역에서는 45세 전, 후에 노시안이 발생한다.

1 연령에 따른 눈의 변화

㉮ 어린이의 수정체는 아주 유연하고 탄력성이 좋다. 그러나 성장함에 따라 수정체는 계속 성장하여 새로운 층이 바깥쪽에 계속 층을 이루면서 마치 나무의 나이테가 형성되는 것처럼 쌓여 안쪽 층들은 계속 압축되어 단단해 진다. 이 때문에 수정체는 유연성과 탄력성을 잃어가게 된다.

㉯ 유연성의 상실은 서서히 진행된다. 인종 또는 지역에 따라 다르지만, 우리나라에서는 약 45세 전후에 증상을 느끼기 시작한다. 수정체의 유연성 상실로 나타나는 증상들은 다음과 같다.

㉠ 작은 글자들이 보기 어렵게 되고, 세밀한 근거리 작업을 하기가 곤란해진다. 전화번호부를 읽기 어렵게 되거나 바늘귀에 실을 꿰기가 어려워지는 등이 제일 먼저 느껴지는 증상이다.

㉡ 물체를 조금 멀리 떨어트려 놓고 보게 되면 더 잘 보인다.

㉢ 가까운 물체를 선명하게 볼 수 있는 거리가 점점 멀어지면서 자신의 팔이 짧아 진 것 같다

고 호소한다.

㉰ 가까운 물체에 초점을 맺기 어려워지는 것이 노시안이다. 이러한 현상은 70세가 될 때까지 계속 진행이 되어 가까운 것을 보기가 점점 더 어려워진다. 70세가 지나면 조절력은 완전히 상실되어, 더 이상 조절이 불가능해 진다.

노시안에게 가까운 것을 또렷이 보이게 하기 위해서는 돋보기나 이중초점렌즈 또는 누진다초점렌즈가 필요하다. 이런 안경은 수정체의 경화로 조절력이 떨어져 부족해진 눈의 과외의 플러스 굴절력을 여분의 플러스 도수를 사용하여 근거리 시력을 교정해 주는 것이다. 근거리 시력을 교정해 주기 위해서는 먼저 원거리 시력을 선명하게 볼 수 있도록 교정해야 한다, 그 다음에 피검사자가 주로 작업하거나 독서하는 거리에 근거리 시력검사용 시력표를 놓고, 1.0 시표의 글자들이 보일 때까지 계속 플러스 구면도수를 올려 주면서 검사를 한다. 피검사자의 나이가 많을수록 수정체의 조절력이 감소하므로 근거리 시력을 교정해 주기 위해서는 더 많은 플러스 구면도수를 가입해 주어야 한다.

앞에서 설명한바와 같이 섬모체근은 먼 곳을 보고 있을 때에는 이완되어 있다. 만약 먼 곳을 보고 있을 때에 섬모체근이 이미 어느 정도 수축되어 있다면 가까운 곳을 볼 때, 섬모체근에 충분히 수축할 만한 여력이 남아있지 못하게 된다. 이러한 이유 때문에 원거리 시력을 교정할 때 너무 과다한 마이너스도수로 교정해 주어서는 안 된다. 마이너스도수가 과교정 되어 있다면 원거리를 주시하고 있을 때에도 눈은 이 과다한 마이너스도수를 중화시키기 위해 계속 조절을 하고 있어야 한다.

렌즈를 사용하여 굴절이상을 어떻게 중화시키는 지를 좀 더 쉽게 생각해보자. +6.00D의 굴절이상을 중화시키려면 −6.00D 렌즈를 눈앞에 대주면 된다. 6빼기 6은 0이다. 만약 원거리를 주시할 때 Sph −4.00D의 교정이 필요한 사람에게 검사받는 동안 피검사자가 조절을 하여 Sph −6.00D의 안경처방을 해주면, −2.00D의 구면도수가 과교정되어 눈은 +2.00D의 원시상태가 된다. 이 피검사자는 일상생활에서도 항상 +2.00D에 대한 조절을 하고 있어야 한다. 이는 2.00D 만큼의 조절력을 이미 원거리 주시 때 사용했기 때문에, 근거리작업을 할 때에는 이미 사용된 2.00D의 조절력 보다 더 많은 조절력이 남아있을 때에만 근거리작업이 가능하다. 그리고 근거리작업을 할 때 부족한 조절력 만큼 불편함을 느끼게 된다.

2 노시안 가입도수 검사

노시안 가입도수 검사를 위한 순서는 다음과 같다.

㉮ 일반적인 자각적 굴절검사법으로 양안의 원거리 굴절검사를 모두 끝내고, 양안균형검사도 끝낸 후에 노시안 가입도수 검사를 시행한다.

㉯ 양안의 검사창을 모두 열고 포롭터의 폭주봉을 조작하여 근거리 동공간거리에 맞춘다(그림 30-1). 검안테를 사용할 때에도 근거리 동공간거리에 맞춘다.

㉰ 포롭터를 사용할 때에는 근거리 시력표를 피검사자의 눈앞 30cm에서 40cm 사이의 거리에 맞추어 놓는다(그림 30-2). 검안테를 사용하여 검사할 때에는 피검사자가 일상생활에서 작업하거나 독서할 때의 거리에 근거리 시력검사용 시력표를 들고 있으라고 한다(그림 30-3).

㉱ 한번에 +0.25D의 구면도수를 양안에 동시에 가해 주면서 근거리 시력검사용 시력표의 1.0 시표의 글씨들을 읽을 수 있을 때까지 올려 준다.

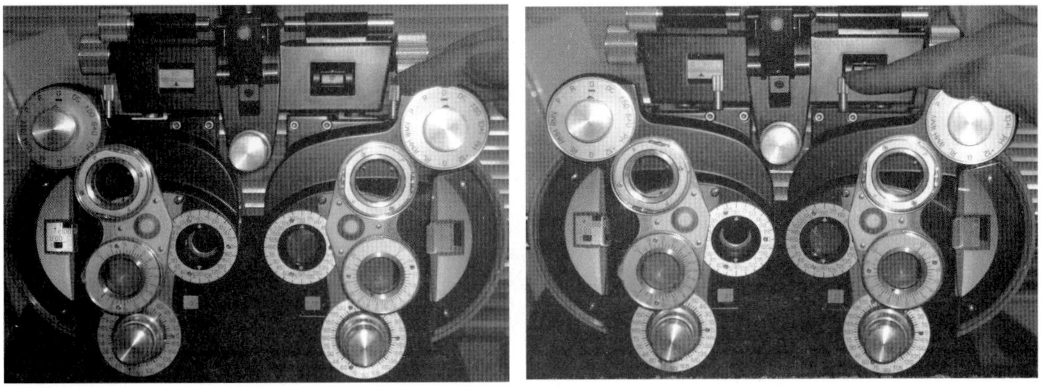

[그림 30-1] 폭주봉의 위치 조정

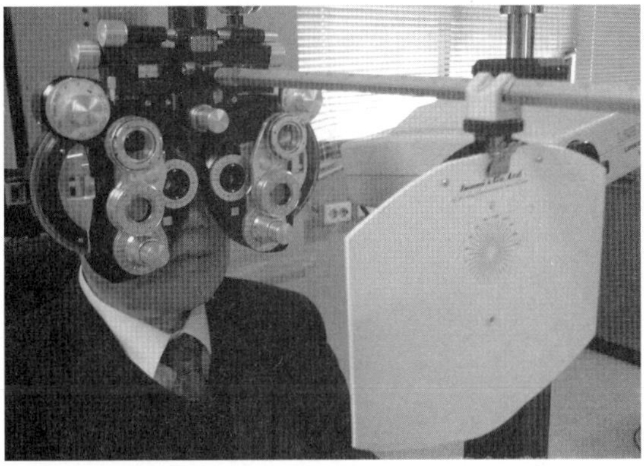

[그림 30-2] 포롭터를 사용한 가입도수 검사

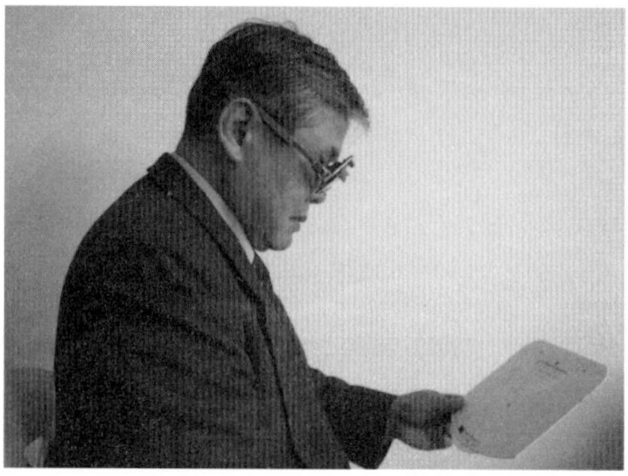

[그림 30-3] 검안테를 사용한 가입도수 검사

㉮ 너무 많은 플러스 구면도수를 가해 주지 않도록 주의해야 한다. 피검사자가 편안히 읽을 수 있을 만큼만 가해 준다.

㉯ 피검사자가 1.0 시표의 글씨들을 읽을 수 있게 되면 검사를 멈추어야 한다.

㉰ 플러스 구면도수를 너무 많이 가해 주면, 피검사자는 더 잘 읽을 수 있기는 하겠지만 장시간 착용하게 되면 불편을 느끼게 된다.

피검사자의 연령과 근거리 작업거리에 따른 가입도수는 대략 다음과 같다(표 30-1).

㉱ 가입해준 플러스 구면도수를 기록하고 최종 근거리 교정시력도 함께 기록한다.

[표 30-1] 연령과 작업거리별 근용 가입도수

연령	33cm 거리	40cm 거리
40	+1.25	+1.00
45	+1.50	+1.25
50	+1.75	+1.50
55	+2.00	+1.75
60	+2.25	+2.00
65	+2.50	+2.25
70	+2.75	+2.50

㉾ 가입도수란 원거리 굴절검사에서 얻어진 도수 위에 더 가입 해줄 플러스 구면도수의 양을 의미하는 것이지, 단순히 굴절검사가 끝났을 때 측정되어 적어 놓은 독립된 검사결과 값이 아니라는 것을 기억하고 있어야 한다.

예 1) 원거리 굴절검사 후 +2.00D의 구면도수 교정이 필요한 결과가 나왔고, 근거리 시력을 검사한 결과 피검사자가 1.0의 근거리 시력을 얻기 위해서는 Sph +1.50D가 더 필요했다. 포롭터에는 +3.50[(+2.00) + (+1.50)]으로 도수가 표시된다. 그러나 실제 가입도수는 Sph +1.50D뿐이다. 이 결과 값은 다음과 같이 기록한다.

+2.00 Sph | +1.50,

또는 +2.00 Sph

add: +1.50

예 2) 원거리 굴절검사 후 −2.00D의 구면도수 교정이 필요한 결과가 나왔고, 근거리 시력을 검사한 결과 1.0의 근거리 시력을 얻기 위해서는 Sph +1.50D가 더 필요했다. 가입도수는 여전히 Sph +1.50D이나, 포롭터에는 −0.50[(−2.00) + (+1.50)]으로 도수가 표시된다. 이 결과 값은 다음과 같이 기록한다.

−2.00 Sph | +1.50

또는 −2.00 Sph

add: +1.50

3 교차원주렌즈를 사용한 노시안 가입도수 재확인 검사

앞에서 교차원주렌즈를 사용하여 난시의 축 방향과 도수를 검사하고, 그리고 원거리 구면도수의 재확인 검사 때에도 교차원주렌즈를 사용한다고 설명했다. 그리고 노시안 가입도수가 정확하게 교정되었는지를 확인할 때에도 교차원주렌즈를 사용할 수 있다.

검사순서는 다음과 같다.

㉮ 이 검사는 가입도수 교정이 끝난 상태에서 시행하며, 십자시표(그림 21-9)와 교차원주렌즈를

사용한다. 이는 단안검사이다.

㉯ 교차원주렌즈를 검사하는 쪽 눈앞에 마이너스 원주렌즈 축 방향이 90도에 위치하도록 맞춘다.

㉰ 십자시표의 수평 방향선과 수직 방향선 중에서 어느 방향의 선이 더 진하게 보이는지를 묻는다.

㉱ 만약 십자시표의 수평 방향선과 수직 방향선이 똑같이 진하게 보인다고 대답하면 이는 가입도수가 정확하게 교정된 것이다.

㉲ 그러나 수직 방향선이 진하게 보인다고 대답하면, 마이너스 구면도수를 올려주고, 수평 방향선이 진하게 보인다고 대답하면 플러스 구면도수를 가해 준다.

㉳ 수평 방향선이 계속 진하게 보인다고 대답하면 플러스 도수를 계속 가해 주면서 수직 방향선도 진하게 보일 때 까지 가한다.

㉴ 플러스 구면도수를 계속 더 가해 주어 십자시표의 수평 방향선과 수직 방향선이 똑같이 진하게 보인다고 대답하면, 이는 최소착란원이 망막 위에 정확하게 위치하고 있는 것이다.

㉵ 여기에 플러스 구면도수를 더 가해 주면 이제는 수직 방향선이 더 진하게 보인다고 대답한다. 이는 플러스 구면도수가 과교정된 상태이므로 플러스 구면도수를 줄여주어 수직 방향선과 수평 방향선이 똑같이 진하게 보인다고 대답할 때 검사를 끝낸다.

굴절검사 전에 과거병력을 청취하거나 근거리 시력을 측정할 때, 피검사자가 근거리 시력표를 어느 거리에 놓고 보는지를 꼭 기록해 놓아야 한다. 피검사자에게 본인의 작업거리를 어느 정도에 두었을 때, 제일 편안한지를 확인하는 것도 잊지 말아야 한다. 근거리 시력을 검사할 때, 그리고 안경처방을 할 때 이러한 정보들은 정확한 안경처방을 하는데 아주 중요하다.

31 CHAPTER 검안테를 사용한 굴절검사

포롭터를 사용한 굴절검사법과 검안테를 사용한 검사법에 대해서는 앞에서 이미 대략적으로 설명하였다. 포롭터를 사용하여 검사하는 것이 더 편리할 수 있으나 검안테를 사용한 굴절검사법에 대해 여기서 다시 한 번 정리하고자 한다. 포롭터를 사용할 수 없는 경우가 있을 수 있으며, 또한 검안테를 사용해서 굴절검사를 시행할 때 더 좋은 결과를 얻을 수 있는 경우도 있다.
검안테를 사용하여 검사를 할 때의 장점은 다음과 같다.

㉮ 눈떨림 피검사자 검사 때

㉯ 취학 전 어린이나 초등학교 저학년 어린이들 검사 때.

㉰ 검안렌즈의 직경이 포롭터 내 렌즈의 직경보다 크므로 검사자가 피검사자 눈의 위치를 보다 정확하게 보면서 검사를 시행할 수 있다.

㉱ 굴절검사를 시행할 때 렌즈를 보다 쉽게 교환하면서 진행할 수 있다.

㉲ 근거리용 가입도수를 검사할 때 피검사자는 실제 일상생활 때와 같이 머리를 숙인상태에서 검사를 받을 수 있다.

㉳ 노시안 가입도수를 검사할 때 피검사자의 독서(작업)거리에 따라 본인 스스로 거리조정을 하면서 검사를 받으므로 피검사자의 작업습관에 따라 도수조정을 보다 쉽게 할 수 있다.

1 검안테를 사용한 굴절검사

검안테를 사용하여 안경도수를 검사할 때에는 포롭터를 사용하여 얻은 검사결과 값이나 타각적 굴절검사를 통해 얻은 시작점을 검안테에 맞추어 놓고 검사를 시작한다. 주된 구면렌즈는 검안테의 뒤쪽에, 원주렌즈는 맨 앞쪽에 맞추어 끼워 넣는다. 도수를 조정하면서 가해 주어야 할 구면도수(0.25D - 0.75D)를 검안테의 맨 앞쪽에 끼워놓을 수는 있으나, 원주렌즈의 뒤쪽에 끼워놓는 것이 검사하기에 더 편하다. 검안렌즈의 배열을 이 순서대로 끼워 놓아야만 원주렌즈의 축 방향이 어느 각도를 가리키고 있는지를 알 수 있다.

예를 들어, 시작점을 Sph +7.50D Cyl −2.00D Ax 030으로 정했다면 +7.00D 구면렌즈는 검안테의 뒤쪽에 끼워 놓는다. 검안테의 앞면에는 렌즈를 3개 끼울 수 있으나, +0.50D (합 Sph +7.50D) 구면렌즈는 검안테의 앞면에서도 제일 뒤쪽에 끼워 놓는다. 원주렌즈 축 방향의 각도를 알기 위해 −2.00D의 원주렌즈는 제일 앞쪽에 끼우고 적절히 축 방향을 돌려가면서 원주렌즈의 축 방향을 검사한다. 포롭터를 사용할 때처럼 먼저 왼쪽 눈을 가리고 오른쪽 눈으로 시력표를 읽어보라고 한다.

포롭터를 사용할 때와 마찬가지로 필요한 검안렌즈를 선택해서 검사를 할 수 있으나, 포롭터를 사용할 때처럼 다이얼을 돌려서 렌즈를 바꾸는 것이 아니라 손으로 직접 하나씩 검안렌즈를 바꿔어 끼워야 한다는 것이 다를 뿐이다. +0.50D의 구면렌즈를 가해 주어 교정시력이 더 좋아 지는지를 점검해 본다. 검사는 항상 플러스 구면도수부터 사용한다는 것을 잊어서는 안 된다. 교정시력이 더 좋아졌다 하더라도 Sph +0.50D를 검안테에 끼워놓을 필요는 없다. 포롭터를 사용하고 있다면 여기에 Sph +0.50D를 더 가하여(합 Sph +8.00D) 교정시력이 더 좋아 졌는지를 확인하면 되나, 검안테를 사용하여 검사하는 경우에는 검안테 앞쪽에 끼워져 있는 Sph +0.50D에 Sph +0.50D를 더 가해주어야 하므로 결과적으로 +1.00D[+0.50 + (+0.50)]의 구면렌즈를 검안테에 끼워서 교정시력이 더 좋아 졌는지를 확인한다. 플러스 구면도수를 계속 올려주면서 정확한 구면도수를 검사해 낼 수 있다. 피검사자에게 두 렌즈 중 한 개만을 선택하도록 할 때, 한 손에 한 개의 렌즈를 들고 번갈아 대주면서 어느 렌즈가 더 잘 보이는지를 물어가면서 검사를 진행하면 좀 더 쉽게 검사할 수 있다(그림 31-1).

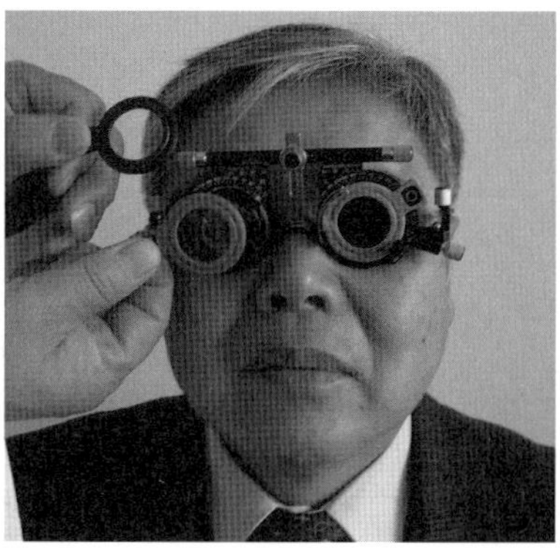

[그림 31-1] 검안테를 사용한 굴절검사

검안테를 사용하여 난시를 검사하는 방법도 어렵지는 않다. 먼저 교차원주렌즈를 사용하여 원주렌즈의 축 방향을 결정한다. 원주렌즈 축 방향이 결정되면 교차원주렌즈의 손잡이를 검안용 원주렌즈의 축 방향과 일치하도록 맞추어 놓는다(그림 31-2).

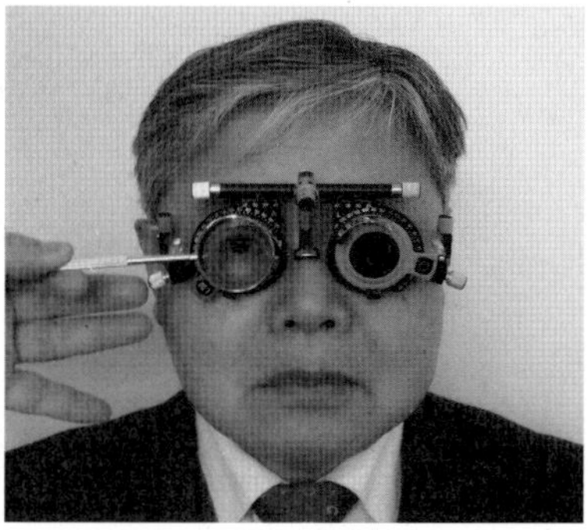

[그림 31-2] 교차원주렌즈를 사용한 원주렌즈 축 방향 검사

포롭터를 사용할 때와 같이 검안용 원주렌즈의 종류에 따라 잘 보인다고 하는 면에 찍힌 점의 색깔을 따라 축 방향을 회전시키면서 검사한다. 피검사자가 축 방향의 변화를 원하면 검안테 옆에 있는 나사를 돌려 검안렌즈의 축 방향을 피검사자가 원하는 각도로 회전시킨다.

원주렌즈의 도수를 검사하려면 교차원주렌즈의 손잡이를 검안용 원주렌즈의 축 방향으로부터 45도 돌려, 교차원주렌즈에 표시되어 있는 선이 검안테에 교정되어 있는 검안용 원주렌즈의 축 방향과 일치하도록 맞춘다(그림 31-3).

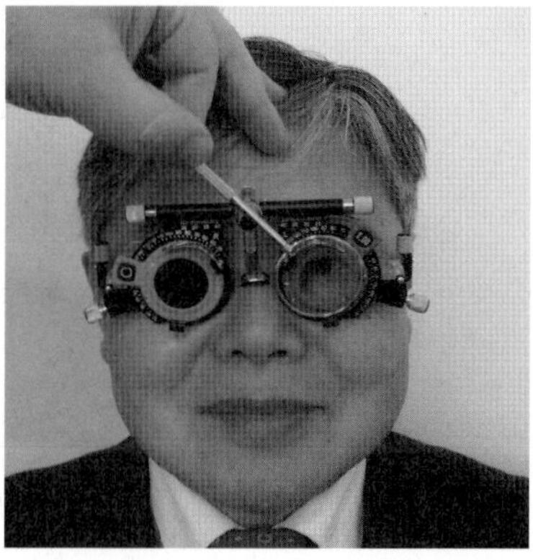

[그림 31-3] 교차원주렌즈를 사용한 원주렌즈 도수 검사

포롭터를 사용할 때처럼 검안테에 교정해 놓은 검안용 원주렌즈의 도수를 변화시키기 위해 피검사자가 더 잘 보인다고 하는 원주렌즈로 바꾸어 끼운다.

원주렌즈의 축 방향과 도수에 대한 검사가 끝나면, 구면도수를 재확인하는 방법으로 ±0.25D의 구면렌즈를 가해 본다. 즉 플러스 구면도수를 먼저, 그리고 마이너스 구면도수는 다음으로 눈앞에 대주면서, 두 렌즈를 비교하여 어느 것이 더 선명하게 보이는 지에 따라 구면도수를 결정한다.

독서용 돋보기(근용안경)는 두 눈을 동시에 사용하면서 약 30~40cm의 가까운 거리에 있는 근거리 시력검사용 시력표를 읽게 하면서, 플러스 구면도수를 서서히 올려주어 근거리 교정시력이 나아지도록 교정해 준다. 또한 피검사자가 평상시의 근거리 작업거리에 신문을 들고 읽는 방법으로 돋보기 가입도수를 검사해 낼 수도 있다(그림 31-4).

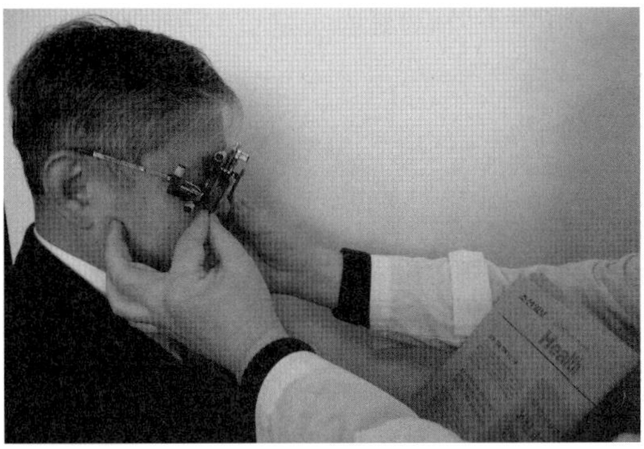

[그림 31-4] 검안테를 사용한 가입도수 검사

2 굴절검사 순서 요약

지금까지 공부한 것들을 종합해 보면, 어떻게 굴절검사를 해야 하는 것과 왜 이러한 방식으로 검사를 해야 하는가를 이해했을 것이다. 이 모든 검사과정 등을 완벽하게 숙지하지 못한 상태에서 검사실이나 안경원에서 검사를 시행할 때 순서가 기억나지 않는 경우가 있을 수 있다. 이러한 상황에서는 어떻게 대처할 것인가?

처음 굴절검사를 배울 때에는 스스로 검사방법을 요약하여 참고로 볼 수 있게 메모를 만들어 검사자 자신이 필요로 하는 정보나 검사과정들을 메모에 적어 놓고 참고하면서 검사를 진행하면, 검사과정이 아주 쉬워질 것이다. 피검사자들이 보기에도 여러분이 매우 능숙하게 검사를 한다고 느끼게 될 것이다.

검사자에 따라 약간의 차이가 있을 수는 있으나, 참고용 메모를 만들 때 일반적으로 필요한 사항들을 적어 보면 다음과 같다.

㉮ 한쪽 눈을 가린다.

㉯ 일차 구면도수 검사 : 항상 플러스 구면렌즈를 먼저 사용하여 검사를 시작한다. Sph +0.50D 씩 가하면서 도수를 올려준다. 작은 시표(예: 1.0)의 글씨들을 읽을 수 있을 때에는 최대한으로 마이너스 구면도수를 줄여야 한다.

㉰ 난시유무 검사 : 구면도수 검사를 시행한 후, 피검사자가 읽을 수 있었던 시표의 글씨들을 계속 보고 있으라고 한다. 교차원주렌즈나 난시표를 사용하여 난시 유무를 검사한다.

㉱ 원주렌즈 축 방향검사 : 포롭터의 교차원주렌즈 위에 표시된 점 색깔의 위치에 따라 교정 원주렌즈의 축 방향을 이동시킨다. 피검사자가 두 렌즈를 통해 보이는 상이 똑같아 질 때까지 플러스 원주렌즈인 경우에는 **흰색 점**을 따라 원주렌즈의 축 방향을 돌린다. 반대로 마이너스 원주렌즈인 경우에는 **빨간색 점**을 따라 원주렌즈의 축 방향을 돌린다. 검안테와 JCC 렌즈를 사용할 때에는 **검정색 선**이나 **빨간색 선**을 따라 원주렌즈의 축 방향을 돌린다.

㉲ 원주렌즈 도수검사 : 프롭터 교차원주렌즈의 "P" 자가 교정 원주렌즈의 축 방향과 일치하도록 맞춘다. 교차원주렌즈를 반전시키면서 **흰색 점**을 선택하면 플러스 원주렌즈 도수를 올려주고, **빨간색 점**을 선택하면 마이너스 원주렌즈 도수를 올려준다. 두 렌즈를 통해 보이는 상이 비슷하다고 대답하면 검사를 끝낸다. 검안테와 JCC 렌즈를 사용할 때에는 검정색 선이나 빨간색 선의 선택에 따라 원주렌즈 도수를 조정한다.

㉳ 구면도수 재확인 검사 : 구면굴절력을 0.25D씩 바꾸어 준다. 먼저 플러스 구면도수부터 올리면서 도수를 바꾸어 본다. 작은 시표(예: 1.0)의 글씨들을 읽을 수 있다면 최대한으로 마이너스 구면도수를 줄여 교정한다.

이상은 기본적인 원리들만 설명한 것이다. 친구를 앉혀 놓고 몇 번이고 연습해 보아야 한다. 지금까지 공부한 굴절검사과정을 모두 숙지하고 있으면 검사를 시행하는데 별 어려움이 없을 것이다. 숙달하지 못한 사람은 숙달 될 때까지 몇 번이고 반복해서 연습해야 할 것이다.

32 CHAPTER 동공간거리와 렌즈광학중심점

동공간거리 측정법은 이미 앞에서 설명되었다. 여기서는 동공간거리가 어떠한 중요한 의미를 갖는지에 대해 설명하겠다.

안경렌즈의 광학중심점이란 빛을 전혀 굴절시키지 않는 렌즈부분을 말한다. 빛이 렌즈광학중심점을 지날 때 빛은 굴절되지 않고 계속 직진한다. 볼록렌즈의 광학중심점은 가장 두꺼운 부위에 있으며, 오목렌즈의 광학중심점은 가장 얇은 부위에 위치한다(그림 32-1).

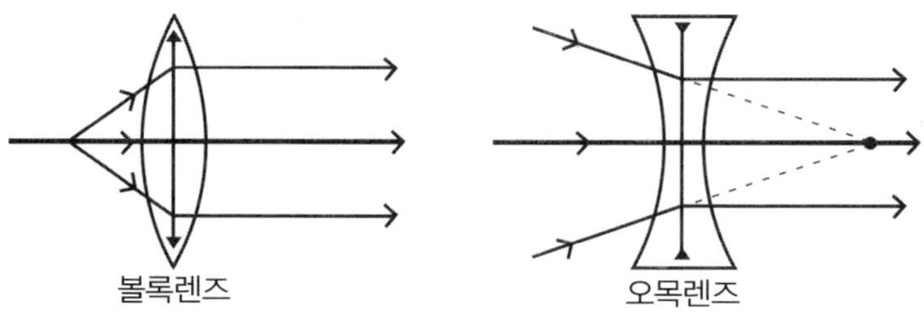

[그림 32-1] 렌즈광학중심점을 지나는 빛은 직진한다

렌즈의 광학중심점을 찾아내는 한 방법으로, 피검사자가 렌즈의 광학중심점을 통해 물체를 보게 되면, 물체가 가장 또렷하고 선명하게 보인다는 것을 알 수 있다. 이는 렌즈광학중심점이 동공의 바로 앞에 위치하고 있어야 이상적이라는 것을 알 수 있다. 도수가 낮은 렌즈에서는 이 광학중심점이 어느 정도의 면적을 가지는 면을 이루고 있다. 그러나 도수가 높을수록 이 광학중심점의 범위는 아주 좁거나 거의 점에 해당한다.

렌즈의 기하학적 중심점이 렌즈의 광학중심점과 실제로 꼭 일치하지 않는 경우가 많다, 안경착용자들이 사용하고 있는 여러 가지 모양의 안경테를 보면 쉽게 이해 할 수 있다. 어느 경우에는 안경테가 얼굴 위쪽으로 바짝 치켜져 올라가 있어서 안경착용자는 렌즈의 밑 부분을 통해 물체를 쳐다본다. 반대로 안경테가 얼굴 아래쪽으로 쳐져 있으면 렌즈의 윗부분을 통해 물체를 쳐다보게 된다. 안경착용자가 렌즈의 어느 위치로 쳐다보더라도 항상 광학중심점을 통해 물체를 쳐다볼 수 있도록 하는 것이 안경사가 해야 할 역할이다(그림 32-2).

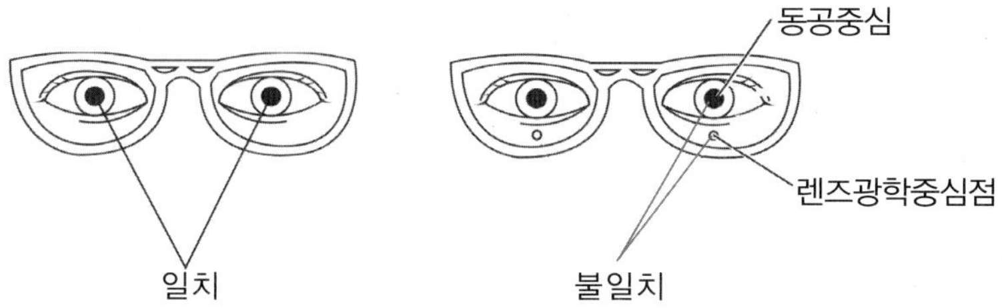

[그림 32-2] 동공중심과 렌즈광학중심점의 정렬상태

그러나 실제 안경착용자에 있어서, 원거리를 볼 때 시축이 안경렌즈의 광학중심점을 통과하도록 광학중심점간거리와 동공간거리를 일치 시켜 놓은 상태에서도, 근거리 물체를 주시할 때에는 눈모음이 나타나기 때문에 시축은 렌즈광학중심점 보다 약간 코 쪽으로 통과하게 된다. 그리고 시축은 끊임없이 움직이므로 어느 방향으로 주시하건 항상 광학중심점을 통해 물체를 쳐다볼 수 있도록 하는 것은 불가능하다(그림 32-3).

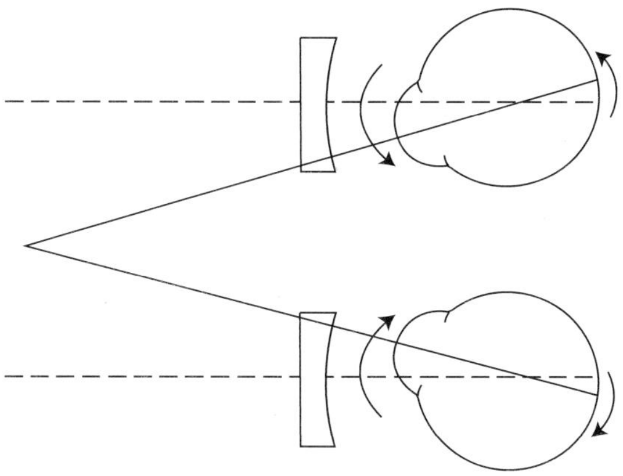

[그림 32-3] 근거리를 주시할 때의 시축과 렌즈광학중심점의 관계

렌즈미터를 사용하면 렌즈의 광학중심점을 쉽게 찾을 수 있다. 렌즈를 렌즈미터 위에 올려놓고 일반적인 방법으로 렌즈미터 내에서 보이는 선들의 초점을 맞춘다. 렌즈미터내의 선들이 서로 교차되는 부분의 중심점이 바로 렌즈의 광학중심점이다. 렌즈미터에는 렌즈에 표시를 할 수 있는 인점봉이 있어서 이 인점봉을 누르면 렌즈 위에 세 개의 작은 점이 찍힌다. 렌즈 위에 찍힌 세 개의 작은 점 중에서 중앙에 찍힌 점의 위치가 바로 렌즈의 광학중심점이다(그림 32-4).

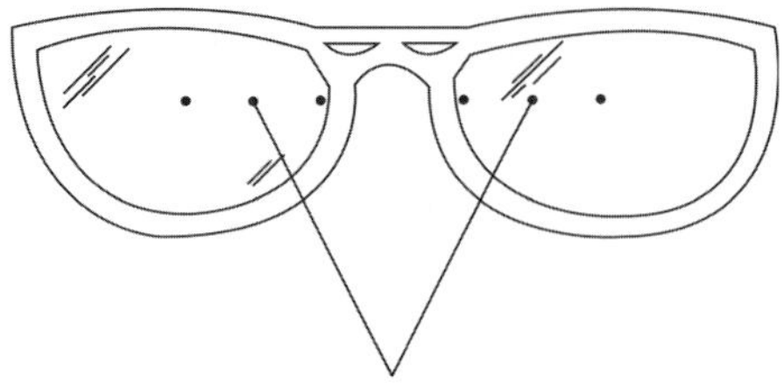

[그림 32-4] 렌즈광학중심점

양쪽의 안경렌즈에 모두 인점을 찍은 후, 양쪽 안경렌즈에 찍힌 세 개의 점 중에서 중앙에 위치한 두 점간의 거리를 자로 측정한다. 이렇게 측정된 길이를 렌즈광학중심점간거리(DBC)라고 한다(그림 32-5).

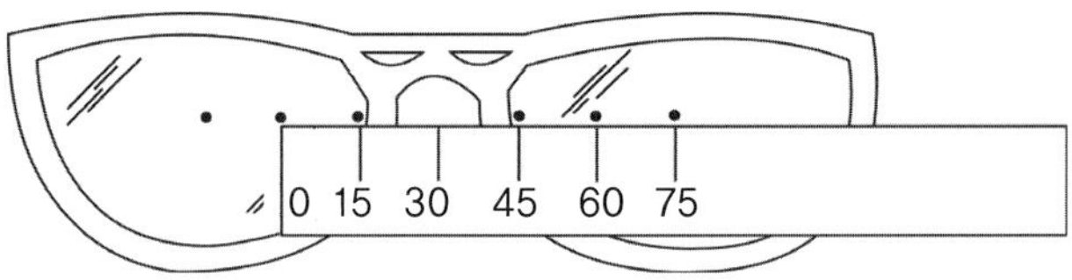

[그림 32-5] 렌즈광학중심점간거리

렌즈광학중심점간거리는 피검사자의 동공간거리와 일치해야 한다. 그러나 렌즈의 광학중심점간거리가 동공간거리와 일치하더라도 렌즈의 광학중심점이 피검사자의 동공중심과 일치하지 않는 경우가 있을 수 있다. 안경착용자에게 안경렌즈에 인점을 찍어 표시해 놓은 안경을 씌워, 렌즈의 광학중심점이 각막의 어느 부위에 위치하는지를 관찰한다. 경우에 따라서는 단순히 안경테만을 조정하여 렌즈의 광학중심점이 동공중심에 오도록 맞출 수 있다. 그러나 안경테에 대한 조정만으로 교정이 되지 않는 경우에는 안경렌즈를 다시 조제가공 해 주어야 한다.

렌즈의 광학중심점에서 벗어나 다른 부분으로 물체를 보게 되면, 흐려 보이는 문제가 발생할 수 있다. 오목렌즈와 볼록렌즈는 프리즘들의 조합에 의해 만들어진 렌즈들이다. 안경착용자가 렌즈의 광학중심점을 통해 물체를 보지 못한다면, 이는 프리즘을 통해 물체를 보는 것과 같다. 검안렌즈세트에서 강한 프리즘렌즈를 꺼내어 한 쪽 눈앞에 대어 보라, 처음에는 복시현상이 나타나 물체가 두개로 보이나, 융합을 통해 상은 다시 하나로 보이게 된다. 프리즘을 통해 하루 종일 물체를 보게 되면, 눈은 피로하고 아프며, 또한 눈이 빠지는 것처럼 불편을 느낄 수 있다. 심한 경우 두통까지 나타난다.

렌즈의 광학중심점이 동공중심과 일치하지 않는 안경을 착용할 경우 사위가 유발되어 복시, 두통, 그리고 눈이 빠져나갈 듯한 피로감을 느끼게 된다. 안경렌즈의 도수가 높을수록 그리고 광학중심점이 동공중심에서 많이 벗어날수록, 안경렌즈에 의해 유발되는 프리즘굴절력은 더 커진다. 프리즘굴절력이 커질수록 프리즘에 의해 유발되는 증상들도 더 심하게 나타난다. 렌즈의 광학중심점이 동공중심과 일직선상에 놓여있지 않으면 프리즘이 유발되므로 정확한 동공간거리의 측정은 매우 중요하다. 또한 조제 가공된 두 안경렌즈 사이의 광학중심점간거리는 동공간거리와 정확하게 일치해야 한다(그림 32-6). 렌즈광학중심점간거리와 동공간 거리의 오차에 의해 유발되는 프리즘 굴절력은 프렌티스 공식으로 구할 수 있다.

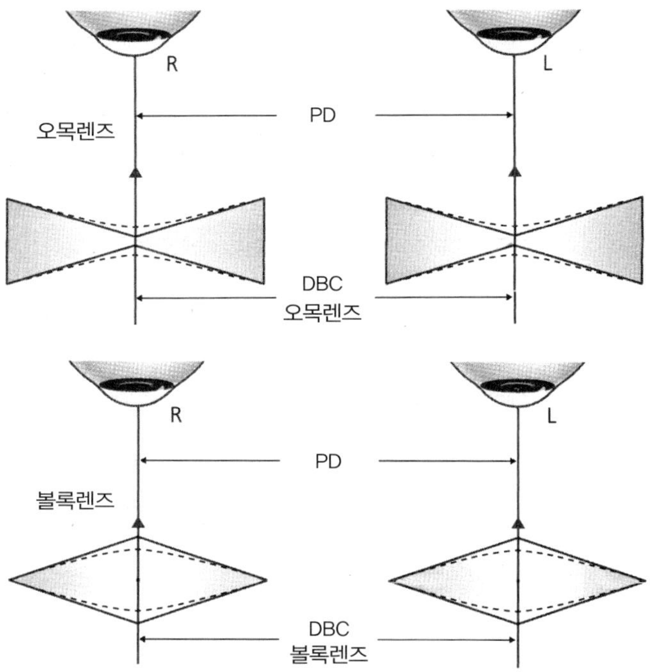

[그림 32-6] 렌즈 DBC와 PD가 일치

사시 또는 사위에서는 광학중심점을 일부러 옮겨 프리즘효과를 이용하여 사시나 사위를 교정한다. 따라서 렌즈미터로 측정한 결과 렌즈광학중심점간거리와 동공간거리의 차이가 많이 나는 안경의 경우, 이 차이가 프리즘효과를 유발시켜 사위 교정을 위해 인위적으로 만들어진 것인지를 확인해야 한다.

안경사는 동공간거리를 측정하고 안경렌즈의 광학중심점이 착용자의 동공중심과 정확히 일치하도록 조제가공을 해야 한다. 피검사자가 잘못된 DBC로 제조된 안경을 착용하여 이미 적응된 경우가 있을 수 있다. 이때 안경사가 정확하게 DBC를 맞추어 안경을 조제가공 해주면, 새로운 안경에 오히려 적응을 하지 못하는 경우가 있다. 이는 비록 이전에 착용하던 안경이 정확하지 못하여 프리즘효과가 나타나더라도, 그 안경에 이미 익숙해졌기 때문이다. 이 경우에는 안경착용자의 PD와 전에 사용하던 안경의 렌즈광학중심점간거리, 그리고 새로 만든 안경의 렌즈광학중심점간거리를 비교해 문제를 찾아 낼 수 있다.

이러한 문제를 해결하는 방법으로 안경처방을 할 때, 다음 중 하나를 선택한다.

㉮ 피검사자에게 렌즈광학중심점간거리(DBC)가 정확하게 조제가공 된 새 안경에 적응하도록 한다.

㉯ 예전 안경의 렌즈광학중심점간거리 그대로 안경을 다시 조제가공 한다.

㉰ 예전 안경의 렌즈광학중심점간거리와 동공간거리의 중간 값으로 새 안경의 렌즈광학중심점간거리로 정하여, 예전에 착용하던 안경보다 조금이나마 정확한 안경에 적응하도록 한다.

눈이 프리즘효과의 의해 사위가 유발되면 복시가 발생하게 되므로, 이를 중화하고 단일시를 유지하기 위해 융합성이향운동이 나타난다. 원거리 융합성 수평이향운동 능력이 융합성 수직이향운동 능력보다 크고, 또한 융합성 수평이향운동 능력 중에서도 융합성 폭주 능력이 융합성 개산 능력보다 크게 나타난다. 그러므로 원거리용 근시 교정안경의 렌즈광학중심점간거리가 동공간거리보다 짧은 것이 길게 조제된 것보다 적응하기가 쉽다(그림 32-7).

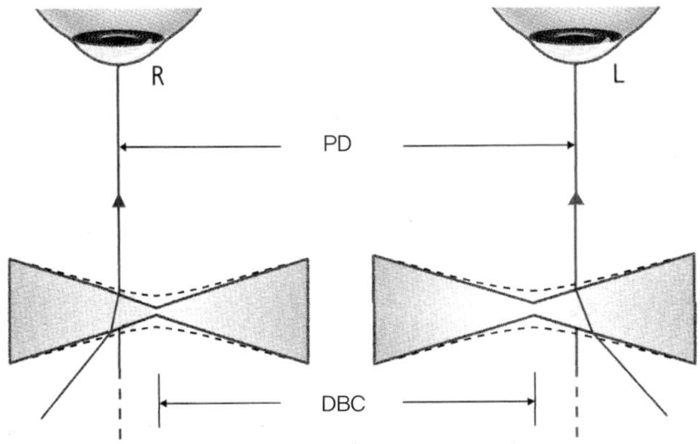

[그림 32-7] DBC가 PD보다 짧게 조제 가공된 경우(오목렌즈: BO 효과)

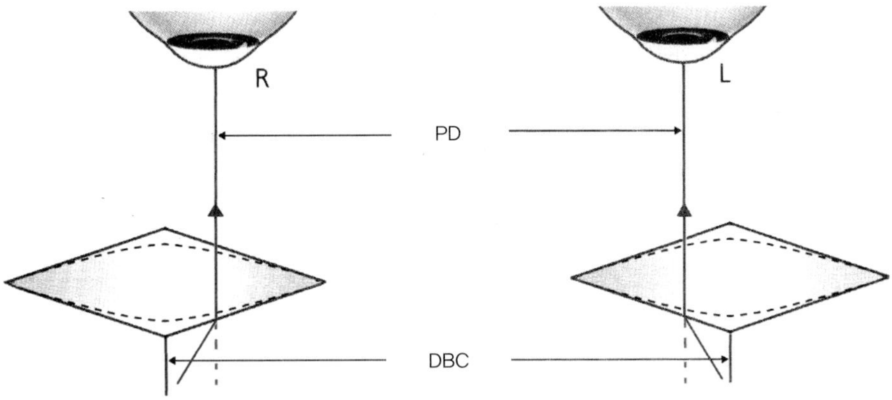

[그림 32-8] DBC가 PD보다 길게 조제 가공된 경우(볼록렌즈: BO 효과)

반대로 원거리용 원시 교정안경의 렌즈광학중심점간거리가 동공간거리보다 긴 것이 짧게 조제된 것보다 적응하기가 쉽다(그림 32-8). 즉 원거리 교정안경은 기저내방보다 기저외방 프리즘효과가 유발될 때 적응하기가 쉽다는 것이다. 반대로 근거리 교정안경은 기저외방(그림 32-7, 32-8)보다 기저내방(그림 32-9, 32-10) 프리즘효과가 유발될 때 적응하기가 더 쉽다. 그러나 융합성 수직이향 운동 능력은 아주 작으므로 양안 렌즈광학중심점의 높이 차이에 의해 수직 사위가 유발되면 적응하기는 아주 힘들어 진다.

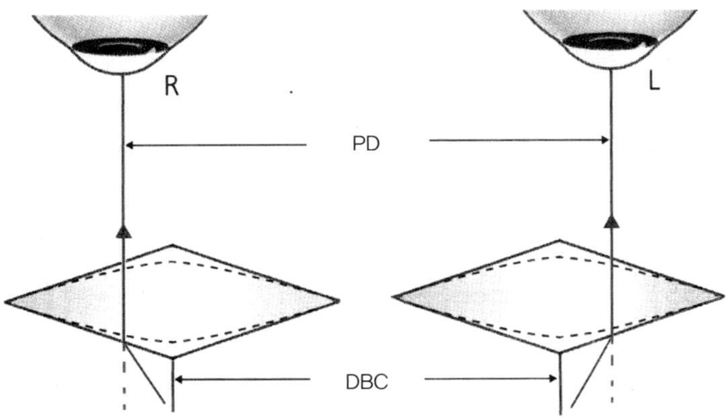

[그림 32-9] DBC가 PD보다 짧게 조제 가공된 경우(볼록렌즈: BI 효과)

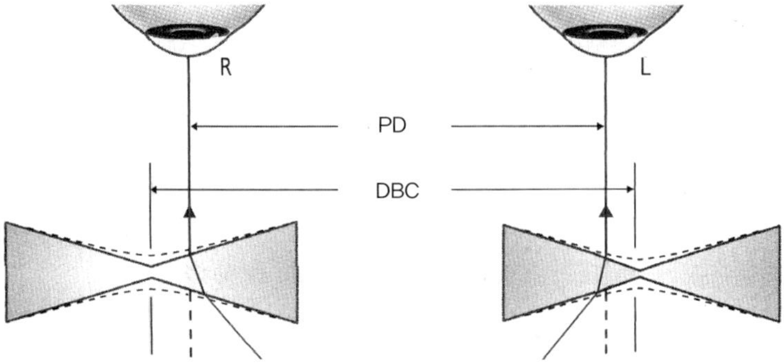

[그림 32-10] DBC가 PD보다 길게 조제 가공된 경우(오목렌즈: BI 효과)

이 문제를 예방하기 위해서는 검안테나 포롭터를 사용하여 검사할 때, 피검사자가 렌즈의 광학중심점을 통해 보도록 검안테나 포롭터를 정확하게 위치 시켜야 한다. 굴절검사 때 렌즈의 광학중심점과 동공중심이 일치하게 되면, 보다 쉽게 좋은 교정시력을 얻을 수 있다. 도수가 높은 안경을 처방해 줄 경우 검사자는 안경착용자가 현재 익숙해져 있는 예전 안경의 렌즈광학중심점간거리도 PD와 함께 측정해야 한다. 안경착용자가 가장 편안하고 잘 볼 수 있는 안경을 착용하도록 해주는 것이 검사자나 안경사의 의무이다.

33 CHAPTER 정점간거리

안경렌즈의 광학중심점간거리(DBC)와 동공간거리(PD)와의 오차에 의해 교정시력에 영향을 미치듯이, 굴절검사나 안경착용 중 교정시력에 영향을 주는 또 하나의 요소가 바로 안경렌즈와 눈 사이의 거리이다. 이 거리는 각막의 전(前) 정점에서 안경렌즈의 후면정점까지의 거리로 정하며 이를 정점간거리(VD)라고 한다(그림 33-1).

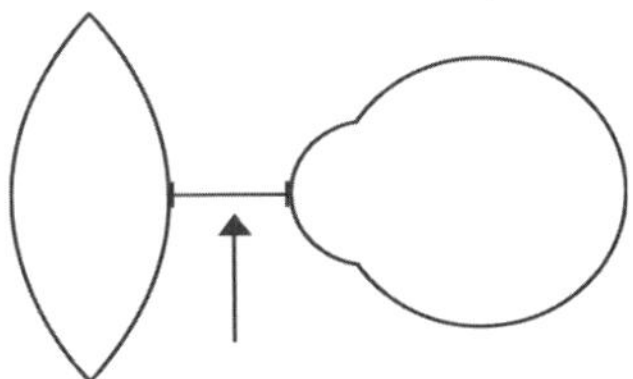

[그림 33-1] 정점간거리

정점간거리는 검사자가 정확한 안경처방을 하는 데에 있어서 아주 중요하고도 꼭 필요한 정보이다. 굴절검사를 할 때 꼭 고려해야 하는 또 하나의 변수이나, 많은 검사자들이 이를 간과하는 경우가 흔하다. 그러나 PD와 마찬가지로 안경렌즈의 도수가 높으면 높을수록 정점간거리를 정확하게 측정해야하는 것도 아주 중요하다. 볼록렌즈나 오목렌즈를 사용하여 피검사자에게 4.00D이상의 높은 굴절력의 안경처방을 하는 경우, 안경처방전에 정점간거리도 같이 기입해 주는 것이 좋다. 일반적으로 동양인의 정점간거리는 12mm, 서양인은 14~15mm의 정점간거리를 갖는다.

볼록 구면렌즈의 교정이 필요한 원시를 교정할 때, 볼록 구면렌즈를 눈에 더 가까이 댈수록 더 높은 굴절력의 볼록렌즈가 필요하다는 것을 알수 있다. 무수정체증인 피검사자의 경우를 생각해 보자. 눈의 수정체가 제거되어 없어지면, 정시였던 피검사자의 시력은 다음 세 가지 방법 중 하나로 교정을 해야 한다(그림 33-2).

① 안경 : +10.00D의 안경을 착용시켜 교정한다.

② 콘택트렌즈 : +12.00D의 콘택트렌즈를 사용하여 교정한다.

③ 인공수정체 : +20.00D의 인공수정체를 눈 속 원래의 수정체가 있던 위치에 삽입하여 교정하는 방법이 있다.

그림 33-2에서 보는바와 같이 망막하고 가까워질수록 볼록렌즈의 교정도수는 높아져야 한다는 것을 알았을 것이다. Sph +10.00D의 안경렌즈는 눈앞 12mm 거리에 두어야 좋은 교정시력을 얻을 수 있다. 그러나 눈 속에 Sph +10.00D의 인공수정체를 삽입하면 도수가 너무 낮아 시력교정 효과가 거의 없다. 이 정점간거리가 안경이나 콘택트렌즈의 교정도수에 얼마나 큰 영향을 미치는지 알았을 것이다. 볼록 구면렌즈이건 오목 구면렌즈이건 관계없이 안경렌즈의 도수가 높을수록 정점간거리는 더 큰 영향을 미치게 된다.

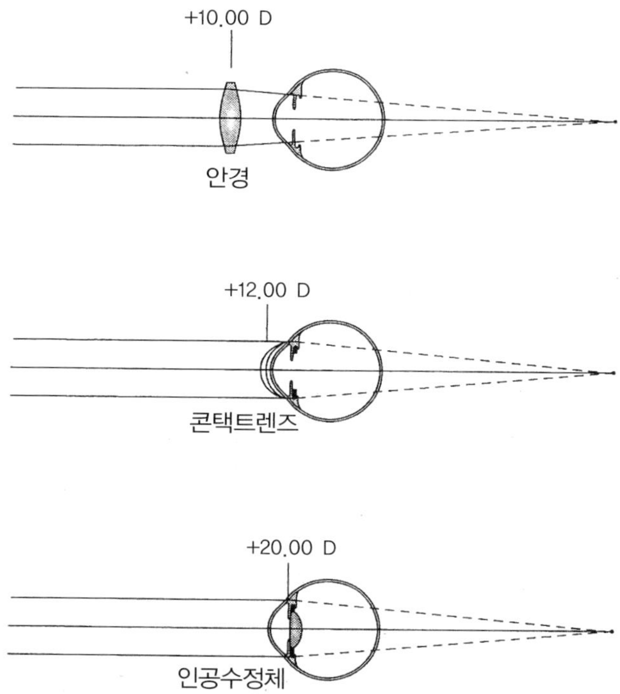

[그림 33-2] 무수정체증의 교정법

정점간거리는 굴절검사의 예비검사 때 먼저 시행하고 그 다음에 굴절검사를 시행하는 것이 원칙이나 굴절검사를 시행하는 과정에서 정점간거리를 계속 일정하게 유지시키는 것이 쉽지 않으므로, 먼저 굴절검사를 시행한 후에 정점간거리를 다시 확인하는 과정이 필요하다.

정점간거리를 측정하는 과정은 다음과 같다.

① 포롭터를 사용하여 일반적인 굴절검사를 먼저 시행한다.

② 그 결과 값을 검안테에 그대로 맞추어 끼운다.

③ 보다 더 정확한 검사를 하기 위해 검안렌즈를 사용하여 두 손으로 렌즈를 바꾸어 가면서 시행하는 검사법으로 구면도수 재확인 검사를 한다. 이 때 반대쪽 눈은 반드시 가려야 한다.

④ 피검사자가 최고의 교정시력을 나타내면, 굴절검사는 끝난 것이고 정점간거리를 측정한다.

1 정점간거리 측정법

정점간거리를 측정하는데 사용되는 기기들은 다음과 같다.

1. 포롭터 2. 검안테 3. 정점간거리 측정계(distometer)

(1) 포롭터를 사용한 검사법

포롭터의 종류에 따라 거리를 측정할 수 있도록 눈금표시가 되어있는 조그마한 거울이 포롭터 옆에 부착되어 있어서 정점간거리를 측정할 수 있다(그림 33-3).

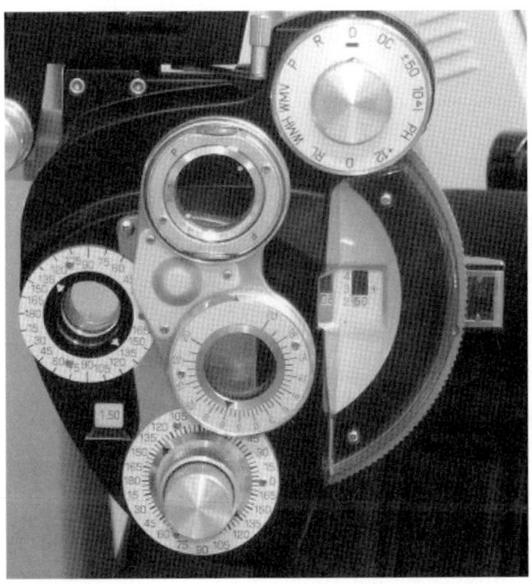

[그림 33-3] 포롭터를 사용한 VD 측정

(2) 검안테를 사용한 검사법

검안테 옆에는 정검간 거리를 측정할 수 있는 눈금표시가 되어있다(그림 33-4).

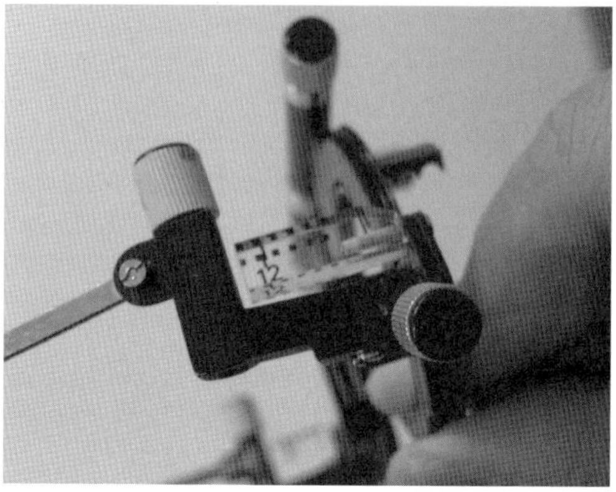

[그림 33-4] 검안테의 VD 측정 눈금

이 두 방법은 모두 큰 도움이 되지 못한다. 이 기기들로 정점간거리를 측정할 때 검사자가 어느 위치에서 바라보면서 측정하느냐에 따라 검사 값이 달라지기 때문에 정확도가 떨어진다.

(3) 정점간거리 측정계를 사용한 검사법

정확한 정점간거리를 측정하기 위해서는 정점간거리 측정계를 사용하는 것이 좋다(그림 33-5).

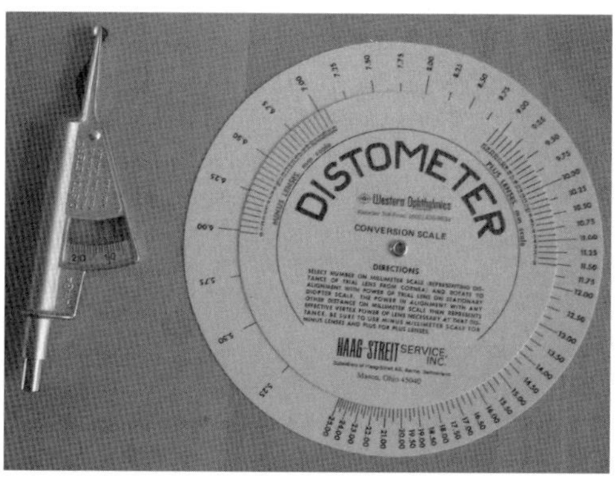

[그림 33-5] 정점간거리 측정계

정점간거리 측정계를 사용하여 정점간거리를 측정하는 방법으로 다음 두 가지가 있다.

① 정점간거리 측정계를 사용하여 정점간거리를 측정하는 첫 번째 방법.

㉮ 피검사자에게 눈을 감으라고 한다.

㉯ 감고 있는 눈꺼풀 위에 피검사자의 동공위치를 표시해 놓는다.

㉰ 정점간거리 측정계의 한쪽 다리를 동공의 위치를 표시한 눈꺼풀의 바로 앞에 댄다.

㉱ 피부늘어짐으로 윗눈꺼풀이 내려 덮여 겹쳐져 있는 피검사자라면, 덮인 피부를 살짝 들어 동공 앞의 피부가 한 층만 남아 있도록 한다.

㉲ 지레대가 검안렌즈의 후면에 닿을 때까지 정점간거리 측정계의 누르개를 누른다(그림 33-6).

㉳ 정점간거리 측정계에 표시된 값을 읽는다. 이 결과 값에는 이미 눈꺼풀의 두께인 1mm에 대한 값이 보정된 상태이다.

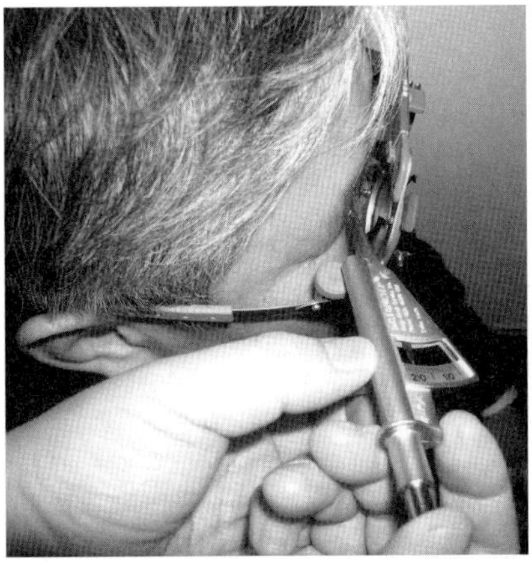

[그림 33-6] 정점간거리 측정계를 사용한 VD 측정

② 정점간거리 측정계를 사용하여 정점간거리를 측정하는 두 번째 방법.

㉮ 안경을 착용하고 있던 피검사자는 기존의 안경을 착용한 상태에서 덧굴절검사를 시행한다.

㉯ 이 경우 헐버그클립을 사용하여 굴절검사를 시행하는 것이 좋다.

㉰ 정점간거리 측정계를 사용하여 첫 번째 방법과 같은 방법으로 정점간거리를 측정한다.

이 두 번째 검사법은 피검사자가 자신의 안경을 착용한 상태에서 검사를 받았으므로, 정점간거리의 측정은 생략해도 무방하다.

2 정점간거리와 교정렌즈굴절력의 변화

검사자나 안경사는 "안경착용자 자신이 편한 위치에 안경테을 맞추어 사용하면 되지 않겠는가? 조금 가까이 쓰거나 멀리 쓰면 좀 어때?"하고 생각 할 수도 있다. 앞에서 무수정체증을 교정할 때의 예에서 보았듯이, 정점간거리에 차이가 날 경우 정점간거리 변화에 따른 교정도수의 변화가 얼마나 큰지를 알 수 있다. 그러므로 정점간거리가 안경처방을 할 때 얼마나 중요한 역할을 하는지 이해됐을 것이다.

검사자는 정점간거리의 변화에 따라 어느 정도의 도수변화가 있을 것인가를 안경착용자에게 미리 설명해 주어야 한다. 특히 콘택트렌즈를 처방할 때, 굴절검사에서 얻은 안경도수를 콘택트렌즈 도수로 바꿀 때 어느 정도의 도수변화가 필요하다는 것을 설명해 주어야 한다.

안경을 검사할 때의 정점간거리보다 눈에 가깝게 착용하거나 검사된 안경도수를 콘택트렌즈 도수로 전환할 경우 플러스 도수는 올려 주어야 하고, 마이너스 도수는 줄여 주어야 한다. 반대로 안경을 눈에서 멀리, 즉 정점간거리가 멀어지면 플러스 도수의 굴절력은 증가하는 효과가 나타나므로 보다 낮은 도수로 교정해 주어야 하며, 마이너스 도수는 이와 반대로 더 높은 도수의 교정이 필요하다.

예를 들어,

① 정검간 거리 12mm에서 검사된 +10.00D 구면도수를 콘택트렌즈로 교정할 때와 +10.00D의 콘택트렌즈 도수를 정점간거리 12mm로 하여 안경으로 착용할 때의 도수는?

> D_1 : 굴절검사에서 검사된 교정렌즈의 굴절력.
> D_2 : 정점간거리 변화에 따른 유효굴절력.
> l : 굴절검사 때의 정점간거리.
> l_0 : 실제 안경을 착용했을 때의 정점간거리.
> $d(l-l_0)$: 정점간거리의 변화량 (m 단위).

㉮ 안경도수를 콘택트렌즈도수로 전환할 때

$$D_2 = D_1 + dD_1^2 = +10.00 + 0.012(+10.00)^2$$

$$= +10.00 + 0.012 \times 100 = +10.00 + 1.2$$

$$= +11.2D \text{ (콘택트렌즈 도수)}$$

34 CHAPTER 렌즈의 곡률반경

안경렌즈는 두개의 면으로 이루어져 있다. 일반적으로, 안경렌즈로 사용되는 렌즈의 모양은 메니스커스 형(그림 34-1)으로 눈에 가까운 쪽 렌즈 면은 오목한 모양이고, 눈에서 먼 쪽 면은 볼록 한 모양이다. 렌즈의 도수는 둘 중의 한 면에 의해 결정되며 다른 면은 구형으로써 렌즈 만곡도의 반경, 즉 곡률반경을 나타낸다. 최근에 사용되는 렌즈들은 대부분 오목한 면에 의해 도수가 결정되고 볼록한 면에 곡률반경을 가지게 된다.

[그림 34-1] 마이너스와 플러스 메니스커스 렌즈

렌즈의 곡률반경은 제네바 렌즈곡률반경 측정계(Geneva lens clock)(그림 34-2)를 사용하여 검사할 수 있다. 렌즈곡률반경 측정계에는 세 개의 다리가 부착되어 있는데, 가운데 것은 움직이고 양쪽의 것은 고정되어 있다.

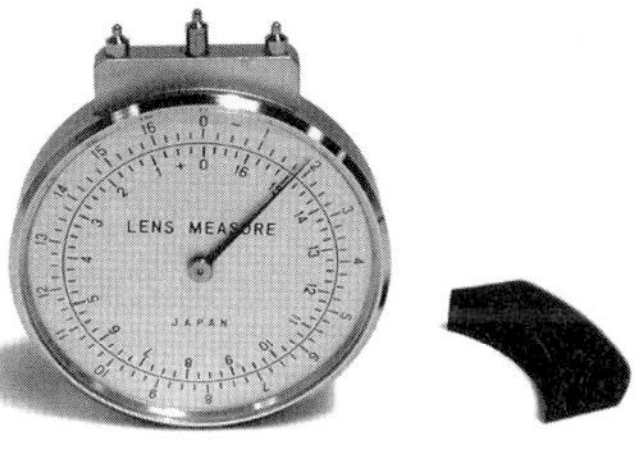

[그림 34-2] 제네바 렌즈곡률반경 측정계

1 단일초점렌즈의 곡률반경 측정법

이중초점렌즈나 다초점렌즈가 아닌 단일초점렌즈의 곡률반경을 렌즈곡률반경 측정계를 사용하여 검사하는 순서는 다음과 같다.

㉮ 편평한 면 위에서 렌즈곡률반경 측정계가 정확한지 점검해 본다.

㉯ 렌즈곡률반경 측정계의 바늘이 0을 가리키고 있으면 정확하게 맞추어진 것이다.

㉰ 렌즈곡률반경 측정계의 다리를 볼록 면의 180도 경선에 올려놓는다.

㉱ 가운데 다리는 가능한 렌즈의 광학중심점에 위치시키도록 한다.

㉲ 볼록 면을 검사할 때에는 렌즈곡률반경 측정계 눈금에 표시된 숫자 중에서 검정색 숫자를 읽는다.

㉳ 이 때 렌즈곡률반경 측정계는 반드시 렌즈에 수직으로 대고 있어야 하고, 기울어지면 정확한 값을 얻을 수 없다.

㉴ 바늘이 가리키고 있는 숫자는 렌즈의 곡률반경이나 굴절력 값이 된다(그림 34-3).

㉵ 렌즈곡률반경 측정계의 눈금판 중, 가리키고 있는 검정 숫자를 읽는다.

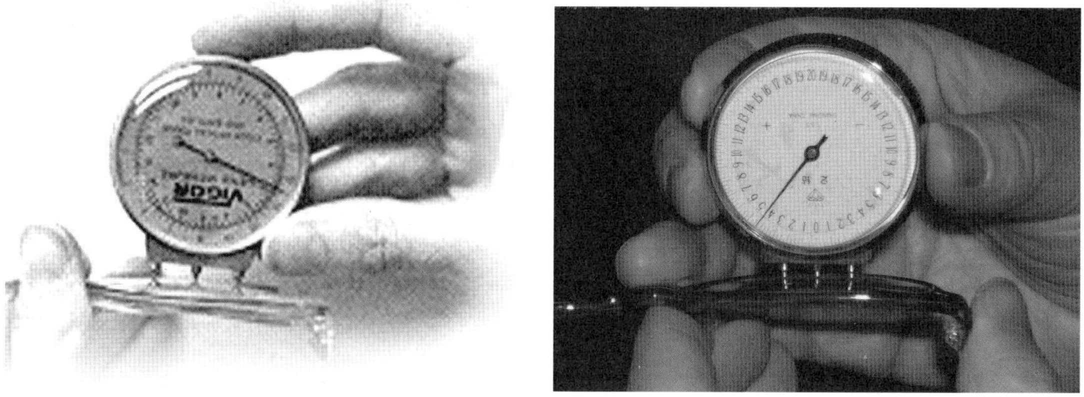

[그림 34-3] 렌즈곡률반경측정

이 숫자를 기록한 후 정확한 검사를 위해 이중 체크를 한다. 렌즈곡률반경 측정계를 원래의 위치에서 90도 돌려 다시 한 번 곡률반경을 측정한다. 두 값이 거의 같아야 한다. 모든 조건이 동일한 경우라면, 예를 들어 렌즈곡률반경 측정계를 잡고 검사하는 과정이나, 렌즈의 재질이 같다면 동일한 값이 나온다. 만약 1/4이상 차이가 나는 값이 나오면 곡률반경이 렌즈의 오목 면에 있는지를 확인해 보아야 한다. 이러한 경우를 가끔 접하게 되는데, 이때에는 오목 면을 측정해야 하며 측정계의 바늘이 가리키고 있는 빨간색 숫자의 값을 읽는다. 이 면에서도 숫자를 기록한 후 정확한 검사를 위해 이중 체크를 한다. 렌즈곡률반경 측정계를 원래의 위치에서 90도 돌려 다시 한 번 곡률반경을 측정하여 두 값의 차이가 있는지 여부를 확인한다. 측정계의 종류에 따라 검정색과 빨간색의 숫자로 표시하지 않고, 플러스나 마이너스 디옵터로 직접 표시해 놓은 기종도 있다(그림 34-4).

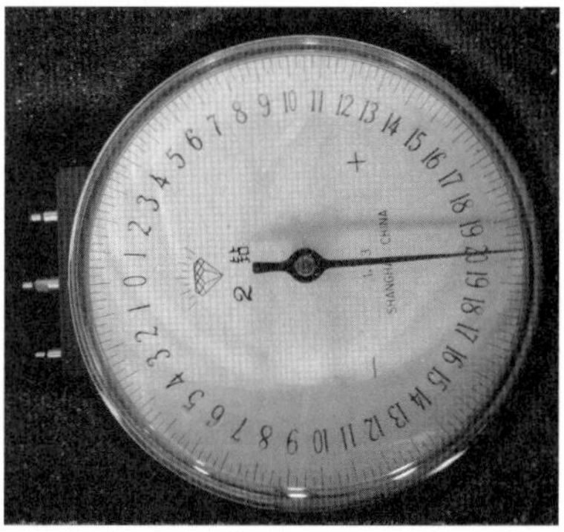

[그림 34-4] 플러스나 마이너스 디옵터로 표시한 렌즈곡률반경 측정계

2 다중초점렌즈의 곡률반경 측정법

다중초점렌즈의 곡률반경을 측정할 때에는 두 렌즈의 경계선 부분에 렌즈곡률반경 측정계의 다리를 수평하게 대어 가운데 다리가 가능한 광학중심점에 가까이 위치하도록 한다. 렌즈곡률반경 측정계의 세 다리 모두를 각 분절위에 위치시킬 수 있다면 모렌즈와 자렌즈의 곡률반경을 정확하게 측정할 수 있다.

안경착용자들은 예전에 사용하던 안경렌즈와 새로 조제될 안경렌즈와의 곡률반경 차이가 0.75D정도까지는 적응 할 수 있다. 안경착용자에 따라 더 잘 적응하는 경우도 있다. 44장에 렌즈곡률반경의 변화에 의해 발생할 수 있는 여러 가지 문제들을 적어 놓았다. 렌즈의 굴절력이 클수록 곡률반경의 변화도 더욱 급격하다는 것을 예상할 수 있다. 이러한 현상은 특히 고도의 볼록렌즈에서 더 심하게 나타난다. 필요한 경우, 검사자는 피검사자가 현재 착용하고 있는 안경 렌즈의 곡률반경을 안경제조자에게 알려 주어야 한다.

※ **주의**: 곡률반경을 측정하기 위해 렌즈곡률반경 측정계를 사용할 때에는 항상 같은 재질로 된 안경 렌즈들 사이에서만 비교를 해야 한다. 예를 들어, Cr렌즈는 Cr렌즈끼리, 유리렌즈는 유리렌즈하고 비교를 해야 한다. 안경사가 렌즈의 재질을 바꾸어야 할 경우에는 안경착용자에게 미리 알려 주어야 한다.

35 CHAPTER 안경 처방도수 조정

포롭터나 검안테를 사용한 굴절검사에서 얻어진 결과 값을 안경처방 할 때, 굴절이상의 종류에 따라 처방원칙이 있다. 그러나 피검사자의 굴절이상 정도나 사위와 같은 눈의 여러 상태를 고려할 때, 무조건 원칙에 따라 교정해 주어서는 안 되는 경우도 있다. 그러므로 안경도수 처방을 할 때에는 피검사자가 원하는 교정시력에 따라, 그리고 눈의 상태에 따라 처방 도수의 조정이 필요하다.

1 원시 안경

원시교정의 원칙은 최고 교정시력을 얻을 수 있는 플러스 구면도수 중 가장 높은 도수로 교정해 주는 것이다. 굴절검사를 시행할 때 최고의 교정시력이 나온 플러스 구면도수로 읽을 수 있는 제일 작은 시표를 읽고 있도록 하면서, Sph +0.25D를 계속 가입하여 읽을 수 있던 가장 작은 시표가 흐려 보이거나 읽지를 못할 때까지 플러스 구면도수를 계속 올려 준다.

굴절검사에서 플러스 구면도수의 교정이 필요한 경우, 항상 더 많은 플러스 구면도수를 가해 교정해 주어야 한다는 것을 잊지 말아야 한다. 만약 피검사자의 나안시력은 0.6이고, Sph +1.50D로 교정했을 때의 교정시력은 0.8이였고, Sph +1.75D(0.9), Sph +2.00D(1.0), Sph +2.25D(1.0), Sph +2.50D(1.0), 그리고 Sph +2.75D에서는 0.9로 교정시력이 오히려 저하된다면, 이 결과 값에 대한 안경 처방은 Sph +2.50D로 한다(표 35-1).

이 예에서는 Sph +2.50D가 원시 굴절이상을 완전교정해 준 도수이다. 이 도수보다 한 도수 높은 Sph +2.75D에서는 오히려 교정시력이 저하되고, 한 도수 낮은 Sph +2.25D에서는 1.0의 교정시력이 나오나, 원시는 완전교정상태로 안경처방을 해주는 것이 원칙이므로, 이 원칙에 따라 Sph +2.50D로 안경처방을 한다.

조절력이 강한 청소년이나 어린이들의 원시는 도수가 낮은 경우 증상이 나타나지 않는 경우가 많다. 이 처럼 원시가 심하지 않은 어린이나 청소년들은 조절마비 굴절검사를 시행해야만 원시 정도를 정확하게 검사해 낼 수 있다. 그러나 나이가 증가함에 따라 조절력도 비례적으로 감소하게 되므로, 중년이후에는 원시에 의해 원거리시력에도 불편함을 호소하게 된다.

[표 35-1] 플러스 구면도수와 교정시력

교정구면도수	교정시력
0.00D	0.6
+1.50D	0.8
+1.75D	0.9
+2.00D	1.0
+2.25D	1.0
+2.50D	1.0
+2.75D	0.9

낮은 도수의 원시는 원거리 나안시력에 별로 영향을 미치지 않는다. 또한 조절에 의해 유발되는 눈의 피로를 호소하지 않는 경우도 흔하다. 이 처럼 나안시력의 저하나 눈의 피로증상이 없을 때에는 꼭 교정안경을 착용할 필요는 없다. 이런 경우 실제로 교정안경을 맞추더라도 일상생활에 불편함이 없으므로 안경을 착용하지 않는 경우가 대부분이다. 그러나 나안시력의 저하가 있거나 눈의 피로증상이 있을 때에는 완전교정을 원칙으로 처방한다. 안경처방을 해 주었을 때에는 안경을 항상 착용하고 있도록 한다. 특히 시력저하가 없는 경우에도 조절에 의한 눈의 피로나 두통 등의 증상들이 올 수 있으므로, 안경을 착용하여 이런 증상들이 호전되도록 안경을 항상 착용하고 있으라고 한다.

원시는 내사시나 내사위와의 관계가 깊다. 따라서 눈에 안위이상이 있는 경우, 사위의 종류에 따라 플러스 구면도수의 과교정이나 저교정이 필요하며, 조절내사시가 있을 때에는 원시를 완전교정하는 방법으로 사시를 교정할 수도 있다.

2 근시 안경

근시교정의 원칙은 최고 교정시력을 얻을 수 있는 마이너스 구면도수 중 가장 낮은 도수로 교정해 주는 것이다. 굴절검사를 시행할 때 최고의 교정시력이 나온 마이너스 구면도수로 읽을 수 있는 제일 작은 시표를 읽고 있도록 하면서 Sph +0.25D를 계속 가입하여 읽을 수 있던 가장 작은 시표가 흐려 보이거나 읽지를 못할 때까지 플러스 구면도수를 계속 올려 준다.

굴절검사에서 마이너스 구면도수의 교정이 필요한 경우, 과교정되지 않도록 항상 주의를 기울여야 한다. 예로, 피검사자의 나안시력이 0.6이고, Sph −0.50D로 교정했을 때의 교정시력은 0.8이였고, Sph −0.75D(0.9), Sph −1.00D(1.0), Sph −1.25D(1.0), Sph −1.50D(1.0), 그리고 Sph −1.75D에서는 0.9로 교정시력이 오히려 저하된다면, 이 결과 값에 대한 안경 처방은 Sph −1.00D로 한다(표 35-2).

[표 35-2] 마이너스 구면도수와 교정시력

교정구면도수	교정시력
0.00D	0.6
−0.50D	0.8
−0.75D	0.9
−1.00D	1.0
−1.25D	1.0
−1.50D	1.0
−1.75D	0.9

이 예에서 Sph −1.00D, Sph −1.25D, 그리고 Sph −1.50D 모두에서 1.0의 교정시력을 얻었으나, 근시의 교정원칙에 따라 Sph −1.00D로 처방한다. Sph −1.00D보다 더 높은 도수로 교정해 주면 잠시 동안은 좋은 교정시력을 얻을 수 있으나, 이 처럼 마이너스 구면도수의 과교정은 눈을 원시상태로 전환시켜 놓으므로 항상 조절을 하고 있어야만 선명하게 상을 볼 수 있다. 그러므로 잘 보인다는 대답에 따라 무조건 마이너스 구면도수를 올려 주어서는 안 된다. 마이너스 구면도수를 올려 줄 때에는 먼저 더 작은 시표의 글자를 읽을 수 있는지를 확인해야 한다.

안경처방을 할 때 문진에서 얻은 정보와 안경의 사용목적에 따라 도수조정이 필요할 수 있다. 굴절검사를 정확히 시행한 후 얻은 결과 값에 대한 교정시력을 피검사자가 부담을 느끼거나 불편해 하는 경우가 있다. 이런 피검사자에게는 완전교정된 도수를 처방하지 않고 도수를 조금 낮추어 단안 교정시력은 0.7~0.8, 그리고 양안 교정시력은 0.9~1.0이 되도록 조정하여 안경처방을 해 주어도 큰 불편은 없을 것이다. 굴절이상 정도에 따라 다르지만, 각 눈의 구면도수에서 약 −0.50D 정도 낮추어 처방해 주면 눈에 부담감없이 오히려 더 편하게 안경을 착용할 수 있다.

굴절부동이 없고 양안의 굴절이상 정도가 심하게 차이나는 경우가 아니라면 양안에서 같은 정도의 도수를 줄여 처방하며, 또한 양안의 도수차이를 Sph −0.75D 이하로 하는 것이 좋다. 그러나 굴절부동인 경우 양안의 도수 차이가 심하므로 양안 상의 융합이 가능한 범위 내에서 굴절이상 정도가 심한 쪽 눈의 도수를 조정한다.

예를 들어, 좌, 우안의 굴절이상은 다음과 같다.

OD: Sph −7.00D Cyl −1.50D Ax 180(0.9)
OS: Sph −3.00D Cyl −2.50D Ax 180(1.0)

이 양안의 도수를 어떻게 조정할 것인가? 양안 상의 융합이 가능한 범위 내에서 굴절이상 정도가 심한 쪽인 오른쪽 눈의 도수를 줄여 처방한다. 조정한 후의 안경처방은 다음과 같다.

OD: Sph −5.25D Cyl −1.50D Ax 180(0.5)
OS: Sph −3.00D Cyl −2.50D Ax 180(1.0)

처방할 도수를 조정한 후에는 좌, 우안 각각의 단안시력을 측정하여 양안의 교정시력을 비교하고 양안균형검사도 시행하여, 피검사자가 이 처방으로 안경을 맞추어 끼었을 때 편안하게 사용할 수 있는지 확인한다. 그러나 처방도수를 너무 낮추면 교정시력이 많이 저하되어, 안경착용자가 불편함을 호소할 수 있으므로 적당한 범위 내에서 처방도수를 조정한다.

이 처럼 안경 처방도수를 조정할 때에는 피검사자에게 ① 눈의 굴절이상 정도, ② 이전 안경과 새 안경의 도수 차이, ③ 완전교정한 새 안경을 착용했을 때 올 수 있는 불편한 점들, 그리고 ④ 처방도수를 조정해야 하는 이유들을 자세히 설명해주는 것이 중요하다.

근시는 외사시나 외사위와 연관이 있다. 따라서 눈에 안위이상이 있는 경우, 사위의 종류에 따라 마이너스 구면도수를 과교정하거나 저교정해 줌으로서 편위 각도를 줄여 줄 수 있다.

3 난시 안경

굴절검사 때 난시 교정법으로 교차원주렌즈를 사용하는 방법과 운무시킨 상태에서 난시표 등을 사용하여 검사하는 방법이 있다고 앞에서 설명하였다. 어느 방법을 사용하건 난시 교정은 근시교정 때와 같이 최고 교정시력을 얻을 수 있는 가장 낮은 원주렌즈 도수로 교정해 주는 것이 원칙이다. 이는 플러스 원주렌즈이건 마이너스 원주렌즈이건 똑 같이 적용된다.

난시 안경을 착용하면 원주렌즈에 의해 발생하는 수차로 인해 상이 휘어 보이거나 높거나 낮아져 보인다. 이런 증상들로 인해 난시 교정안경을 착용하는 사람은 심한 경우 어지러움까지 느끼게 된다. 이런 현상에 쉽게 적응이 되도록 하기 위해 최고 교정시력을 얻는 최저 원주렌즈 도수로 처방한다. 그러나 처음으로 난시 교정안경을 착용하는 사람은 완전교정된 안경에 적응을 못하는 경우가 많다. 이런 경우에는 검사에서 얻은 원주렌즈 도수보다 낮은 도수로 먼저 처방하고 적응이 되면 단계적으로 도수를 올려주어 서서히 완전교정된 난시안경에 적응할 수 있도록 한다.

예를 들어,

1) 사난시가 있는 경우, 현재 사용 중인 안경도수는

OD: Sph −1.25D Cyl −0.50D Ax 145
OS: Sph −1.25D Cyl −0.50D Ax 035

이고 굴절검사 값은

OD: Sph −0.75D Cyl −1.50D Ax 145
OS: Sph −1.25D Cyl −0.75D Ax 035

이였다면, 안경 처방도수는

OD: Sph −1.00D Cyl −1.00D Ax 145
OS: Sph −1.25D Cyl −0.50D Ax 035

로 한다. 이는 사난시에서 원주렌즈 도수가 올라가면 수차에 의해 물체의 뒤틀림현상이 심하게 나타나므로, 원주렌즈 도수를 많이 올려주지 않는 것이 좋다.

2) 현재 사용 중인 안경과 새로 검사된 원주렌즈 축 방향에 많은 차이가 나는 경우, 원주렌즈 도수가 1.00D이내 일 때의 도수 조정은 다음과 같이 한다.

현재 사용 중인 안경도수는

OD: Sph −5.50D Cyl −0.50D Ax 100
OS: Sph −6.25D Cyl −0.50D Ax 070

이고, 굴절검사 값은

OD: Sph −5.50D Cyl −0.50D Ax 165
OS: Sph −6.25D Cyl −0.50D Ax 175

이였다면, 안경 처방도수는

OD: Sph −5.75D
OS: Sph −6.50D

로 한다. 이때 난시도수는 구면렌즈대응치로 바꾸어 처방한다.

4 구면렌즈대응치

안경처방을 할 때, 상황에 따라서는 원주렌즈의 교정이 필요하더라도 구면도수만을 사용하여 교정해 주어야 하는 경우와 원주렌즈 도수를 낮추어 교정해 주어야 하는 경우가 있는데 이는 다음과 같다.

1) 굴절검사에서 검사된 원주렌즈 도수가 너무 높아 피검사자가 도저히 적응할 수 없는 경우
2) 구면콘택트렌즈로 교정을 원하는 경우

구면콘택트렌즈로 교정을 원하는 경우를 예로 들자면, 구면도수로 전환을 하기 위해서는 구면도수에 원주렌즈 도수의 절반을 더해 주는 값으로 교정한다. 이 값을 구면렌즈대응치라고 한다.

예를 들어,

1) 다음의 처방에서 구면렌즈대응치를 구하면,

Sph +3.00 ⌒ Cyl +1.00 Ax 090

우선, 원주렌즈 도수를 반으로 나눈다.

Cyl +1.00 ÷ 2 = S+0.50

이 값을 구면도수에 더한다.

(Sph +3.00) + (Sph +0.50) = Sph +3.50

+3.50D의 구면도수로 교정한다.

2) 마이너스 원주렌즈 도수를 예로 들면

Sph +4.00 Cyl −1.00 Ax 180

원주렌즈 도수를 절반으로 나눈다.

Cyl −1.00 ÷ 2 = Sph −0.50

이 값을 구면도수에 더한다.

(Sph +4.00) + (Sph −0.50) = Sph +3.50이 된다.

3) 다른 예를 하나 더 보면, 이는 원주렌즈 도수를 모두 빼주는 것이 아니라, 필요에 따라 한 단계씩 도수를 변화시키는 것이다(표 35-3). 원주렌즈 도수를 줄여 주는 과정에서 적응이 가능한 도수로 처방한다.

[표 35-3] 구면렌즈대응치

플러스 구면도수	마이너스 구면도수
Sph +5.00 Cyl −2.00 Ax 180	Sph −5.00 Cyl −2.00 Ax 90
↕	↕
Sph +4.75 Cyl −1.50 Ax 180	Sph −5.25 Cyl −1.50 Ax 90
↕	↕
Sph +4.50 Cyl −1.00 Ax 180	Sph −5.50 Cyl −1.00 Ax 90
↕	↕
Sph +4.25 Cyl −0.50 Ax 180	Sph −5.75 Cyl −0.50 Ax 90
↕	↕
Sph +4.00D	Sph −6.00D

앞에서 본 것과 같이 구면렌즈대응치란 원주렌즈 도수를 모두 구면도수로 대치한다는 뜻이 아니다. 이는 피검사자가 안경을 새로 착용할 때 원주렌즈에 적응하기 힘든 경우 원주렌즈 도수를 줄여 줌으로서 보다 편하게 안경을 착용할 수 있도록 해 주기 위함이다. 그러나 원주렌즈 도수만 줄이고 줄인 도수를 보정해 주지 않으면 교정시력이 심하게 저하될 수 있으므로, 줄여준 원주렌즈 도수만큼 구면도수를 사용하여 보정해 주는 것이다. 구면렌즈대응치로 교정한 상태에서 굴절검사를 시행하면 어떠한 반응이 나타나는지를 보자.

백내장 치료를 위한 인공수정체삽입술 후 고도의 난시가 발생하는 경우가 있다. 봉합사를 제거한 후에도 난시가 줄어들지 않는 경우가 있다. 수술 받은 한 쪽 눈에만 심하게 발생한 난시에 대해서는 거의 적응을 하지 못한다. 이 경우, 가능한 한 시력은 유지되면서도 낮은 원주렌즈 도수로 교정해 주는 것이 좋다. 각막이식수술을 받은 환자에게도 이러한 교정법은 아주 유용하다.

수정체적출술이나 각막이식수술을 받은 피검사자는 타각적 굴절검사로 측정된 각막곡률반경(K)

값을 시작점으로 하여 자각적 굴절검사를 시작한다. 측정된 K값과 이 K값을 시작점으로 검사된 교정시력을 같이 기록한다. 그 다음 원주렌즈 도수를 반으로 줄인다. 그리고 0.50D의 원주렌즈 도수를 변화시켜 줄 때마다 0.25D의 구면도수를 가감해 주어야 한다.

(1) 마이너스 원주렌즈의 도수가 높은 경우

측정된 K 값은 다음과 같다.

47.00 @ 090 / 43.00 @ 180

이 K값을 시작점으로 굴절검사를 시행한 결과, 다음과 같은 결과 값을 얻었다.

Sph +2.50 Cyl −4.00 Ax 180

원주렌즈 도수를 반으로 줄이면

Sph +2.50 Cyl −2.00 Ax 180이 된다.

0.50D의 원주렌즈 도수를 줄여 줄 때마다 0.25D의 구면도수를 올려 준다면, 결과 값은

Sph +1.50 Cyl −2.00 x 180이 된다.

(2) 플러스 원주렌즈의 도수가 높은 경우

측정된 K 값은 다음과 같다.

47.00 @ 090 / 43.00 @ 180

이 K값을 시작점으로 굴절검사를 시행한 결과, 다음과 같은 결과 값을 얻었다.

Sph −2.50 Cyl +4.00 Ax 090

원주렌즈 도수를 반으로 줄이면,

Sph −2.50 Cyl +2.00 Ax 090이 된다.

0.50D의 원주렌즈 도수를 줄여 줄 때마다 0.25D의 구면도수를 올려 준다면, 결과 값은

Sph −1.50 Cyl +2.00 Ax 090이 된다.

구면렌즈대응치로 교정한 상태에서 피검사자의 교정시력을 측정하고 여기서부터 일반적인 굴절검사를 다시 시작한다. 원주렌즈 도수보다는 구면도수를 많이 변화시키면서 검사를 하는 것이 좋다. 교차원주렌즈를 사용하여 검사를 하면, 피검사자는 줄여준 원주렌즈 도수를 다시 넣어 주기를 원할 것이다. 0.50D내지 0.75D정도의 원주렌즈 도수를 다시 올려 줄 수는 있다. 그러나 그 보다 더 많은 원주렌즈 도수를 올려 주지는 말라. 구면도수를 결정하고 교정시력을 측정한다. 원주렌즈 도수의 저교정으로 인한 교정시력은 원주렌즈 도수를 완전교정해 주었을 때의 교정시력보다 한 줄이나 두 줄의 시력저하가 있을 수 있다. 안경처방자는 어느 것이 더 중요한지를 결정해야 한다. 선명하고 깨끗한 교정시력을 얻되 고도의 원주렌즈 도수에 적응하기 위해 노력해야 하는 것과, 교정시력이 조금 저하되더라도 편안하게 계속 착용이 가능한 안경처방을 해 주는 것 중 어느 것이 더 좋은지에 대해 현명한 판단을 내려야 한다.

구면렌즈대응치에 대한 보다 실질적인 적용은 교차원주렌즈를 사용한 검사법에서 이미 설명되었다. 즉 0.50D의 플러스 또는 마이너스 원주렌즈 도수를 올려 줄 때마다 0.25D의 구면도수를 가감해 주는 방법이다.

36 CHAPTER

안경처방 양식

굴절검사과정이 모두 끝나고 안경처방을 위한 도수 조정과정도 끝나면 피검사자에게 안경처방을 해 주어야 한다. 안경처방을 할 때에는 다음 항목들을 포함하거나 고려해야 한다.

1 구면도수와 원주렌즈

일반적인 굴절검사 때 구면렌즈와 원주렌즈를 사용하여 검사를 시행한다고 앞에서 설명하였다. 그러므로 플러스나 마이너스 구면렌즈와 원주렌즈가 있다는 것과 원주렌즈에는 축 방향이 1도에서 180도 중 어딘가에 있다는 것을 알고 있을 것이다. 검안렌즈의 굴절력은 필요에 따라 0.12D짜리 도수가 있으나, 안경처방 할 때의 최소단위는 0.25D라고 설명한 것을 기억하고 있을 것이다. 굴절검사란 피검사자에게 최고의 교정시력을 제공해 주기 위해 어느 종류의 구면렌즈를 어느 정도의 도수만큼을 가해 교정해 주어야 하며, 또한 어느 축 방향으로 어느 정도의 원주렌즈 도수를 가해 주어야 하는 가를 검사하는 것이다.

굴절검사의 기술을 익숙하게 익히기 이전이라도 안경처방전을 판독하고, 작성하는 양식에 대해 먼저 알고 있어야 한다.

가장 널리 사용되는 안경처방양식은 다음과 같다.

(+/−)구면도수 (+/−)원주렌즈 도수 × 원주렌즈 축 방향(각도)

구면도수 앞의 +/− 표시는 볼록렌즈인지 오목렌즈인지를 표시해 주는 것이다. 마찬가지로 원주렌즈 앞의 +/− 표시도 같은 의미를 갖는다. “×” 표시는 원주렌즈의 축 방향을, 그리고 다음의 숫자는 원주렌즈 축 방향의 각도를 의미한다.

예를 들어, 플러스 원주렌즈를 사용하여 검사를 하고 있다고 가정해 보자. 이때 피검사자에게 최고의 교정시력을 나타내는 도수가 −3.00D의 구면도수와 +1.50D의 원주렌즈 도수, 그리고 축 방향이 45도일 때 였다면 이것을 적절하게 기록하는 방법은

Sph −3.00 Cyl +1.50 × 045

이다. 이때 축 방향의 표시를 확실히 하기 위해 45앞에 0을 붙인다.

다른 예를 들면, +4.00D 구면도수와 −0.75D 원주렌즈 도수를 30도 각도로 교정했을 때 시력교정의 결과가 제일 좋았다면, 이 때의 처방은:

Sph +4.00 Cyl −0.75 × 030

으로 기록한다.

많이 사용되는 몇몇 종류의 안경처방전 양식은 그림 36-1과 같다.

안경처방전

______ 년 ___ 월 ___ 일 __________ 귀하

양식 1

DISTANCE	SPH	CYL	AXIS	PRISM	PD
O.D.	−1.50	−0.50	010		mm
O.S.	−1.25				mm

	ADD	PD	mm	비 고
O.D.	+2.25	mm		
O.S.	+2.25	mm		

양식 2

Rx	SPH	CYL	AXIS	PRISM	ADD
O.D.	−1.50	−0.50	010		+2.25
O.S.	−1.25				+2.25

양식 3

Rx		SPH	CYL	AXIS	PRISM
원거리	O.D.	−1.50	−0.50	010	
	O.S.	−1.25			
근거리	O.D.	+0.75	−0.50	010	
	O.S.	+1.00			

[그림 36-1] 여러 안경처방전 양식의 예

물론 피검사자에게 구면도수만 처방할 때도 있을 것이다. 피검사자에게 −5.50D 구면도수로만 교정했다면

−5.50D Sph

라고 적으면 된다.

그냥 −5.50D라고 적어도 되겠지만 Sph이라고 표기해 줌으로서, 안경처방을 읽는 모든 사람이 원주렌즈의 교정은 필요가 없다는 것을 알 수 있게 된다. 다시 말해서 굴절검사 후 처방전을 쓸 때 원주렌즈의 처방을 잊은 것이 아니라는 것을 말해주는 것이다. 이것은 단순히 굴절검사의 결과를 기록지에 기록할 때뿐만 아니라 실제 안경처방전을 쓸 때에도 아주 중요한 것이다.

구면렌즈의 교정이 필요 없는 경우에는 평면렌즈(plano)라고 써주면 된다. Plano(PL)는 단독으로 처방전에 쓰이는 경우가 있고 또한 원주렌즈 도수와 같이 처방되는 경우도 있다. 만약 피검사자에게 아무런 교정도수가 필요하지 않다면

Plano Sph (평면렌즈)

라고 쓰면 된다.

피검사자에게 단순히 +3.50D의 원주렌즈 도수로만 150도의 각도로 교정해 주려면, 다음과 같이 적는다.

PL ◯ Cyl +3.50D × 150

경우에 따라 혹은 검사자에 따라 각도표시를 (°)로 하는 경우가 있는데, 이때에는 각도로 표시된 °를 조금 크게 쓴다거나, 숫자의 위에 제대로 표시가 되지 않으면 가끔 0자와 혼돈되어 구별이 어려운 경우가 있다. 예를 들면: 15°를 150도로 착각할 수가 있다. 그러므로 각도표시를 할 때에는 (°)을 사용하지 않는 것이 좋다. 또한 7(7̶)자도 가운데 선을 그어 2자와 7자가 혼동되지 않도록 한다.

안경처방을 기록할 때에는 오른쪽 눈의 도수를 먼저 적고, 다음에 왼쪽 눈의 도수를 기록한다. 예를 들어,

OD: Sph +2.50D Cyl +1.00D × 030
OS: Sph +1.75D Cyl +1.50D × 150

노시안 가입도수를 처방할 때에는 먼저 원거리 교정도수를 적고, 뒤쪽에 수직선을 긋고 그 다음에 돋보기로 가입할 도수인 가입도수를 같이 기록한다.

OD: Sph +2.50D Cyl +1.00D × 030 | +2.50D
OS: Sph +1.75D Cyl +1.50D × 150 | +2.50D

또 다른 노시안 가입도수의 표기법으로 원거리용 안경도수 밑에 가입도수(Add)라고 쓰고 그 뒤에 가입도수를 기록한다.

OD: Sph +2.50D Cyl +1.00D × 030
OS: Sph +1.75D Cyl +1.50D × 150
Add: +2.50D (OU)

돋보기에서의 가입도수란 원거리용 안경 교정도수에 근거리작업을 위해 더해 주는 구면도수를 말한다.

2 도수전환

일반적으로, 안과의사들은 플러스와 마이너스 원주렌즈를 모두 사용하나 안경사들은 거의 마이너스 원주렌즈만을 사용하는 경향이 있다. 안경사들이 안경을 조제 가공 할 때, 마이너스 원주렌즈 도수로 표기된 렌즈를 주로 사용하게 된다. 따라서 플러스 원주렌즈 도수의 처방을 마이너스 원주렌즈 도수로 바꾸어 주는 전환 작업이 필요하며 이는 또한 매우 중요한 과정이다. 그 반대도 마찬가지이다.

예로 든 처방을 가지고 전환해 보면 쉬울 듯하다. 오른쪽 눈의 처방도수는 다음과 같다.

Sph +2.25D Cyl −0.50D × 045

플러스 원주렌즈 도수로 바꾸기 위해서는 먼저 구면도수와 원주렌즈 도수를 합한다.

+2.25D + (−0.50D) = +1.75D

다음으로, 원주렌즈 도수의 부호를 바꾸어 준다.

−0.50D를 +0.50D으로

마지막으로 축을 90도 돌려준다.

45 + 90 = 135

도수전환으로 바뀐 처방은

Sph +1.75D Cyl +0.50D × 135가 된다.

다른 예를 보자. 이번의 처방도수는

Sph −4.00D Cyl +1.00D × 095이다.

먼저 구면도수를 전환한다.

−4.00D + (+1.00D) = −3.00D

원주렌즈 도수를 더할 때에는 항상 괄호를 사용하여 혼동되지 않게 하는 것이 좋다.
다음으로, 원주렌즈 도수의 부호를 바꾼다.

+1.00D를 −1.00D로

마지막으로 축을 90도 돌린다.

95 + 90 = 185

여기서 새로운 문제가 발생하였다. 원주렌즈의 축은 1에서 180까지만 표시되어 있다. 실제는 0도라는 것도 없다. 원주렌즈의 축 방향이 완전히 수평방향에 있다면 0도 대신 180도 라고 적어야 한다. 이 예에서는 축이 185도로 나타났고 이 수치는 굴절검사에서 사용하지 않는 값이므로 이렇게 생각해 볼 수 있다. 이것이 180도에서 얼마나 떨어져 있는가? 5도라는 것을 알 수 있다. 185 = 180 + 5, 이것은 그렇게 해결하기 어려운 문제가 아니다. 더 쉽게 계산할 수 있는 방법은 95에서 90을 빼주는 것이다. 95 − 90 = 5가 된다. 최종 처방은

Sph −3.00D Cyl −1.00D × 005가 된다.

확신을 기하기 위해 한 번 더 해보자.

이번의 처방도수는

Sph −0.50D Cyl +2.50D × 165

구면도수와 원주렌즈 도수를 합친다.

−0.50 + (+2.50) = +2.00

원주렌즈 도수의 부호를 바꾼다.

+2.50D를 −2.50D로

축을 90도 빼준다.

$$165 - 90 = 075$$

이다. 최종 처방은

Sph +2.00D Cyl −2.50D × 075가 된다.

안경원이나 검사실에서 처방전을 적고 읽을 때에는 처방전의 부호를 주의해서 보아야 한다. 검사자가 플러스 원주렌즈를 사용하고 있으면 처방전에 플러스 원주렌즈 도수로 표기할 것이다. 이러한 경우 안경사는 안경을 조제 가공하기 위해 마이너스 원주렌즈 도수로 전환시켜 놓았을 수도 있다. 이때 렌즈미터로 측정된 안경도수가 처방전과 달라서 틀린 것으로 오인해서는 안 된다. 처방도수를 어떻게 전환하여 안경을 보다 더 정확하게 조제 가공할 수 있는 가를 항상 생각하고 있어야 한다.

3 동공간거리(PD)

안경처방전에는 원거리 PD와 근거리 PD를 기록하는 공간이 있다. 처방전에 꼭 기록해야 할 항목 중 하나이다. 안과 처방을 보면, 기록된 동공간거리가 무한대 PD보다 2mm 정도 적게 측정되는 것을 볼 수 있다. 또한 근거리용 PD는 원거리용 PD보다 2~3mm 더 줄여서 기재되어 있다. 정확한 안경을 조제 가공하기 위해서는 동공중심과 렌즈광학중심점을 정확히 맞추는 것이 중요하므로 정확한 PD 측정은 필수적이다.

안과처방을 보면, 거의 모든 처방이 양안 PD를 기재하고 있다. 그러나 정확한 안경을 조제 가공하기 위해서는 단안 PD를 측정하는 것이 좋다. 특히 이중초점렌즈나 누진다초점렌즈를 조제 가공할 때에는 단안 PD가 더 중요하다.

4 프리즘

처방전에서 볼 수 있는 또 다른 항목은 프리즘 도수와 기저방향이다. 이는 사위가 있는 경우 사위를 교정하여 사위에 의해 유발된 증상을 호전시키기 위해 처방한다.

원주렌즈의 축 방향은 1도에서 180도까지만 사용하나, 프리즘의 기저방향은 1도에서부터 360도까지 모두 사용한다. 예를 들어 난시의 축 방향 중 90도와 270도는 같은 축 방향을 의미하나, 프리즘의 기저방향이 90도라는 것은 기저상방(BU) 프리즘을 의미하고, 기저방향이 270도라는 것은 기저하방(BD) 프리즘을 뜻한다. 이 두 프리즘은 완전히 다른 프리즘효과를 나타내므로 반드시 구별되어야 한다. 즉 프리즘의 기저방향이 180도에 위치할 때와 360도에 위치할 때 역시 완전히 다른 효과를 나타낸다. 프리즘의 기저방향은 매 각도에서 나타내는 효과가 모두 다르므로 1도에서 360도까지 모두 사용한다. 프리즘 처방을 할 때에는 기저방향(BI, BO, BU, BD)으로 적던지 또는 각도로 표기한다.

5 기타

처방도수에 따라 정점간거리를 표기해 주어야 하는 경우가 있으며, 또한 검사과정에서 관찰된 특이한 사항이나, 피검사자의 요구사항, 그리고 피검사자의 상태에 대한 설명이 필요한 경우에는 비고란에 같이 적어 놓는다.

37

CHAPTER

무수정체증

시력장애를 일으키는 원인 중 하나는 수정체의 이상에 의한다. 수정체에 혼탁이 발생한 상태를 백내장이라고 하며, 백내장에 의한 시력장애가 있을 때에는 수정체적출술이 필요하다. 수정체적출술 후 눈의 전체굴절력에는 큰 변화가 오고, 각막 절개에 의해 난시가 발생할 수 있으며 또한 난시의 도수 및 축 방향의 변화가 올 수도 있다. 이러한 피검사자의 검사는 일반 굴절이상자의 검사 과정과 차이가 있을 수 있으므로, 검사할 때 보다 주의를 요한다.

1 무수정체증 교정법

수정체적출술로 수정체가 적출 되었거나 눈 외상과 같은 원인에 의해 수정체가 원래의 위치에서 완전 이탈되어 수정체가 시축 내에 없는 경우를 무수정체증이라고 한다. 눈 속에 수정체가 없으면 눈의 굴절력은 심한 원시상태가 된다. 수술 중 인공수정체를 삽입하지 않았을 경우에는 무수정체증 안경이나 콘택트렌즈를 사용하여 시력교정을 해야 한다(표 37-1).

[표 37-1] 무수정체증 교정법

무수정체증의 굴절교정법
1. 무수정체증 안경
2. 무수정체증 콘택트렌즈
3. 인공수정체

(1) 무수정체증 안경

무수정체증을 Sph +10.00D의 안경렌즈(그림 37-1)로 시력을 교정할 때에는 뇌에서 인식되는 망막 상의 확대가 심하게 나타나므로, 한 쪽 눈만 교정이 필요한 경우에는 부등상시가 발생하게 되어 안경교정이 불가능하다.

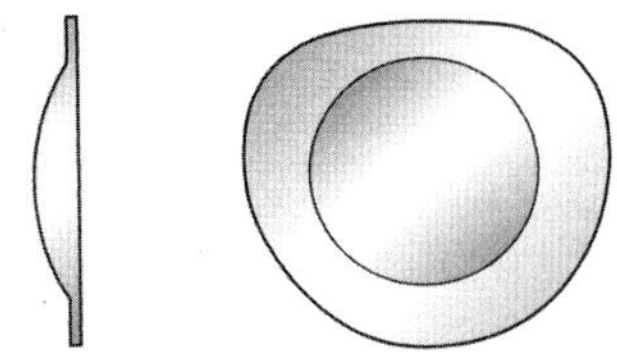

[그림 37-1] 무수정체증 교정용 안경렌즈

또한 수정체가 없는 무수정체증에서는 조절력이 상실되어 젊은 사람에서도 근거리 교정용 안경이 필요하므로 이중초점안경이 필요하게 된다(그림 37-2).

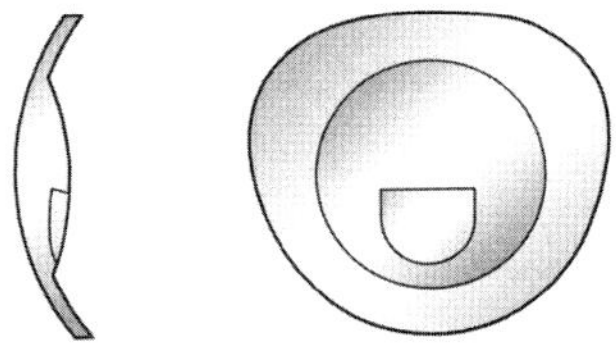

[그림 37-2] 무수정체증 교정용 이중초점렌즈

무수정체증 안경으로 시력교정을 할 때의 또 다른 문제점은 주변시야가 좁아지고, 윤상암점이 발생하여 일상 활동에도 많은 지장을 초래할 수 있다(그림 37-3, 37-4).

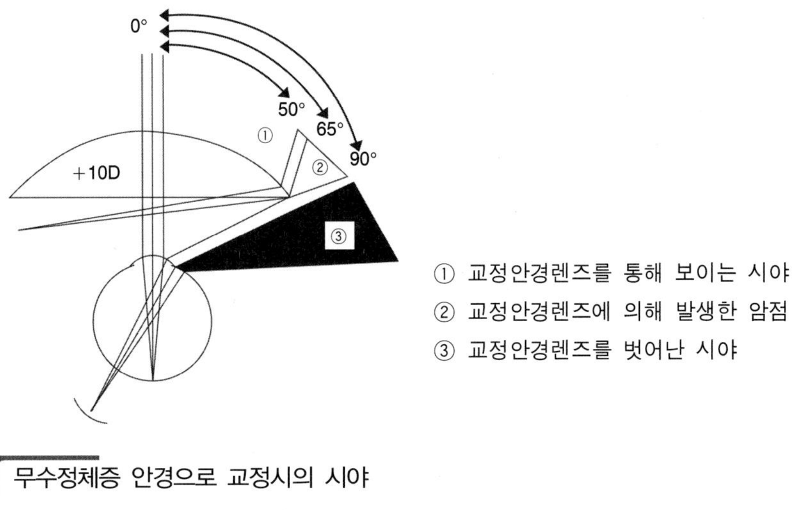

[그림 37-3] 무수정체증 안경으로 교정시의 시야

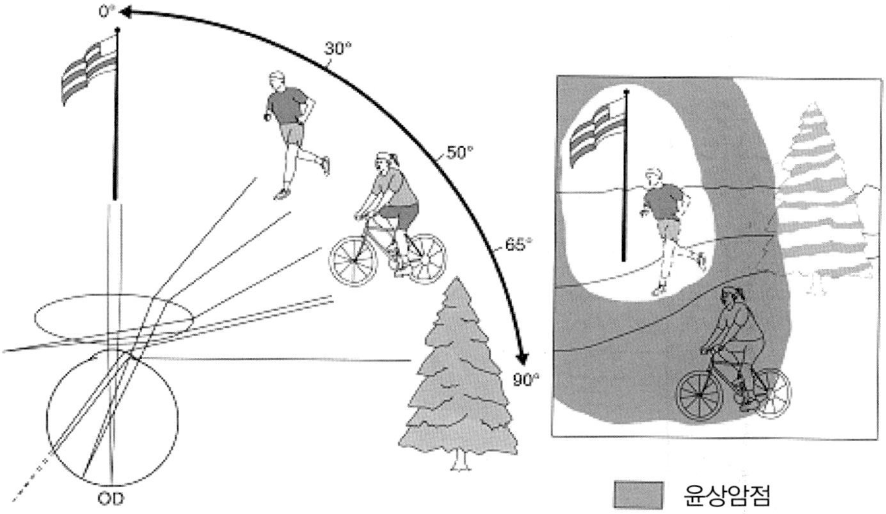

[그림 37-4] 윤상암점

(2) 무수정체증 콘택트렌즈

한쪽 눈의 시력은 좋으나 다른 쪽 눈은 수정체적출술을 받은 경우, 즉 단안 무수정체증의 시력을 안경으로 교정하게 되면 부등상시가 발생하게 되어 안경으로는 교정이 불가능하다고 앞에서 설명했다. 단안 무수정체증은 콘택트렌즈를 사용해 교정해 주거나 또는 수술 과정 중에서 인공수정체를 삽입하여 교정해 주어야 한다. 무수정체증을 교정해 주는 데에 있어서 콘택트렌즈가 안경보다 광학적으로 장점은 많으나, 나이가 많거나 반신마비 등과 같은 전신질환이 있는 환자에게는 본인 스스로 콘택트렌즈를 착용하거나 관리하기가 어렵다는 단점이 있다. 이러한 환자들에게는 인공수정체를 삽입하여 시력을 교정해 주는 것이 편리하면서도 좋은 교정시력을 얻을 수 있는 가장 이상적인 방법이다.

(3) 인공수정체(IOL)

무수정체증의 시력교정법들의 장·단점을 비교해 보면 다음과 같다(표 37-2).

[표 37-2] 무수정체증 시력교정법의 장단점

굴절교정법	장점	단점
인공수정체 (IOL)	1. 물체상의 확대가 거의 없다(약 2%). 2. 물체상의 왜곡수차가 적다. 3. 주변시야의 장애가 없다. 4. 수술한 것처럼 보이지 않으므로 외관상 눈에 아무이상이 없다. 5. 시력교정이 잘되어 보조적인 안경이나 콘택트렌즈의 교정이 필요 없을 수가 있다.	1. 각막내피에 손상을 초래할 수 있다 2. 인공수정체의 광학적 중심부가 동공중심에서 편위·이탈될 수 있다. 3. 눈의 다른 조직에 나쁜 영향을 줄 수 있다. 4. 눈 속에 염증을 일으킬 수 있다. 5. 안내 출혈을 일으킬 수 있다. 6. 속발녹내장을 유발 시킬 수 있다.
콘택트렌즈	1. 안경으로 교정할 때보다 물체상의 확대를 줄일 수 있다(약 7%). 2. 수술에 의해 발생한 불규칙 난시를 교정할 수 있다. 3. 시야의 장애가 없다.	1. 시력의 변화가 심하다. 2. 콘택트렌즈의 손상, 파열에 의한 부대비용이 많이 든다. 3. 나이가 많거나 몸이 불편한 사람은 착용하기가 힘들다. 4. 콘택트렌즈의 관리가 힘들다 : 소독 등
안경	1. 안전하다. 2. 안경을 착용하고 벗기가 쉽다.	1. 물체상의 확대가 심하다(약 30%). 2. 두꺼운 안경이므로 외관상 보기가 좋지 않다. 3. 구면수차가 심하게 나타난다. 4. 시야가 좁아 걸어 다니거나 운전할 때 불편하다. 5. 주변시야에 윤상암점이나 도수가 없는 부분을 통해 물체를 보면 흐리게 보이는 등의 시야장애가 있다. 6. 무수정체증 안경에 계속적으로 적응을 해야 하는 불편이 있다.

표 37-2에서 보듯이 무수정체증의 여러 교정방법 중 인공수정체삽입술로 교정하는 것이 가장 좋은 방법이라는 것을 알 수 있다. 그러므로 수정체적출술을 시술할 때, 눈 또는 신체에 다른 질환이 있어 인공수정체삽입술의 금기증이 없는 한 수정체적출술과 함께 인공수정체삽입술을 동시에 시술하여 무수정체증을 교정한다.

인공수정체를 삽입했을 때에도 조절력이 상실되므로 최근에는 원거리 및 근거리 물체를 주시할 때 조절이 가능한 후방 인공수정체도 사용되고 있다. 수술 시 각공막절개 및 봉합으로 인한 난시가 발생할 수도 있다. 수술 전 난시가 심한 환자에게는 난시교정이 가능한 난시교정인공수정체(그림 37-5)의 사용도 증가하는 추세에 있다.

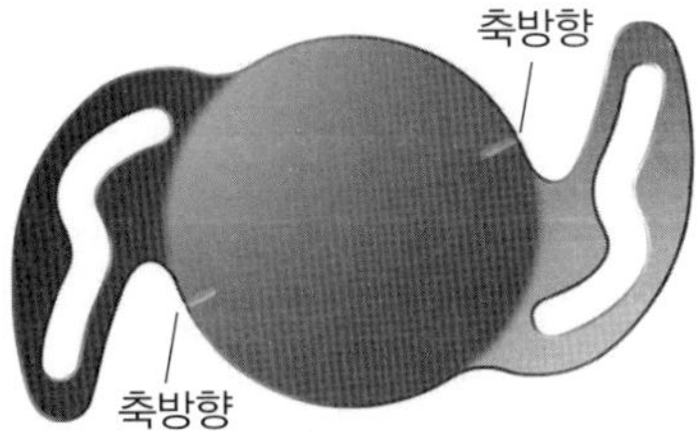

[그림 37-5] 난시교정 인공수정체

인공수정체삽입술 후 합병증으로 인공수정체가 동공의 중심부에서 편위, 또는 이탈되어 교정시력에 장애를 일으키는 경우가 발생할 수도 있다(그림 37-6).

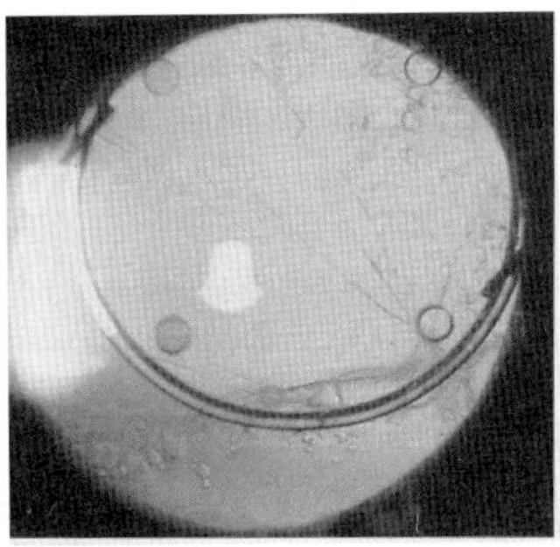

[그림 37-6] 편위된 인공수정체

수정체의 핵은 태양광선의 자외선이나 청색계통의 빛을 흡수하는데, 무수정체증이 되면 청색이 직접 망막을 자극하여 물체가 파랗게 보이는 청색시가 일시적으로 나타날 수 있다.

2 무수정체증의 굴절검사법

수정체적출술의 결과로 발생한 무수정체증의 굴절이상을 교정하는 한 방법으로 안내 인공수정체 삽입술이 약 30여 년 전부터 시술되기 시작했다. 계속되는 인공수정체의 재질과 수술 장비의 발달로 시술 후 아주 좋은 시력교정효과를 얻고 있다. 인공수정체삽입술을 받은 백내장 환자는 수술 후 입원할 필요가 없고 또한 빠른 시일 내에 좋은 교정시력을 얻을 수 있다는 장점 때문에 많은 환영을 받고 있는 교정법이다. 인공수정체의 종류로는 앞방 인공수정체(ACL)와 후방 인공수정체(PCL)로 크게 나눌 수 있다. 백내장 환자에게 인공수정체삽입술에 특별한 금기증이 없는 한 수술 받는 환자의 95%이상이 후방 인공수정체(PCL) 삽입술로 굴절교정을 받고 있다.

백내장 환자에서 수정체를 제거하고 인공수정체를 삽입하면 조절능력이 상실되므로 일반적으로 근거리 시력은 좋지 못할 수 있다. 수술할 때 원거리시력에 인공수정체의 도수를 맞추어 놓으면 원거리는 잘 볼 수 있으나, 근거리의 글씨나 물체는 흐리게 보인다. 반대로 인공수정체의 도수를 근거리시력에 맞추어 놓았다면 원거리시력은 나쁠 것이다. 최근에는 근거리시력과 원거리시력 모두를 교정해 줄 수 있는 조절인공수정체(그림 37-7)가 개발되어 사용되고 있다.

또한 여러 종류의 다초점인공수정체(그림 37-8)도 개발되어 사용되고 있으나, 단초점인공수정체에 비해 전체적인 상의 밝기가 떨어지거나 야간에 약간의 빛 번짐 현상이 나타나는 문제점이 있다. 수정체적출술을 시행하면서 인공수정체를 삽입했다고 해서 안경교정이 전혀 필요 없다고 생각해서는 안 된다.

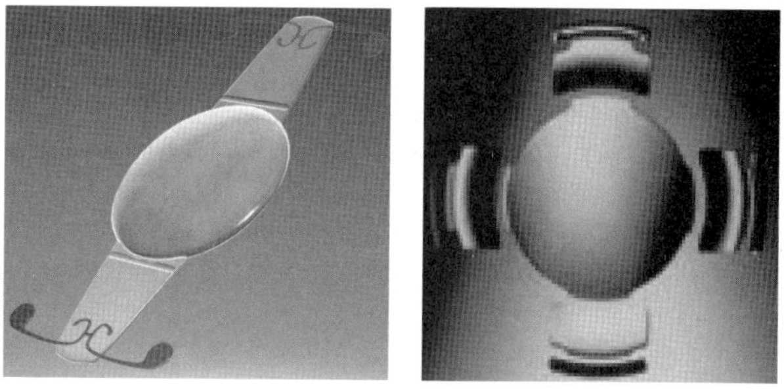

[그림 37-7] 조절인공수정체

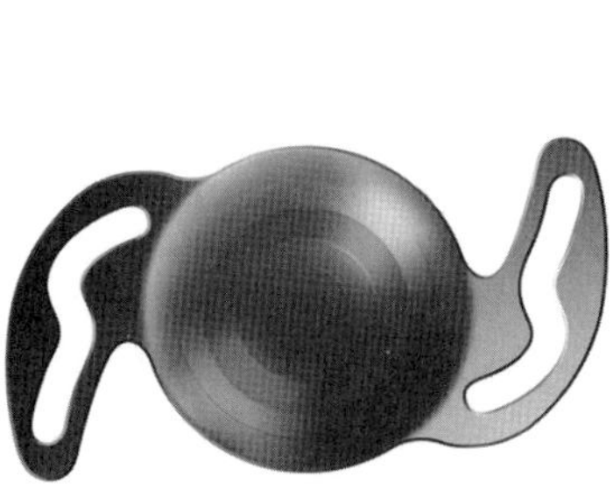

[그림 37-8] 다초점인공수정체

수정체적출술 자체가 눈의 굴절상태에 중요한 영향을 미친다. 최근에는 아주 드물게 시술하는 수정체 낭내적출술은 눈의 12시 방향을 중심으로 각막가장자리(윤부)를 약 180도 절개하고 다시 봉합하는 방법으로 진행한다. 봉합할 때 각 봉합사에 가해지는 힘이 균등하지 않아 각막의 각 경선이 당겨지는 정도의 차이에 따라 난시가 유발될 수 있다(그림 37-9).

봉합에 의해 각막의 수직 경선은 더 볼록해지고 수평 경선이 더 편평해졌다고 판단이 되면 눈의 굴절이상이 어떻게 변했을 것인가를 생각하면서 굴절검사를 시행하면 보다 쉽게 검사를 진행할 수 있다.

수술 후 각막이 항상 수직방향으로만 볼록하게 만곡도가 커지는 것은 아니다. 수술 전에 환자가 이미 가지고 있던 난시도 수술 후에 영향을 받게 된다. 수술 때 사용한 봉합사에 따라, 수술 후 몇 주가 지나면 봉합사는 자연 흡수되거나 또는 봉합사를 제거해야 한다. 봉합사가 제거되면 각막을 당기고 있던 힘이 약해져 만곡도가 줄어들 수 있다. 각막의 만곡도는 시간이 경과하면서 편평해 지기도 한다.

최근 들어 거의 모든 수정체적출술은 수정체초음파유화장치를 사용한 낭외적출술로 시술한다. 수정체초음파유화장치의 발달과 접는 인공수정체의 사용으로 각막을 절개하는 창의 크기가 아주 작아져, 봉합을 하지 않거나 1~2 바늘만 봉합하면 되므로 난시의 발생이 상당히 감소되었다.

수술 후 각막변화에 따른 난시의 도수와 축 방향을 검사하기 위해서는 각막곡률계를 사용하는 것이 보다 정확하다. 그러나 현재 사용되고 있는 많은 종류의 자동굴절검안기에는 인공수정체눈 피검사자를 검사할 때 사용하도록 선택모드가 장착되어 있다. 그러므로 이러한 피검사자들의 자각적 굴절검사의 시작점을 각막곡률계법으로 찾는 것이 정확할 수는 있으나, 일반 피검사자를 자동굴절검안기로 검사할 때와 같은 방법으로 인공수정체눈 검사 모드를 선택하여 검사된 자동굴절검사 값을 사용하면 보다 쉽게 자각적 굴절검사의 시작점을 정할 수 있다.

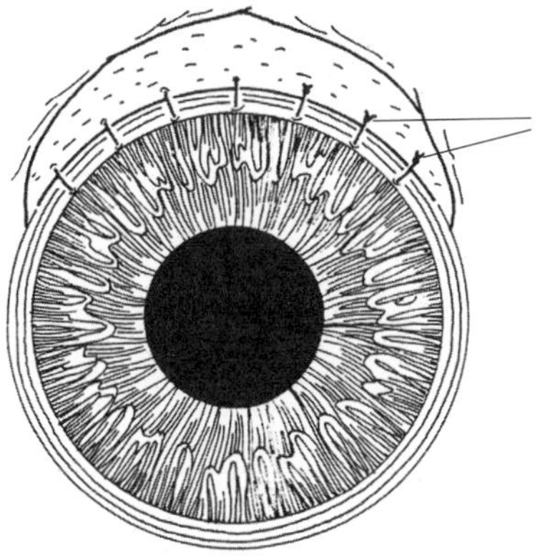

[그림 37-9] 수정체적출술 후 각막의 봉합상태

38 CHAPTER 각막이식술 후 검사

각막이식에 대한 인식과 관심이 최근 들어 많이 높아져 있어, 여러 사회단체에서 각막기증 운동을 벌이고 있으며 또한 동참하는 개인과 단체들이 증가하는 추세이다. 차후에 더 많은 환자들이 각막이식 수술을 통해 시력을 회복하고 새로운 삶을 되찾을 것이라고 생각된다. 각막이식 수술을 위해 기증받는 각막은 다른 장기의 기증과 달리 생존해 있는 사람의 것은 기증 받을 수 없다. 또한 모든 시력장애 환자가 각막이식 수술을 통해 시력이 회복되는 것도 아니다. 각막혼탁(그림 38-1), 원추각막이나 단순 각막질환에 의해 시력장애가 발생한 경우에만 각막이식 수술로 좋은 치료효과를 얻을 수 있다.

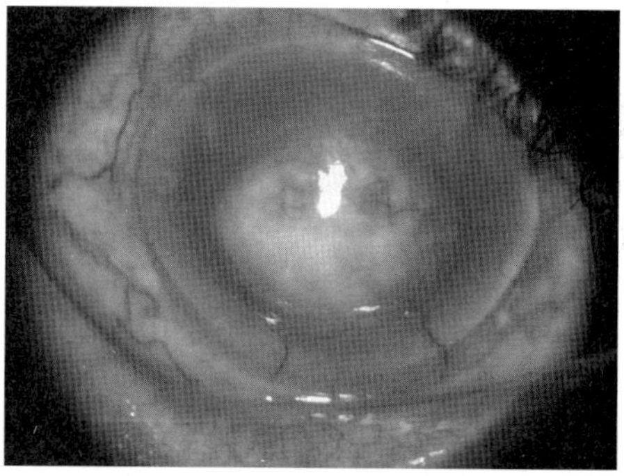

[그림 38-1] 각막혼탁

각막이식수술을 받은 눈(그림 38-2)을 굴절검사 할 때에는 많은 인내와 기술이 필요하다. 이러한 피검사자를 검사하는 데에는 일반적으로 통용되는 규칙이 없다. 시력의 변화가 심하며, 불규칙난시와 고도난시를 가진 피검사자의 시력은 종종 며칠이 걸려야 정확히 측정되는 경우가 있다. 이러한 피검사자들의 굴절검사를 정확하게 시행하기 위해서는 알고 있는 모든 지식을 동원해서 검사하는 노력이 필요하다.

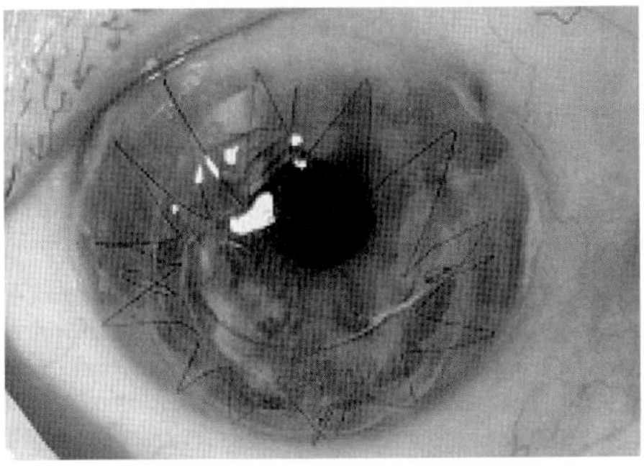

[그림 38-2] 각막이식을 받은 눈

우선 이러한 피검사자들을 굴절검사 하는 과정에서 무슨 문제가 발생할 수 있는가에 대해 생각해 보자. 각막이식 수술을 받은 피검사자의 각막 만곡도는 비정상적이다. 각막의 만곡도 변화는 마지막으로 남은 봉합사 전부를 제거할 때까지 계속 나타난다. 수술 후 첫 3개월 동안에는 각막 굴절력(K) 값의 변화가 아주 심하게 나타나나, 그 후부터는 안정되어 변화가 조금씩 나타난다.

각막이식 수술 후 각막 만곡도의 변화를 살펴보면, 대략 다음과 같다.

㉮ 첫 주에는 각막 만곡도의 변화가 부분적으로 일어난다.

㉠ 방수가 수술 중에 상실됨으로써 안구내의 압력이 낮아져 각막의 만곡도는 편평해 진다.

㉡ 방수가 채워지면서 각막의 만곡도는 다시 회복된다.

㉢ 방수가 생성되면서 처음에는 각막의 만곡도가 정상보다 더 볼록해지고 시간이 경과하면서 다시 정상으로 회복된다.

㉯ 첫 주가 지나면, 각막상피는 회복되고 봉합사가 이완됨으로 각막의 만곡도는 다시 한 번 불안정하게 변화가 나타난다. 이로 인해 불규칙난시가 발생할 수 있다.
불규칙난시는 각막 굴절력(K) 값의 측정, 굴절검사, 그리고 망막검영법 등을 시행할 때 악영향을 끼칠 뿐만 아니라, 피검사자가 각막의 각기 다른 부위를 통해 주시 할 때마다 시력에 많은 차이를 나타내게 된다.

㉰ 수술 후 초기에는 많은 양의 부신피질 호르몬계통의 약물을 복용해야 하나, 치유되는 과정에서 서서히 양을 줄여 나간다. 부신피질 호르몬제의 투여량이 감량되어 일정하게 고정된 양을 사용할 때까지는 각막 만곡도의 변화에 따른 난시의 변화로 시력도 일정하지 못하고 변동이 심하게 나타난다.

굴절검사를 시행하기 이전에 바늘구멍검사를 먼저 시행하여 어느 정도까지 시력교정이 가능한지를 미리 예측 할 수 있다. 검안렌즈들을 사용하여 바늘구멍검사 때 얻었던 교정시력만큼 교정될 때까지 검사를 진행해야 하며, 이 검사는 많은 노력이 필요하다. 즉 시력이 어느 선까지 교정될 것이라는 결과는 미리 알고 있으나, 예측된 교정시력을 얻기 위해서는 일반적인 굴절검사 때 보다 많은 노력과 시간이 필요하다.

각막이식 수술을 받은 환자에게 망막검영법을 시행할 때에는 망막에서 반사되는 빛의 선조 모양이 거칠고 불규칙하게 보인다. 먼저 선형 빛을 각막의 360도 경선 전부를 돌려가면서 모든 경선을 검사한다. 반사된 선조 중에서 가장 밝은 빛의 선조 방향을 선택하여, 그 축 방향을 중화시키는 것으로 검사를 시작한다. 망막검영법을 시행하는 전(全)과정 중에서 피검사자가 조금이라도 눈을 움직이면 검사상 심한 오차가 나타날 수 있으므로, 피검사자가 긴장을 풀고 편안한 느낌을 갖게 해 주어야 한다. 그리고 눈은 움직이지 말고 한곳을 주시하고 있으라고 한다. 망막검영법을 정성스럽게 최선을 다해 시행했음에도 불구하고 피검사자가 시표의 글씨를 잘 읽지 못하면, 플러스 구면도수를 줄여 본다. Sph +3.00D이상 줄여도 된다. 이는 이러한 피검사자들에게 망막검영법을 시행할 때 플러스 구면도수 쪽으로 많이 치우쳐 나타나기 때문이다.

각막이식 수술을 받은 환자는 각막의 만곡도가 불규칙하여 굴절검사의 시작점은 각막 굴절력(K) 값으로 정하는 것이 보다 이상적일 수 있다. 각막이식 수술을 받은 후, 각막상피가 재생되는 과정 중에 검사를 하게 되면 마이어 상들이 불규칙하게 뒤틀려 보일 수 있다(그림 38-3). 이런 상황에서는 인공눈물을 점안하고 검사를 시행한다. 이 마이어 상들의 변화를 관찰함으로써 각막 난시의 정도나 각막 굴절력의 변화를 측정할 수 있다.

인공눈물을 점안하고 검사를 하는 경우, 난시의 축 방향이나 성질에는 변화를 일으키지 않으나, 마이어 상의 모양은 뚜렷해져 검사하기가 훨씬 쉬워진다. 난시의 축 방향이 정해지기 전에, 각막곡률계로 각막 경선의 1도에서부터 180도까지 돌려가면서 각막의 모든 축 방향을 관찰한다.

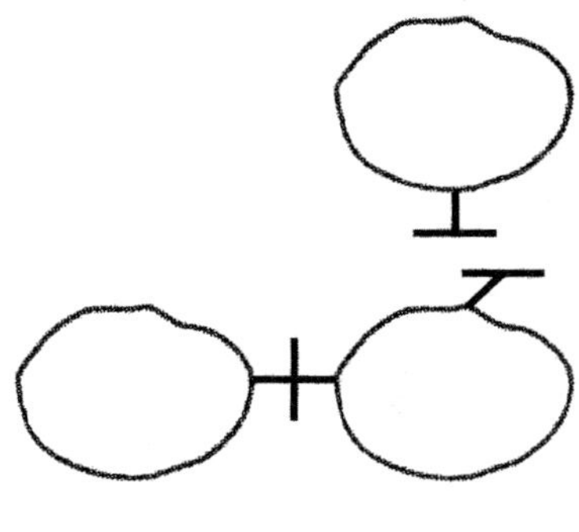

[그림 38-3] 불규칙난시의 마이어 상

전체 각막을 관찰하게 되면, 주경선이 두 개뿐 아니라 여러 개로 나타나는 경우가 있다. 이 중에서 가장 볼록한 경선과 편평한 경선을 선택하면 된다. 따라서 이러한 피검사자들을 검사할 때에는 어느 한 경선을 축 방향으로 정하고 그 값을 읽기 전에, 각막의 모든 경선 전체를 먼저 한번 살펴보아야 한다.

각막의 어느 한 경선의 굴절력이 각막곡률계로 측정이 가능한 범위를 벗어나는 경우가 있다. 이때에는 검안렌즈세트의 렌즈를 사용하여 각막곡률계의 검사범위를 넓힐 수 있다.

예를 들면, 바슈롬(B&L)형 각막곡률계를 사용하여 측정할 수 있는 각막굴절력의 범위는 +36D에서 +52D까지이다. 이 범위를 벗어나는 각막 굴절력을 측정하기 위해서는 검사범위를 늘려야 하는데, 그 방법은 다음과 같다.

1. 검사창 앞에 Sph +1.25D의 검안렌즈를 끼워 넣으면 검사범위가 +61D까지 늘어난다. 실제 측정된 각막곡률반경 값에 9D를 더한다.
2. 검사창 앞에 Sph −1.00D의 검안렌즈를 끼워 넣으면 검사범위가 +30D까지 늘어난다. 실제 측정된 각막곡률반경 값에 6D를 빼준다.

때로는 검안렌즈의 도움 없이도 축 방향을 찾아낼 수 있다. 각막의 모양에 따라 마이어 상이 서로 융합되지 않거나 서로 겹쳐지지 않더라도 가능한 마이어 상의 플러스 부호들의 반쪽씩만이라도 겹쳐지도록 하면 축 방향을 알 수 있다(그림 38-4).

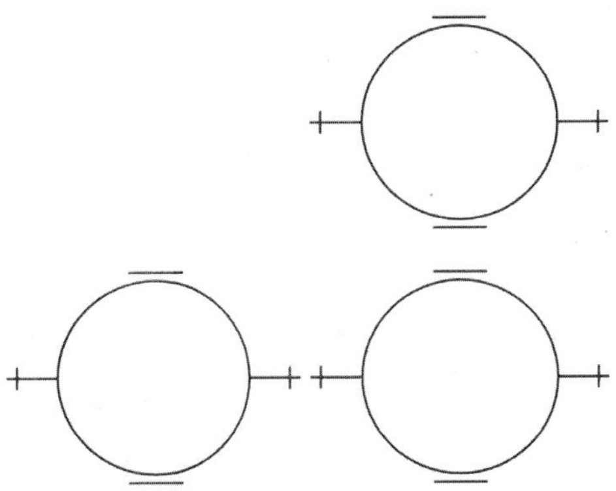

[그림 38-4] 마이어 상의 플러스 부호들이 겹쳐지지 않는 상태

때로는 난시가 너무 불규칙하여 망막검영법이나 각막곡률계를 사용한 굴절이상 정도의 측정이 불가능 할 때가 있다. 이런 경우에는 도수 없는 콘택트렌즈를 착용시킨 상태에서 굴절검사를 시행한다. 각막의 곡률반경 값을 직접 읽을 수는 없지만 이러한 검사법으로 축 방향을 찾아 낼 수는 있다. 그 다음 콘택트렌즈를 끼워놓은 상태에서 일반적인 굴절검사(덧-굴절검사)를 시행한다.

일단 난시 축 방향과 난시 도수에 대한 검사 결과가 얻어지면, 구면도수 검사를 시작한다. 피검사자에게 자주 깜빡거리게 하고 가만히 앉아 있게 한다. 원주렌즈의 축 방향을 교정하기 위해 검안테의 다이얼을 돌려야 한다면, 피검사자에게 검안테의 축 조정 다이얼을 손으로 잡으라고 하고, 가장 선명하게 보이는 쪽으로 피검사자가 스스로 돌리면서 축 방향을 맞추어 보라고 한다(그림 38-5).

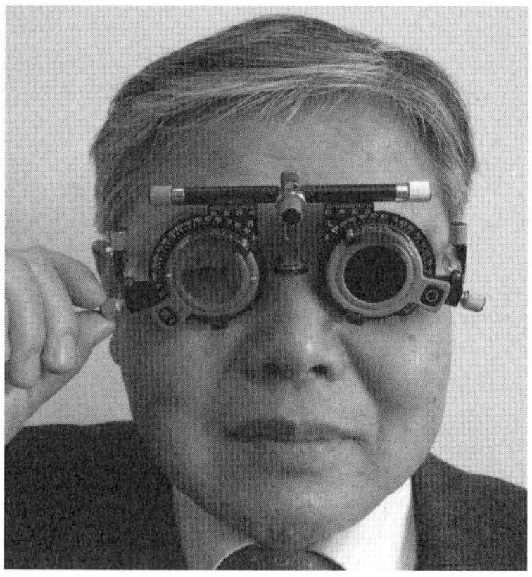

[그림 38-5] 피검사자가 검안테의 축 방향 조정 다이얼을 돌리는 모습

이 방법이 굴절검사의 일반적인 원칙은 아니나 시도는 해볼 만하다. 각막이식 수술을 받은 피검사자에 있어서, 굴절검사의 마지막 단계는 원주렌즈의 도수를 어떻게 줄이는가 하는 것이다. 교정할 원주렌즈의 도수를 줄이는 방법에 대해서는 앞에서 이미 설명하였다.

결론적으로, 각막이식 수술을 받은 피검사자를 굴절검사 할 때에는 특별한 규칙이 있다 : **참을성 있게, 천천히 그리고 끝까지 검사하는 것이다.**

각막이식 수술을 받은 피검사자들은 그들이 예전에 가졌던 시력으로 회복되었으면 하고 기대하므로 교정시력에 대해 회의를 느낄 수 있다. 여유를 갖고, 천천히 살펴가면서 굴절검사를 시행하면 많은 도움을 줄 수 있을 것이다.

39 CHAPTER 덧-굴절검사(콘택트렌즈)

굴절검사 때 콘택트렌즈를 착용한 상태에서 검사를 시행해야 하는 경우가 있을 수 있다. 즉 1) 각막의 전면이 균일하지 못하여 불규칙난시가 있을 때, 2) 원추각막처럼 각막에 질환이 있는 경우, 3) 콘택트렌즈로 시력교정을 원하는 경우, 4) 각막난시가 심한 경우, 그리고 5) 고도의 굴절이상이 있는 피검사자에서는 콘택트렌즈를 착용한 상태에서 덧 굴절검사를 시행한다. 여기서는 기존에 콘택트렌즈를 착용하고 있는 피검사자의 굴절검사법에 대해서만 공부한다.

콘택트렌즈를 착용하고 있는 피검사자의 굴절이상을 측정하는 방법은 간단하나, 마이너스 구면도수가 과교정되는 것을 주의해야 한다. 만약, 하드콘택트렌즈(RGP렌즈) 처방을 위한 검사를 하고 있다면 피검사자의 정확한 각막직경과 각막곡률반경을 찾아내는 데에도 중점을 두어야 한다. 일반적으로 사용하는 시험용 콘택트렌즈세트를 사용하여 콘택트렌즈가 각막중심부에 적절하게 위치하고 있는지, 또한 렌즈의 움직임이 적당한지를 세극등현미경을 사용하여 관찰해야 한다. 일단 콘택트렌즈가 적절하게 중심을 잡고 각막 앞에 위치하고 있다면, 정확한 굴절력을 확인하기 위해 콘택트렌즈를 착용한 상태에서 덧 굴절검사를 시행한다.

덧 굴절검사는 콘택트렌즈를 착용한 상태에서 포롭터나 검안테를 사용하여 일반적인 굴절검사와 같은 순서로 플러스 구면도수를 먼저 가하면서 시작한다. 마이너스 구면도수를 더 가해 줄 때에는 주의해야 한다. 피검사자에게 마이너스 구면도수를 더 가했을 경우에는 더 작은 시표의 글자들을 읽을 수 있는지 여부를 확인한 후에 마이너스 구면도수를 올려준다. 일차 구면도수 검사와 구면도수 재확인 검사를 시행하고, 그 다음 시행한 덧 굴절검사의 결과 값과 교정시력을 같이 기록한다.

난시 교정이 되지 않는 일반 구면 소프트 콘택트렌즈도 난시를 어느 정도 교정해 줄 수 있다. 그러나 시력이 1.0(20/20)으로 교정되지 않는다면, 피검사자에게 잔류 난시가 남아 있는지를 의심해 보아야 한다. 피검사자가 검사를 받으면서 대답하는 내용, 이전의 안경처방, 그리고 난시 축 방향을 재확인한다. 그 다음 0.50D의 원주렌즈 도수를 가해 주면서 동시에 구면도수도 같이 조정한다. 교차원주렌즈를 사용하여 원주렌즈의 축 방향과 도수에 대한 재확인 검사를 시행한다. 구면도수에 대해서도 재확인 검사를 시행하고, 검사결과와 교정시력을 기록한다. 처방을 하는 검사자는 이러한 여러 정보를 참고하여 난시교정용 콘택트렌즈를 처방할 것인지 여부를 결정해야 한다.

40세가 넘은 피검사는 원거리 시력을 먼저 검사하고, 일반적인 굴절검사법으로 근거리 시력교정을 위한 가입도수 검사를 시행한다. 덧 굴절검사는 노시안 피검사자가 원거리용으로는 콘택트렌즈를 착용하고 근거리 독서용으로는 안경을 사용하려고 할 때에도 시행한다. 무수정체증 피검사자는 종종 착용하고 있는 콘택트렌즈와 병행해서 이중 조첨 또는 다초점 안경을 사용한다. 무수정체증이 두꺼운 안경을 착용함으로서 올 수 있는 상의 확대현상을 콘택트렌즈로 줄여 줄 수 있을 뿐만이 아니라, 두꺼운 안경의 착용으로 올 수 있는 상의 뒤틀림현상도 콘택트렌즈의 착용으로 제거할 수 있다. 무수정체증 피검사자는 콘택트렌즈를 착용함으로서 보다 정확하고, 안정된 교정시력을 얻을 수 있다. 콘택트렌즈를 착용한 상태로 시행하는 덧 굴절검사(난시 교정을 포함)는 콘택트렌즈와 병행해서 사용할 안경처방을 할 때에도 시행하는 검사법이다.

40세가 넘은 콘택트렌즈 착용자는 근거리와 원거리를 볼 때 각각 한 쪽 눈만을 사용하게 하는 시력교정법이 많이 사용되고 있으며 이를 단안시 교정법이라고 한다. 이는 일상생활 중에서 원거리를 보는 시간이 근거리를 보는 시간보다 길므로, 양쪽 눈 중에서 우세안은 원거리가 잘 보이도록 완전교정한 콘택트렌즈로 교정해주고 비우세안은 근거리가 잘 보이도록 콘택트렌즈 도수를 조정하여 교정해 주는 방법이다. 피검사자의 굴절력을 정확하게 알기위해 먼저 양안의 원거리 시력을 측정한다. 그 다음 근거리 시력교정을 위한 가입도수를 검사한 후, 우세안의 가입도수를 줄여준다.

노시안인 피검사자가 콘택트렌즈를 착용하려면 이중 초점 콘택트렌즈를 착용해야 한다. 이때에도 일반적인 굴절검사법으로 원거리 시력을 먼저 측정하고, 그 다음 근거리 시력교정을 위해 포롭터나 검안테를 사용하여 검사를 시행한다. +0.25D짜리 구면렌즈를 사용하여 피검사자가 근거리 시력표의 글씨 중 피검사자가 보기를 원하는 크기의 글씨가 보일 때까지 계속 +0.25D씩 올리면서 검사를 시행한다. 이 때 플러스 구면도수를 과교정 하지 않도록 주의해야 한다.

피검사자가 이미 콘택트렌즈를 착용중이고 정기적인 검사를 받기 위해 방문했다면, 콘택트렌즈를 착용한 상태로 덧 굴절검사를 시행하기 이전에 세극등현미경으로 피검사자의 눈과 콘택트렌즈의 상태를 먼저 검사해야 한다. 각막에 혼탁이 있는 상태에서 최고 교정시력을 얻기란 쉽지가 않다. 또한 콘택트렌즈가 더러워진 상태에서 아무리 세밀한 도수조정을 해 주어도 최고 교정시력을 얻을 수 없다. 세극등현미경 검사를 먼저 시행함으로서, 눈 또는 콘택트렌즈의 이상에 의해 야기된 시력저하를 교정하기 위한 노력으로 검안테의 검안렌즈 도수를 바꾸어 주거나 포롭터의 도수조정 손잡이를 돌리는 등의 불필요한 시간낭비를 하지 않도록 해준다. 안경원에는 세극등현미경이 없으므로 콘택트렌즈의 이상 유무에 대한 자세한 검사를 먼저하고, 각막의 문제가 의심될 때에는 바로 안과로 의뢰한다.

40 CHAPTER 저시력과 고도난시

시력교정을 위한 굴절검사를 시행할 때 시력교정이 잘되지 않는 경우가 종종 있다. 시력교정이 잘 안 되는 경우 교정시력에 따라 약시와 저시력으로 분류한다. 약시는 1) 사시, 2) 굴절부동, 그리고 3) 고도원시나 고도난시를 시력 발달이 끝나기 이전에 교정해 주지 않은 경우에 발생하며, 눈 자체에는 구조적 이상이 없다. 약시는 나쁜 눈의 교정시력이 0.7(20/30) 이하이거나 또는 양안의 교정시력 차이가 두 시표 이상일 때로 정의한다.

저시력은 1) 황반변성, 2) 백내장, 3) 녹내장, 4) 당뇨망막병증, 그리고 5) 시신경위축과 같은 안질환이 원인이다. 두 눈 중 좋은 쪽 눈의 교정시력이 0.3(20/70) 이하인 경우를 저시력이라고 정의한다. 저시력은 교정시력뿐만 아니리 시야결손정도에 따라서도 정의한다.

1 저시력

교정시력이 아주 나쁘거나 법적으로 맹인, 즉 사회 맹(盲) 수준인 저시력 피검사자들을 굴절검사할 때에는 조금 다른 방법이 필요하다.

저시력 환자는 검사를 어디서부터 시작해야 할 것인가가 매우 중요하다. 저시력 피검사자의 굴절이상 정도를 일반적인 굴절검사법으로 정확하게 검사해내기란 쉽지가 않다. 이전의 안경처방전, 자동굴절검안 그리고 망막검영법 등 사용할 수 있는 모든 방법을 사용하여 검사를 시행한다. 저시력 피검사자를 굴절검사 할 때에는 일반적인 굴절검사 때보다 높은 도수의 구면렌즈를 사용하여 비교하면서 안경도수를 조정해 나간다. 즉 이들의 시력은 매우 나쁘기 때문에 Sph ±0.75D 또는 Sph ±1.00D씩 가감하면서 검사를 진행한다. 그러나 모든 저시력 피검사자들이 0.25D의 변화를 전혀 감지할 수 없는 것은 아니다.

일반적으로 교차원주렌즈는 ±0.25D씩 도수를 조정하도록 만들어져 있기 때문에 이처럼 낮은 도수의 교차원주렌즈를 사용하여 검사할 경우에는 문제가 발생할 수 있다. ±0.50D의 교차원주렌즈도 사용 하나, 이것 역시 저시력 피검사자의 난시를 검사해 내는 데에는 별 도움이 되지 않는다.

검사 중에 교차원주렌즈를 사용할 수 없는 상황이라면 다음과 같은 편법을 사용하여 검사한다. 원주렌즈의 축 방향을 결정하기 위해서는 교정된 축 방향으로부터 시계방향으로 15도 돌린다. 교정시력에 차이가 있는지를 묻고, 만약 더 잘 보인다고 대답하면, 새로 맞추어 놓은 축 방향에서 더 작은 시표의 글씨들을 읽어보라고 한다. 축 방향의 변화에도 불구하고 교정시력에 변화가 없으면, 이번에는 반대로 원래의 교정 축 방향으로부터 반시계방향으로 15도 돌린다. 그리고 교정시력에 어떠한 변화가 있는지를 다시 확인한다. 즉 원주렌즈의 축 방향이 90도로 교정된 상태에서 먼저 시계방향인 75도에 맞추어 놓고 교정시력의 변화를 관찰한다. 교정시력에 변화가 없을 경우, 다음으로 원주렌즈의 축 방향을 90도에서 반시계방향인 105도에 맞추고 교정시력에 어떠한 변화가 있는지를 다시 확인한다.

원주렌즈의 축 방향이 결정되면 원주렌즈의 도수를 검사하기 위해서는 +0.75D와 -0.75D의 원주렌즈를 번갈아 대주면서 비교한다. 원주렌즈의 축 방향을 결정할 때처럼 이 두 개의 원주렌즈가 교정시력에 어떠한 영향을 미치는지를 확인한다.

피검사자의 교정시력에는 실제로 아무런 변화가 없으나, 피검사자가 교정시력에 개선효과가 있어 더 잘 보인다고 계속 주장하면, 지금까지 검사를 통해 얻은 검사 값을 기록해 놓는다. 많은 도수나 축 방향의 변화가 아닐 때에만 피검사자의 의견에 따른다. 많은 변화라 함은 1.25D이상의 도수변화가 있거나, 또는 축 방향의 변화가 30도 이상일 때를 말한다.

저시력 환자는 요리나 텔레비전 시청, 책 읽기, 그리고 평범한 일상생활에도 많은 어려움을 겪을 뿐 아니라 사회활동에도 많은 제한과 불편함이 따른다. 이러한 환자들에 있어서 약간의 시력변화 조차 이들의 생활에는 아주 큰 변화를 줄 수 있다. 예를 들어, 운전이 가능해지는 것과 같이 삶에 아주 큰 변화를 제공할 수 있다. 또한 특별한 보조기구 없이도 일상생활에 큰 도움을 줄 수 있다. 저시력 환자들이 사물을 인식하는 가장 중요한 방법 중 하나는 밝기의 차이를 이용하는 방법이므로, 가정 내 생활용품들을 밝기 차이가 큰 것들로 배치함으로서 일상생활에 조금이나마 도움을 줄 수 있다.

저시력을 교정하기 위한 방법으로 저시력 보조기구를 사용한다. 최선을 다한 굴절검사는 저시력 피검사자에게 시력증진을 위한 가장 적절한 저시력 보조기구를 선택하여 사용할 수 있도록 도와준다. 저시력 보조기구는 크게 비광학적 기구, 광학적 기구, 그리고 전자 기구가 있다. 저시력 보조기구들은 다음과 같다.

① 비광학적 기구

㉮ 격벽(그림 40-1)

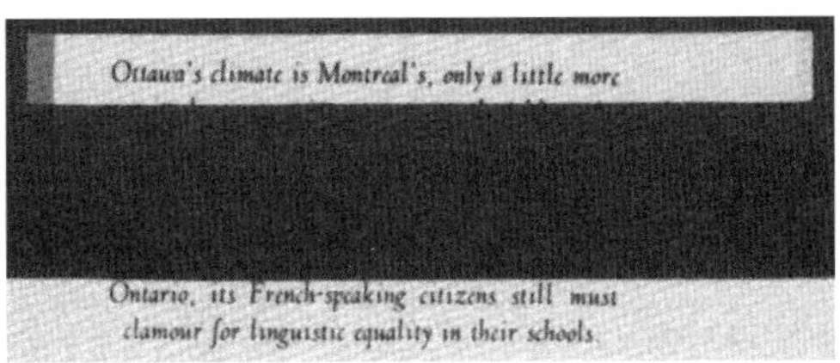

[그림 40-1] 비광학적 기구

② 광학적 기구

㉮ 확대경(그림 40-2)

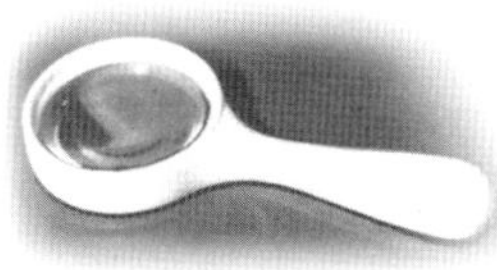

[그림 40-2] 확대경

㉯ 망원경(그림 40-3)

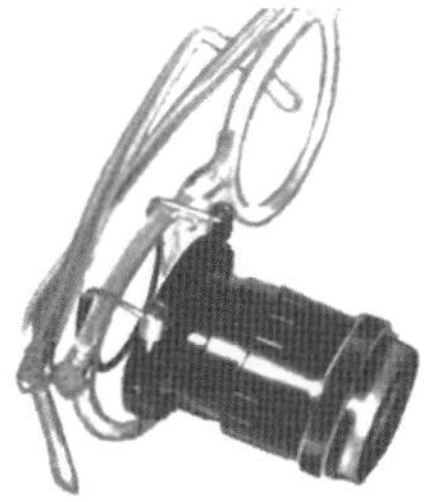

[그림 40-3] 망원경

㉰ 현미경

③ 전자 기구

㉮ CCTV(그림 40-4)

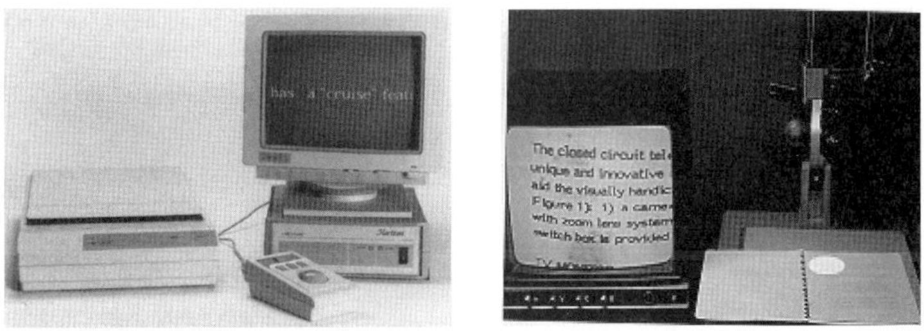

[그림 40-4] 전자기구(CCTV)

2 고도난시

2D 이상의 원주렌즈 도수 안경처방전을 받았거나 또는 굴절검사에서 2D 이상의 원주렌즈 도수로 교정이 필요한 결과 값이 나온 경우, 이처럼 높은 원주렌즈 도수의 안경을 착용할 때에는 대부분의 사람들이 어려움을 느끼게 된다. 그러나 검사할 때에는 0.25D나 0.50D와 같이 낮은 원주렌즈 도수의 교정이 필요한 피검사자보다 높은 원주렌즈 도수의 교정이 필요한 피검사자를 검사하는 것이 더 쉽다. 고도의 난시가 있는 피검사자는 약간의 도수 변화나 축 방향의 변화만 있어도 매우 예민하게 반응한다.

고도 난시를 가진 피검사자의 원주렌즈 축 방향을 검사하기 위해서는 각도조정을 조금씩만 해나간다. 조금이란 5도내지 10도를 의미한다. 만약 피검사자가 15도 이상 축 방향의 이동을 원한다면 주의해야 한다. 원주렌즈 도수를 재확인 할 때에는 0.25D씩 조정한다.

피검사자에게 6.00D 이상의 난시가 있다면 포롭터의 부속렌즈인 보조 원주렌즈를 사용해야 하며, 검안렌즈를 사용하여 검사할 때에도 두개 이상의 원주렌즈를 겹쳐서 사용해야 한다. 포롭터의 보조 원주렌즈는 난시의 검사범위를 넓혀 주며, 사용한 보조렌즈의 도수에 따라 검사범위도 달라진다. 보조 원주렌즈의 도수는 일반적으로 -2.00D이지만, 더 높은 도수를 갖는 렌즈들도 있다.

이런 고도 난시 피검사자들에 대한 굴절검사는 천천히 그리고 침착하게 진행되어야 한다. 눈의 기능은 깨어 있는 동안 계속적으로 활동해야 하므로, 정확하게 교정되지 않은 굴절이상은 불편함을 계속 느끼게 된다. 검사자가 도울 수 있는 아주 작은 부분일지라도 이들 피검사자들에게 있어서는 매우 소중한 것이 될 수 있다.

41 CHAPTER 눈떨림 피검사자

눈떨림(안진) 피검사자를 굴절검사 하는 과정은 매우 어렵다. 이러한 피검사자들은 눈을 계속 움직이면서 시력이 잘 나오는 위치를 찾아 안구를 고정시키려고 한다. 계속 움직이고 있는 눈임에도 불구하고 검사자는 가능한 모든 검사를 시행해야 한다. 이러한 피검사자에 대한 굴절검사법을 결정하기 위해서는 눈떨림 때 나타나는 몇 가지 특징들을 미리 알고 있어야 한다.

① 눈떨림은 피검사자가 머리를 어느 방향으로 기울이거나 또는 어느 한 방향으로 돌리면 증상이 호전되거나 사라진다. 따라서 피검사자는 자신도 모르게 자연적으로 머리를 잘 보이는 방향으로 기울이거나 고정한다. 만약 눈떨림 증상이 제일 약하게 나타나는 방향을 찾아 내지 못한다면 피검사자의 양안 운동범위를 검사해 보아야 한다. 이 검사는 피검사자에게 펜-라이트나 검사자의 손가락 끝을 따라 보라고하면서 시행한다. 즉 정면을 주시한 상태인 제1 안위에서 눈의 여덟 개 운동방향으로 손가락 끝이나 펜-라이트를 따라 보라고 한다. 안구운동의 여덟 개 방향은: 상측, 좌상측, 좌측, 좌하측, 하측, 우하측, 우측, 그리고 우상측이다(그림 41-1).

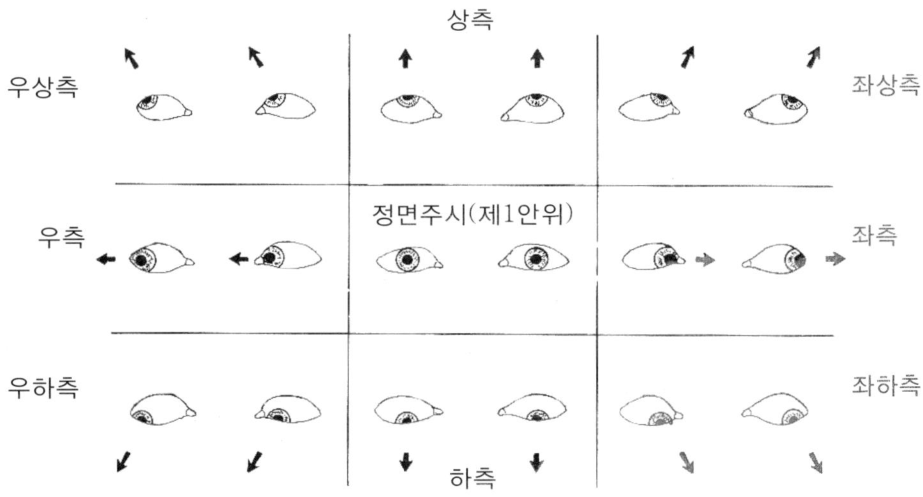

[그림 41-1] 안구의 운동방향

피검사자의 눈을 관찰하면서 어느 방향에서 눈떨림이 사라지는지 또는 증상이 제일 약하게 나타나는지를 검사한다. 그 방향으로 피검사자의 머리나 눈의 위치를 고정시키고 검안테를 사용하여 굴절검사를 시작한다. 예를 들어, 피검사자가 왼쪽을 쳐다볼 때 눈떨림이 사라졌다면, 피검사자의 머리를 오른 쪽으로 돌리게 하여 눈을 왼쪽으로 위치시켜 놓고 시력표를 쳐다보도록 한다. 두 눈이 정면을 똑바로 주시하지 못하고 두 눈의 위치가 정면에서 어느 한 방향으로 돌아가 있는 상태에서도 포롭터를 눈앞에 정확하게 맞추어 검사를 시행할 수 있다면 포롭터를 사용하여 검사를 해도 무방하나, 이러한 피검사자들에서는 포롭터보다 검안테를 사용하여 검사를 시행하는 것이 더 쉬울 수 있다.

② 눈떨림 정도가 한 쪽 눈을 가렸을 때 더 심하게 나타나는 경우가 있다. 이런 눈을 잠복눈떨림이라고 한다. 굴절검사 때에는 한 번에 한 쪽 눈만을 검사해야 하기 때문에, 이런 피검사자들은 한 쪽 눈을 가리게 되면 검사받는 쪽 눈의 눈떨림 증상이 심하게 나타나게 되므로 검사가 어려워진다. 그러나 다음 두 가지 방법 중 하나로 이 문제를 해결할 수 있다.

㉮ 한 쪽 눈을 가리개로 가리는 대신, +6.00D짜리 구면렌즈로 시력을 흐리게 한다. 그 다음 반대 쪽 눈에 대해 굴절검사를 시행한다. 이것이 가장 쉬운 방법이다.

㉯ 더 좋은 방법으로는 왼쪽과 오른쪽 눈앞에 수직프리즘을 대주어 시력표의 시표를 분리시키는 방법이다. 왼쪽 눈앞에 포롭터의 로터리 프리즘을 맞추어 놓고 프리즘의 기저방향을 나타내는 선이 180도 방향에 오도록 맞춘다. 프리즘 기저방향 조정 손잡이를 돌려 화살표가 위쪽을 향하도록 한다, 즉 왼쪽 눈앞에 기저상방 프리즘이 가해지도록 한다. 로터리 프리즘에서 화살표가 가리키고 있는 숫자는 가해진 프리즘 디옵터의 양을 알려주는 것이다. 다이얼을 돌려 6에 맞춘다(그림 41-2).

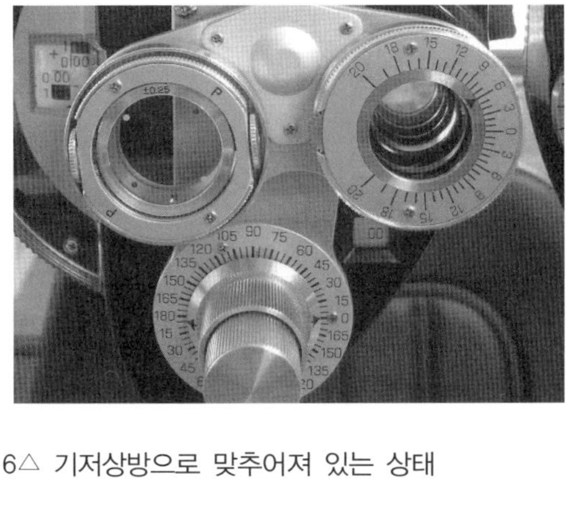

[그림 41-2] 오른쪽 눈앞에 6△ 기저상방으로 맞추어져 있는 상태

검안테를 사용하여 검사할 때에는 검안렌즈세트 안에 있는 3△렌즈를 한 쪽 눈앞에는 기저상방으로, 그리고 반대쪽 눈에는 기저하방으로 3△을 대준다(그림 41-3). 또는 한쪽 눈 앞에 6△을 기지상방 또는 기저하방으로 대주고 검사한다.

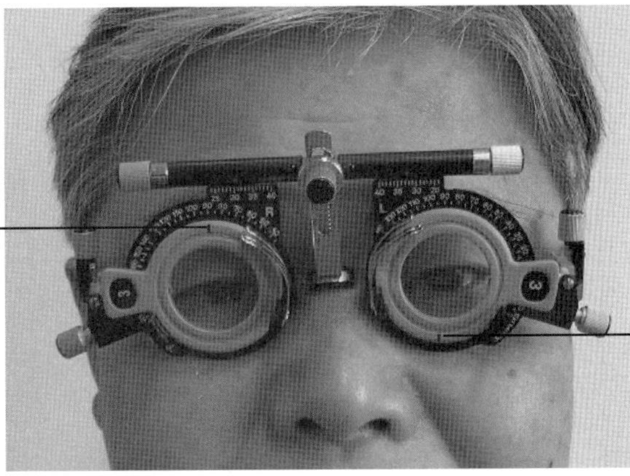

[그림 41-3] 양쪽 눈앞에는 기저상방과 기저하방 3△씩 대준 상태

왼쪽 눈앞에 기저상방(BU)으로 프리즘을 대주면 시표는 아래, 위 두 줄로 보이게 된다. 피검사자의 한쪽 눈은 위에 있는 시표를, 다른 한쪽 눈은 아래에 있는 시표를, 즉 두 개의 시표를 두 눈이 각각 따로 그리고 동시에 두 개의 시표를 보고 있게 된다. 위쪽의 시표는 오른쪽 눈으로 보고 있는 것이며, 아래쪽 시표는 왼쪽 눈으로 보고 있는 것이다. 따라서 오른쪽 눈을 검사하기 위해서는 피검사자에게 위쪽에 있는 시표를 읽어보라고 하면서 일반적인 굴절검사법으로 오른쪽 눈의 굴절이상을 검사한다. 오른쪽 눈의 검사가 끝나면, 왼쪽 눈은 아래쪽에 있는 시표를 읽게 하면서 왼쪽 눈의 굴절이상을 검사한다. 프리즘으로 피검사자를 조치한 후에는 한쪽 눈을 가린 것과 같은 효과가 나타난다. 실제로 한쪽 눈을 가린 것이 아니므로 반대쪽 눈의 눈떨림이 아주 약하게 나타나거나 거의 나타나지 않을 수 있다. 이러한 상태에서는 굴절검사를 두 눈에서 각각 따로 시행하는 것이 가능해 진다.

42 CHAPTER

꾀병과 포롭터 공포증 피검사자

굴절검사를 시행할 때 예상치 못한 여러 상황에 부딪히게 된다. 약시나 안질환이 있는 경우, 그리고 저시력 피검사자에서는 좋은 교정시력을 얻을 수 없다. 그러나 굴절검사를 시행할 때 검사자들을 더욱 힘들게 만드는 것은 꾀병이나 히스테리와 같이 정신적으로 문제가 있어 검사에 협조를 하지 않는 사람들이다. 검사기기에 공포를 느끼는 피검사자들도 있다. 이러한 피검사자들은 검사를 시작하기 위해 포롭터나 검안테를 눈앞에 대면 "나는 이 기계가 싫어요."하고 거부하는 경우가 종종 있다. 이러한 피검사들에 대한 검사법을 알아보자.

1 꾀병 피검사자

포롭터나 검안테로 검사를 시행할 때 거짓으로 대답하는 피검사자(꾀병환자)를 식별해 내는 것은 아주 중요하다. 꾀병환자들의 대부분은 근래에 친한 친구나 형제가 안경을 착용하게 된 경우의 아이들이거나, 또는 부모들을 놀라게 하려고 잘 안 보인다고 하거나 둘로 보인다고 말하는 아이들이다. 경우에 따라서는 물체가 뒤집혀 보인다고 하는 아이들도 있다. 눈에 아무 이상 없이 시력교정이 잘 안 되는 어린이의 경우에 의심을 가져야 한다. 이 경우 특징적으로 원거리와 근거리 모두에서 잘 보이지 않는다고 대답하는 경우가 많다. 이때 +0.12D 와 −0.12D짜리 검안렌즈를 꺼내어 두 렌즈를 합쳐서 검안테에 끼워 놓고 "이건 어떻게 보이니? 이제 잘 보이지?"하는 식으로 묻는다. 피검사자가 이 렌즈를 끼고 시력이 1.0(20/20)으로 좋아졌다면 기록지에 기록해둔다. 심지어 검안테만 씌워 줘도 잘 보인다고 하면서 1.0까지 읽어 내려가는 아이들도 종종 볼 수 있다. 검사자는 이런 어린이들과 그의 부모들을 적절하게 다룰 수 있어야 한다.

예를 들어, 꾀병환자 중 어느 어린이는 전혀 빛도 안 보인다고 하는 시력을 +0.12D짜리 렌즈로 교정시력을 1.0까지 회복시킬 수 있다. 포롭터를 사용하여 검사를 시행할 경우 포롭터에 평면렌즈만을 맞추어 놓아도 같은 효과를 나타낼 수 있다. 그 뿐만이 아니라 포롭터를 사용하여 검사하는 것이 손으로 검안렌즈를 들고 검사하는 방법보다 피검사자에게 심리적 효과가 더 클 수 있다는 장점이 있다. 물론 이러한 속임수 검사에 넘어가지 않는 피검사자도 있다. 그리고 이들 중 실제로 안과질환이나 심한 굴절이상이 있는 피검사자들도 있을 수 있으므로 주의해야 한다.

또 다른 부류의 꾀병환자로는 눈(단안 또는 양안)에 외상을 입은 사람들이다. 이런 경우에는 눈의 외상이 타각적 검사에서 완전하게 치료되었으나 피검사자는 시력이 아직 호전되지 않았다고 호소한다. 만약 이들이 법적소송을 생각하고 있을 경우에는 시력이 더 떨어졌다고 말한다. 검사자가 만약 피검사자가 호소하는 것보다 더 좋은 시력을 가지고 있을 것이라고 의심이 든다면, 다음과 같이 검사를 시행해 본다.

㉮ 포롭터의 두 검사창을 동시에 열어놓고 검사를 한다.

㉯ 피검사자의 안경처방대로 양쪽의 검사창에 도수를 맞추어 놓는다.

㉰ 정상안 쪽에만 +3.00D의 구면도수를 더 가한다.

㉱ 포롭터를 피검사자 앞에 놓고 시력표의 한 줄을 빨리 읽어보라고 한다. 이 검사는 포롭터를 피검사자의 눈앞에 대자마자 바로 시력표를 보여 주어야 한다.

㉲ 피검사자가 외상을 입지 않은 정상안으로 읽을 수 있었던 시표의 글씨보다 2, 3줄 큰 시표의 글씨들을 읽어보라고 한다.

㉳ 검사자가 조금이라도 주저하면, 피검사자는 정상안 앞에 도수 있는 렌즈를 끼운 사실을 눈치채게 될 수 있다. 그러나 시표의 글씨들을 빨리 읽게 하면 피검사자는 자신의 정상안이 가려진 사실을 모르고, 외상 안으로 시표를 읽는다.

㉴ 이 방법으로 검사를 시행하면 피검사자가 실제로 속는 경우가 많다.

㉵ 피검사자가 계속 안 보인다고 하거나 시표의 글씨를 읽지 못하면, 일반적인 검사로 진단이 불가능한 눈의 이상이 있거나, 시로 또는 뇌에 실제로 이상이 있는지 여부에 대해 특수, 정밀검사를 받도록 해야 한다.

2 포롭터 공포증 피검사자

포롭터에 공포를 나타내는 피검사자는 굴절검사자를 매우 힘들게 한다. 포롭터를 갖다 대기만 하면 피검사자의 시력은 아주 심하게 저하된다. 자신의 안경을 착용하고는 1.0의 시력으로 교정되나, 포롭터 앞에 앉혀 놓고 포롭터에 똑같은 교정도수를 맞추어 놓고 검사를 하면 0.5의 시표보다 작은 글씨는 읽지를 못한다. 또는 검사자가 예상하는 교정시력 보다 훨씬 못 미치는 교정시력만을 얻게 된다.

검사자는 일단 도수, 즉 구면 도수, 원주렌즈의 도수와 축 방향 등을 포롭터에 맞추어 놓은 렌즈들의 값이 틀리지 않았음을 먼저 확인해야 한다. 그 다음 "이건 지금 사용 중인 안경도수와 같은 도수인데… "라고 말한다. 이렇게 말하면 피검사자는 편안함을 느끼고 검사에 협조하는 경우가 종종 있다.

만약 이런 말에도 피검사자가 계속 같은 증상을 보이면, 일단 일반적인 굴절검사과정을 진행하면서 반응을 관찰한다. 그냥 아무렇게나 도수 조정다이얼을 돌리는 것처럼만 행동을 해도, 피검사자는 자신이 원래 읽을 수 있었던 시표보다 더 작은 시표의 글씨들을 읽게 된다. 포롭터를 사용하여 검사를 할 때와 안경을 착용하고 검사할 때의 교정시력을 비교하면, 정점간거리의 차이 때문에 실제로 안경을 착용하고 볼 때와 포롭터를 통해 볼 때 교정시력에 차이가 나는 것을 볼 수 있다. 이러한 경우라면, 굴절검사의 기기를 바꿈으로 해서 교정시력을 호전시킬 수 있다.

피검사자가 포롭터에 정말로 공포심을 가지고 있다면, 검안테 또는 헐버그클립(그림 42-1)을 사용해서 검사를 시행한다.

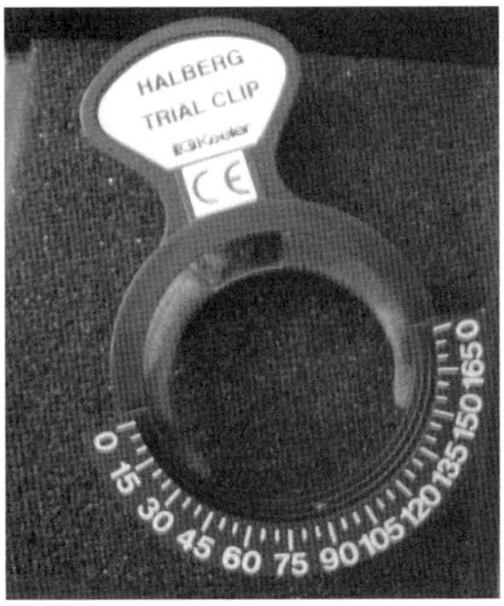

[그림 42-1] 헐버그클립

최선을 다해 검사를 했어도 피검사자의 교정시력이 호전되지 않는 경우가 있다. 이 경우 바늘구멍검사를 시행해 본다. 바늘구멍검사를 시행한 결과 포롭터로 검사했을 때보다 교정시력의 호전이 있었다면 굴절검사과정을 다시 점검해 보아야 한다. 포롭터를 사용하여 굴절검사를 시행했을 때, 바늘구멍검사에서 얻은 교정시력과 거의 비슷하거나 또는 더 나쁜 결과가 나왔다면, 굴절검사를 시행하는 검사자는 피검사자가 더 잘 볼 수 있는 데도 불구하고 안 보인다고 대답하고 있다는 것을 알아야 한다.

망막검영법은 이러한 경우에서 이중 점검을 할 수 있는 또 다른 방법이다. 포롭터 공포증이 있는 성인의 경우, 비록 교정시력이 좋지 않더라도 조절마비를 시키지 않은 상태에서 얻은 교정시력을 일단 기록해 놓는다. 그 다음 조절마비를 시킨 후 망막검영법 검사를 다시 시행한다. 이런 피검사자에게 포롭터를 사용하여 다시 굴절검사를 시행하기는 어렵지만 망막검영법으로 보다 정확한 굴절이상값을 찾아낼 수는 있다.

눈의 상태에 따라 피검사자의 시력이 교정렌즈를 통해 볼 때, 교정시력이 좋아졌다 나빠졌다 하면서 변동이 심하게 나타나는 경우를 볼 수 있다. 굴절검사가 진행되는 동안 렌즈를 더 끼워주면 잘 보인다고 했다가 바로 또 안 보인다고 하여 검사하기가 아주 어려운 상황을 만나는 경우가 있다. 이런 상황에서는 변형시증(metamorphopsia)을 보인다고 기록해둔다. 변형시증이란 시력이 좋아졌다 나빠졌다 변동이 심하게 나타나는 증상을 말한다.

피검사자들 중에는 정신적인 문제로 인해 검사자가 비교하는 렌즈들의 차이점을 감지하지 못하는 경우가 있다. 검사자가 갈피를 잡지 못할 정도로 대답이 왔다 갔다 하는 피검사자들도 있다. 특히 낮은 도수의 원주렌즈 교정을 할 때에는 더욱 그렇다. 피검사자들에게 도수를 바꾸어 줄 때마다 교정시력이 더 좋아진다는 확신을 주어야 한다. 피검사자가 한 렌즈가 다른 렌즈보다 더 깨끗이 잘 보인다고 대답하였으나, 실제 교정시력은 더 좋아지지 않았다면, 검사자는 피검사자에게 어느 도수로 교정해 주어야 더 좋은지를 결정해 주어야 한다.

43 CHAPTER 피검사자와의 대화법

굴절검사자나 안경사는 눈에 대한 풍부한 지식을 가지고 있어야 함은 물론이고, 또 한편으로는 이 지식들을 기초로 피검사자를 이해시키고 그들에게 설명을 해주는 방법도 알고 있어야 한다. 피검사자는 검사자가 무엇을 해주고 있는지를 알고 싶어 한다. 이 때 피검사자에게 쉽게 풀어서 설명해 줄 수 있어야 한다. 비록 피검사자들의 반응은 다양하지만, 이 장에서는 굴절검사를 시행하는 과정 중에서 피검사자로부터 최고의 교정시력을 찾아 낼 수 있는 정보를 얻어내는 방법에 대해 설명한다.

1 피검사자에 대한 교육

굴절검사는 첫 번째 렌즈를 바꾸어 끼기도 전에 이미 시작된 것이다. 검안테나 포롭터를 피검사자 앞에 대놓은 상태에서 검사과정을 설명한다. 예를 들어, "지금부터 안경도수를 검사해서 안경을 바꿀 필요가 있는지 알아보고자 합니다. 검사하는 동안 어느 렌즈가 더 깨끗하고 선명하게 보이는지, 아니면 더 흐리게 보이는지를 대답해 주세요. 어떠한 경우에서는 두 렌즈사이에 차이가 거의 없을 수도 있습니다. 어느 렌즈들은 시력에 별로 차이를 나타내지 않아 거의 비슷하게 보이기도 합니다. 어느 것이 어떻게 보이는지만 대답해 주시면 됩니다."라고 설명을 한다.

비록 피검사자가 굴절검사에 익숙해져 있을지라도, 이러한 설명을 해줌으로서 피검사자는 자신의 안경도수를 검사하고 있다는 것을 알게 된다. 피검사자는 이 과정을 전에 해본 과정이었음을 상기하게 되고, 이러한 설명으로 검사자가 무엇을 할 것인지를 알게 된다. 굴절검사를 하는 동안 피검사자에게 확신을 심어주는 것은 협조를 잘 하도록 유도하는 방법 중 하나이다. 검사자는 피검사자가 여러 가지 다른 표현을 할지라도 대답에 대한 의미를 똑같이 해석할 줄 알아야 한다. 가령 "어느 것이 더 좋습니까? 첫 번째요, 아니면 두 번째요?"하고 질문했을 때, 피검사자가 주저하더라도 이것이 검사를 하는 데에 있어서는 아주 중요한 판단근거가 된다는 것을 알아야 한다. "1번과 2번 렌즈가 거의 비슷하게 보여요."라고 대답할 때까지 이 검사과정을 반복해서 시행해야 하는데, 이 과정을 미리 설명해주면 피검사자는 검사과정을 이해하게 되고 검사하는데 많은 도움이 되며 쉽게 검사를 끝낼 수 있다.

2 고전적 하나-둘 식의 표현의 다양화

앞에서 기본적인 굴절검사 방법에 대해 공부했다. 피검사자는 1번 렌즈와 2번 렌즈 중 "어느 렌즈가 더 잘 보이는 가"라는 질문을 받게 된다. 이러한 검사법은 피검사자의 이해력과 판별력이 좋을수록 시행하기가 쉽다. 그러나 이 방법이 통하지 않는 경우가 가끔 있다. 상황에 따라 방법을 조금씩 변형시키면서 검사를 진행할 수 있어야 한다. 여러 부류의 피검사자들과 대화하는 방법을 살펴보겠다.

① 피검사자들 중에 어느 렌즈가 더 잘 보이는지 차이를 느끼지 못하는 경우가 있다. 이러한 경우에서는 렌즈를 한 개씩 사용하여 비교를 하게하고 나중에 다시 두 개의 렌즈를 사용하여 비교를 한다. 검사하는 방법으로, 먼저 피검사자에게 첫 번째 도수의 렌즈로 읽을 수 있는 글씨들을 읽어보라고 한다. "글씨가 선명하게 보이세요? 아니면 흐려 보이세요?"하고 물으면 피검사자가 대답한다. 그 다음 다른 렌즈로 바꾸어 끼우고 "이 새 렌즈가 더 선명하게 보이세요? 아니면 더 흐리게 보이세요?"하고 다시 묻는다. 피검사자는 다시 대답을 한다. 두 개의 렌즈를 각각 따로 사용하여 대답을 들었다. 다음에는 이 두 렌즈 중 어느 것이 더 선명하게 보였는지를 생각해 보라고 한다.

예를 들어, 피검사자가 +1.00D의 구면도수로 시력표의 0.4 시표를 읽을 수 있었다고 하자. 글씨가 선명하게 보이는지 흐려 보이는지를 물었더니, 약간 흐려 보인다고 대답했다. 다음으로 +1.50D의 구면도수로 바꾸어 글씨가 더 선명하게 보이는지 여부를 다시 묻는다. 피검사자가 더 선명하게 보인다고 대답했다. 이런 경우 피검사자의 대답에 따라 Sph +1.50D에서부터 검사를 시작하고, 이 두 렌즈를 다시 비교하여 검사할 필요는 없다.

이러한 검사법은 피검사자의 분별력이 좋지 않다고 판단될 경우에 사용한다. 일반적으로 일차 구면도수 검사를 시행할 때에는 0.50D의 도수변화를 주면서 검사를 진행한다. 피검사자가 이처럼 큰 도수의 변화에도 교정시력의 차이를 전혀 느낄 수 없는 상황이라면, 위의 방법을 사용 해 볼 필요가 있다. 피검사자는 아마도 자신이 글씨를 보고만 있는 것과 읽어야 한다는 것의 차이를 혼동하고 있음이 틀림없다.

② 이 검사법을 사용해야 하는 또 다른 부류의 사람들은 문맹인, 저능아, 또는 심리적으로 불안정한 피검사자들이다. 포롭터를 피검사자 앞에 대면 피검사자들은 "나는 정말로 이 검사법이 싫어요. 나는 잘 보이는 쪽을 제대로 선택 할 수가 없어요. 그리고 내가 잘못 고를 까봐 걱정이 되요."하고 말하는 경우가 있다. 그러면 "그래요? 이 방법대로 하면 아주 쉽고 어느 쪽이 더 좋은지 꼭 결정하지 않아도 되요"라고 설명해준다. 그리고 이 방법으로 끝까지 검사를 진행한다.

③ 특히 피검사자가 어린이일 때에는 검사자가 판단을 내려 주는 것도 괜찮은 검사방법이다. 이 경

우 "글씨들이 더 잘 보이니 아니면 더 안보이니"하는 식으로 약간 광범위하게 물어보면 피검사자로부터 대답을 쉽게 얻을 수 있다. 피검사자들은 잘 보인다는 것이 "완벽하게" 잘 보인다는 것이 아니며, 잘 안 보인다는 것도 글씨를 읽을 수 없을 정도로 흐려 보인다는 것을 의미하는 것이 아니라는 것을 이해하게 되기 때문이다. 아이들은 종종 완벽하게 생각하는 경향이 있으므로 특히 주의를 기울여야 한다.

④ 마지막으로 이 방법은 교차원주렌즈로 1.00D 이하의 난시를 교정할 때에도 유용하게 사용된다. 위의 범주에 드는 피검사자라면 몇 디옵터의 난시라도 상관없이 이 방법을 사용할 수 있다. 예를 들어, 난시의 굴절이상 정도가 0.25D에서 0.50D정도라면, 피검사자는 두 렌즈에 의한 차이를 구별하기가 쉽지 않다. 이 경우에서는 피검사자에게 각각의 렌즈를 통해 보고, 두 렌즈에 의한 선명도의 차이를 비교해 보도록 하면서 검사를 진행하는 것이 더 쉬울 수 있다. 반대로, 고도난시 피검사자는 어려움 없이 더 선명하고, 더 잘 보이는 렌즈를 찾아낸다.

3 친숙함을 주는 단어들

굴절검사에서 또 한 가지 중요한 요소는 피검사자와 대화를 할 때, 피검사자가 알아들을 수 있는 쉬운 말을 사용하는 것이다. 앞에서 "깨끗하게 보인다." 또는 "흐리게 보인다."라는 용어들을 사용하여 검사를 진행했다. 피검사자가 대답할 때에는 다르게 표현할 수도 있다. 예를 들어, "렌즈가 뿌옇다" 또는 "더 뿌옇게 보인다."라고 대답할 수도 있다. 피검사자가 대답할 때 사용하는 단어를 잘 듣고, 검사자도 같은 단어로 바꾸어 사용하면 피검사자는 친숙함을 느껴 더 편안하게 대답을 한다. 피검사자가 사용하는 단어가 어렵거나 일반적인 단어가 아닐 수도 있다. 예를 들어, "깨끗하게 보인다." 대신에 "밝거나 환하게 보인다."로, 또는 "흐리게 보인다." 대신에 "어둡게 보인다."로 표현하는 경우도 흔하다. 어느 피검사자군, 예를 들어 같은 연령층이나 같은 지역사람들인 경우에는 그들만이 사용하는 단어를 사용하고자 하는 경향이 있다. 그들이 사용하는 단어로 빨리 바꾸어 사용하면, 검사가 정확하게 빨리 진행되어 쉽게 마칠 수 있다.

아이들에서는 다음과 같은 방법으로 진행하면 쉽게 검사를 할 수 있다. 이 검사법 역시 첫 번째와 두 번째 렌즈를 비교하면서 검사하는 과정이 필요하다. 피검사자에게 각 렌즈에 번호를 붙이는 대신 동물의 이름을 붙인다.

검사방법은 다음과 같다.

피검사자가 읽을 수 있는 글자를 바라보게 한다. E자 시표 또는 그림시표를 보고 있으라고 한다. 그리고 "이건 개가 볼 때 느끼는 시력이야"하고 말해준다. 그리고 두 번째 렌즈로 바꾸고 "이것은 고

양이가 바라볼 때 느끼는 시력이야. (잠시 쉬었다가) 누가 더 잘 보이지? 개야? (먼저 렌즈로 바꾼 후 잠시 쉬었다가.) 아니면 (다시 두 번째 렌즈로 바꾸어 놓는다) 고양이야?" 이렇게 하면 어린이는 개나 고양이 중 어느 것이 더 잘 보이는지를 대답하게 된다. 만약 검사가 길어져 무슨 동물을 사용했는지 검사자가 혼동을 느끼면 이렇게 해보자. ㄱ자로 시작하는 동물의 이름을 먼저 사용하고 그 다음에는 ㄴ으로 시작하는 동물의 이름을 사용하면 혼동하지 않게 된다. 그리고 진행해 가면서 ㄱ, ㄴ, ㄷ … 의 순서로 동물의 이름을 사용하면 된다. 이 방법은 아주 유용한 검사법이고, 좋은 결과를 얻을 수 있다.

4 피검사자에게 용기를

굴절검사 중 피검사자에게 용기를 주면서 검사를 진행하면 좋은 결과를 얻을 수 있다. 시력에 있어서 눈의 광학적 역할이 중요하지만 정신적 요소도 똑같이 중요한 역할을 담당한다.

검사를 시행할 때, 제일 중요한 것은 피검사자에게 신뢰감을 갖게 해주는 것이다. 이것은 대기실에서 검사실로 피검사자를 부를 때 결정 된다. 피검사자에게 예의바르게 대우하면 된다. 피검사자가 우리의 집을 방문한 손님이라고 생각해보자. 피검사자의 병력을 들을 때에도 기록지만 보고 있거나, 질문하고 기록만 하고 있을 것이 아니라 피검사자의 눈과 자주 마주치게 하여 무언의 의사소통으로 피검사자에게 관심을 보이고 있다는 생각이 들도록 해야 한다. 물론 바쁘고 할 일이 많을 것이다. 시간의 제약이 많아 피검사자에게 따스함을 주어야 함에도 불구하고 해줄 수 없는 경우가 많다. 피검사자를 검사하기 전에 그의 과거병력을 들어보아야 한다. 이때에도 피검사자가 너무 장황하게 설명을 하고 주제에서 벗어나면 기술적으로 검사자가 원하는 방향으로 주제를 되돌려가야 한다. 이것은 피검사자를 무관심하게 대하라는 것이 아니라 지금 직면해 있는 문제, 즉 시력검사에 집중하기 위한 것이라는 생각을 전달하라는 것이다. 피검사자의 과거병력청취 때 피검사자를 잘 다룰 수 있다면, 실제 굴절검사 때 더 쉽게 끝낼 수 있다.

피검사자가 굴절검사에 호응하지 않는 경우도 있는데, 이는 다음과 같다.

① 전에 안경을 너무 비싸게 맞추었거나 잘 맞지 않았던 경험이 있는 경우
② 아무도 검사에 대해서 시간을 갖고 설명해 주지 않았을 경우
③ 피검사자가 포롭터에 대해 거부감을 가지고 있는 경우 등이다.

검사과정은 반드시 설명해 주어야 한다. 피검사자가 어떠한 불평을 해도 받아들인다. 예를 들어, 피검사자가 지난번에 맞춘 안경을 한 번도 써보지 못했다고 하면 "그거 참 유감이네요. 검사를 다

시 천천히 할 것이고 좀 더 쉬운 검사방법을 알고 있으니 편안한 마음으로 검사를 받으시면 됩니다."하고 설명을 한다. 그리고는 한 개의 렌즈만을 사용하여 깨끗이 보이는지 아니면 더 흐려 보이는지를 비교하면서 검사하는 방법을 사용한다. 피검사자는 전에 이 방법으로 검사를 받아 본 적이 없었을 수 있다. 피검사자에게 문제가 무엇인가를 알려주고 시간이 걸리더라도 꼭 해내겠다는 확신을 주면 된다.

지금까지 피검사자의 태도에 대해 설명하였다. 검사자인 우리들의 검사 때 태도는 과연 어떠한가? 포롭터를 피검사자 앞에 댈 때 한 숨을 쉬고 단조로운 언어로 "어느 쪽이 더 잘 보입니까?"라고 묻지는 않는지? 그냥 이 작업이 빨리 끝났으면 하고 바라고 있지는 않는지? 조심하세요! 피검사자에게 무례하게 보일 수 있습니다. 경우에 따라 검사과정에 의문이 생기지 않는가? 그러면 눈의 광학적 원리에 대해 조금 더 공부를 해야 할 것이다. 단순히, 기계적으로만 검사를 하고 있지는 않는지? 굴절검사는 피검사자의 삶의 질을 높여주는 검사이므로 아주 중요한 검사이다. 피검사자에게 보다 좋은 시력으로 교정해 주기 위해 많이 노력해야 한다.

끝으로 검사 중간에 피검사자에게 잘하고 있다고 칭찬을 하거나, 점점 나아지고 있다고 격려한다. 칭찬과 격려를 필요할 때 적절하게 하는 것도 굴절검사를 잘 할 수 있는 방법 중 하나이다. 굴절검사 중 피검사자들이 추측을 해서라도 시표의 글자들을 읽을 수 있도록 도와주어야 한다. 피검사자가 읽을 수 있는 제일 작은 시표보다 더 작은 시표의 글씨를 읽어보라고 한다. 피검사자가 2를 3이라고 읽거나 0을 8이라고 대답하면 검사의 끝점에 거의 다 도달했다는 것을 알아야 한다. 아마 0.25D정도만 더 가해 주면 잘 볼 수 있을 것이다. 피검사자들이 가끔 "저는 정말 추측해서 맞추기가 싫어요."라고 대답할 수도 있는데, 이럴 때에는 피검사자에게 "추측해서 무슨 글씨인지 한 번 맞추어 보세요."하고 설명해 준다. 만약 피검사자가 5자를 7이라고 대답한다면 피검사자는 진짜로 추측으로만 글씨를 맞추고 있다는 것을 알아야 한다. 이러한 상황에서도 화를 내서는 안 되고, 설명을 해서 피검사자가 읽을 수 있는 크기의 시표까지 읽어보라고 한다. 그 다음 피검사자에게 잘 했다고 용기를 주고 얼마나 잘 해 냈는지 말해 준다. 피검사자는 검사실을 나갈 때 기분 좋게 나갈 것이고, 다음에 다시 검사를 받으러 올 때에는 더 좋은 태도로 올 것이다. 또한 새 안경에 더 잘 적응해 나갈 것이다. 진심 어린 용기를 주는 행위는 피검사자에게 오래 동안 기억에 남게 해줄 것이다.

물론, 검사자가 눈과 굴절검사에 대해서 많은 지식을 가지고 있고, 아주 친절하게 피검사자를 대해 주었더라도, 피검사자는 처방해준 안경을 가지고 불평하며 다시 찾아오는 경우가 있을 수 있다. 이러한 경우, 어떻게 대처해야 할 것인가에 대해서도 알고 있어야 한다.

CHAPTER 44

안경착용 중 호소하는 문제

1 피검사자의 주소증

안경착용자가 안경의 문제로 다시 검사실이나 안경원으로 찾아오는 경우가 있을 수 있다. 여러분은 긴장하고 숨을 몰아쉬며, 안경처방 기록지를 들여다보면서 자신이 직접 검사한 사실을 인정하게 된다. 자 어떻게 대처해 나갈 것인가?

너무 방어적인 태도로 임하지는 말라. 대부분 안경착용자의 불평은 안경에 국한된 것이다. 검사자는 스스로 안경에 대해 불평할 항목들을 추측하고 생각하여 미리 불안해 할 필요는 없다. 안경착용자는 시각적, 감정적, 그리고 지적 만족을 원한다는 사실을 기억하고 있어야 한다.

안경착용자가 안경의 불만에 대해 설명하고 있을 때 첫 번째 원칙은 잘 듣는 것이다. 불평사항을 잘 들어보면, 무엇이 잘못되었는지 알 수 있다.

안경에 무슨 문제가 있는지를 묻고 잘 들어 보라. 안경착용자가 이야기하는 불만 사항들을 전부 기록하고 그것들을 다시 되물어 봄으로써 문제들을 이해하고 있다고 느끼게 해야 한다. 예를 들어, "말씀하시는 것을 들어보니, 지금 사용하는 안경으로 컴퓨터를 볼 때, 이중초점렌즈의 윗부분으로는 컴퓨터 화면이 잘 보이지 않는다고 하시는 거죠?"라고 되묻는다. 만약 틀리게 말하면 안경착용자가 고쳐줄 것이다. 이런 방식으로 이야기를 해 나가면 검사자가 자신의 말에 집중하고 있다는 것을 알게 된다.

일단 문제점을 찾아내면, 안경에 대한 모든 문제를 해결해 주겠다는 믿음과 자신을 줄 필요가 있다.

안경착용자에게 다음 몇 가지 만족을 주어야 한다.

① 감정적 만족을 줄 수 있어야 한다. 안경 때문에 기분이 상해 있음을 알고 있다. "불편을 드려 죄송합니다. 지난번 검사한 기록지를 다시 확인하여 안경처방을 다시 해 드리겠습니다. 검사료는 받지 않습니다. 지난번에 이미 검사비를 지불하셨으므로 최선을 다해 잘 보실 수 있도록 해드리겠습니다."라고 설명해 주면 좋아한다. 안경착용자는 특히 공짜라는 것과 이미 검사비를 지불했

다고 하는 말에 기분이 좋아질 것이다. 이렇게 되면, 안경착용자는 검사자와의 협조가 잘 이루어져 검사가 보다 쉽게 진행될 수 있다.

② 지성을 만족시켜 주어야 한다. 이때에는 굴절검사, 광학, 그리고 굴절이상에 관한 검사자의 지식이 관건이 된다. 안경착용자에게 "지금 지적하는 문제를 일으키는 원인은 아주 다양합니다. 지금부터 하나씩 검사하겠습니다. 검사기록지에 문제점들을 적어놓고 문제점에 대해 얘기를 나누면서 어떻게 도울 수 있는 지를 연구해 보겠습니다."하고 먼저 설명해 준다. 문제해결을 위해 시행할 검사과정에 대해 간단하게 설명해 주는 것도 좋을 것이다.

안경으로 인해 흔히 발생할 수 있는 문제가 무엇이며, 어떻게 해결해 나갈 것인지에 대해 알아보자. 안경착용자들이 호소하는 불편한 점들을 순서대로 표 44-1에 나열 해 놓았다.

[표 44-1] 일반적인 안경의 문제들

안경착용 중 호소하는 불편한 사항들
1. 원거리 시력이 맞지 않는다. (먼 곳이 잘 보이지 않는다)
2. 가까운 글씨가 뚜렷이 보이지 않는다.
3. 눈이 피곤하고, 잡아당기는 느낌이 나타난다.
4. 현기증이 나고, 구역질이 난다.
5. 이중초점안경을 착용하고 걸어 다닐 수가 없다.
6. 원거리와 근거리의 물체는 잘 보이나 중간거리의 물체가 보이지 않는다.
7. 물체가 휘어 보인다, 길어 보인다, 바닥이 깊어 보인다.
8. 직선이 휘어져 보인다.
9. 주위가 높고 구멍 속에 서있는 느낌이다.
10. 주위가 낮고 언덕 위에 서있는 느낌이다.
11. 책을 읽을 때 둘로 보인다.
12. 물체의 상이 커 (확대되어) 보인다.
13. 물체의 상이 작아 (축소되어) 보인다.
14. 머리가 아프다. (안경 착용 후 두통이 온다)
15. 정확히 말하기는 어렵지만 무언가 불편하다.
16. 안경을 착용해도 눈의 충혈, 결막염, 편두통 등의 증상이 없어지지 않는다.

다음 몇 개의 표(표 44-2부터 표 44-17까지)에 안경착용 중 문제를 유발시킬 수 있는 가능한 원인들과 문제를 해결하는 방법들을 설명해 적어 놓았다.

앞에서의 안경착용자를 예로 들어보자, "만약 이중초점렌즈의 도수를 올리게 되면, 중간거리에서의 초점은 약간 흐려지게 됩니다. 이중초점렌즈의 근거리시력은 일반적으로 30~40cm 거리에 맞추어 놓은 교정시력이므로, 이보다 가깝거나 멀면 흐려 보이게 됩니다. 안경의 원거리시력 교정부분은 5m 거리용이고, 근거리용은 30~40cm 거리용이므로 이 30~40cm에서부터 5m까지에는 무인도가 있는 셈이지요. 이것이 문제가 안 되었으면 합니다(표 44-2, 표 44-3). 몇 가지 검사를 하여 문제점의 개선방향을 모색해 보겠습니다."라고 설명을 한다.

[표 44-2] 중간거리의 물체가 보이지 않는다.

원인	해결법
1. 근거리시력을 교정해 주기 위해 이중초점렌즈 중 근용부 도수를 너무 높게 교정해 준 경우	1. 원인에 대해 설명해주고 누진다초점렌즈를 권한다.
2. 피검사자가 원하는 도수로 제대로 교정해주지 못한 경우(피검사자가 원하는 것을 정확하게 듣지 않고 파악하지 못했기 때문에 발생)	1. 피검사자가 원하는 작업(독서)거리를 재확인한다. 2. 안경을 착용한 상태에서 굴절검사를 다시 한다. 3. 검안테에 안경도수를 끼우고 검사를 다시 한다. 4. 피검사자에게 작업거리(책상, 컴퓨터 등과의 거리)를 정확하게 정하게 한다.
3. 피검사자가 3중초점렌즈 또는 누진다초점렌즈를 필요로 하는 경우	1. 원거리 굴절검사를 정확하게 시행하고, 피검사자의 근거리 작업거리를 파악하여 작업 때 필요한 렌즈의 종류를 선택 하여 처방한다.

안경착용자는 맨 마지막에 진짜 불편한 점을 말한다. 가령 말하기를 "이 안경은 정말 못 쓰겠어요. 하나도 보이지가 않아요." 진열장 위에 안경을 기분 나쁘게 던져 놓으면서 "제대로 만들어져 있지가 않은가 봐요. 한 쪽 이중초점렌즈의 자렌즈가 다른 쪽의 것보다 높이 달려 있어요. 침대에서 글을 읽을 수가 없어요."라고 불편한 점을 말했다고 치자. 검사자는 자세히 듣고, 모든 불평사항들을 적고, 불편한 점들을 해결해줄 것이라는 확신을 주고 어떻게 할 것이라는 설명을 해준다.

검사자가 렌즈미터를 사용하여 안경렌즈의 도수를 측정하기 위해 렌즈미터를 움직여 검사를 시작하려고 할 때 그는 이렇게 말할 것이다. "내 친구가 그러는데, 내 안경테의 색깔이 잘못 배합 됐다고 그러더군요." 바로 이것이다! 이것이 진짜 문제이다. 일단 모든 검사를 시행해 보아야 한다. 감정적으로는 그를 만족시키지 못 한다 하더라도 시각적이고 지적인 편안함은 줄 것이다. 그는 여러분이 뭔가 잘못을 발견하기를 원할 것이고 그 결과로 인해 안경테를 바꾸어 주기를 원할 것이다. 이러한 경우에 자신이 직접 안경테를 팔지 않았다면 기록지에 기록을 해 두고, 그대로 무시해 버린다. 안경테의 문제는 안경테를 구입한 곳에서 해결해야 할 문제이다.

[표 44-3] 가까운 글씨가 뚜렷이 보이지 않는다.

1) 판독물을 눈에서 아주 가까이 두었을 때 잘 보인다.

2) 판독물을 눈에서 아주 멀리 띄어야만 잘 보인다.

원인	해결책
1. 플러스 구면도수의 과교정(판독물을 눈에서 아주 가까이 두었을 때 잘 보인다) 2. 플러스 구면도수의 저교정(판독물을 눈에서 아주 멀리 띄어야만 잘 보인다)	1. 이 두 경우는 원거리용 안경도수에 근용안경의 가입도수를 가해주는 과정에서 가입한 도수가 잘못되어 나타날 수 있다. 2. 피검사자가 원하는 작업거리에 도수를 제대로 맞추지 못했을 경우(피검사자가 원하는 작업거리를 제대로 파악하지 못해서) 피검사자가 원하는 작업(독서)거리를 재확인한다. 3. 안경을 착용한 상태에서 굴절검사를 다시 한다. 4. 검안테에 안경도수를 끼우고 검사를 다시 한다. 5. 피검사자에게 작업거리(책상, 컴퓨터 등과의 거리)를 정확하게 정하게 한다.

3) 선명하게 보이지 않는다.

원인	해결법
3. 근용안경에 원용 PD로 조제 가공된 경우	1. 각 렌즈의 광학중심점을 표시하고, 두 렌즈의 중심점간거리를 측정하여 피검사자의 근용 PD와 원용 PD를 비교한다.
4. 두 렌즈사이의 광학중심점간거리(DBC)의 오차(렌즈의 광학중심점을 통해 물체를 보지 못할 경우)	1. 각 렌즈의 광학중심점을 표시하고, 두 렌즈의 중심점간거리를 측정하여 피검사자의 근용 PD와 비교한다. 2. 렌즈의 광학중심점이 동공중심과 일치하는지를 검사한다.
5. 피검사자가 읽고자 하는 가독물을 적당한 위치에 놓지 못했을 경우 (작업거리가 맞지 않은 경우)	1. 원인에 대해 설명해 준다. 2. 피검사자의 독서거리를 재확인한다. 3. 안경을 착용한 상태에서 굴절검사를 다시 한다. 4. 검안테에 안경도수를 끼우고 검사를 다시 한다. 5. 피검사자의 작업거리(책상, 컴퓨터 등과의 거리)를 정확하게 정하게 한다.

2 안경의 문제점과 해결법

안경에 대한 문제가 발생했을 경우 해결해야 하는 여러 가지 상황에 대한 대처법에 대해 설명 하고자 한다. 문제의 발생 빈도가 높은 것부터 낮은 순서대로 나열 해 놓았다. 표 44-1에서 표 44-17까지는 안경과 연관되어 발생하는 문제점과 그 원인, 그리고 어떻게 그 원인을 찾아내 문제를 해결해 주어야 하는가에 대해 적어 놓았다. 그리고 안경처방전에 기록할 때 사용되는 약어들은 제1장에서 찾아 참고하기 바란다.

안경착용자가 불편을 호소할 때 꼭 시행해야 할 검사항목들은 다음과 같다.

1. 안경착용자의 말을 주의 깊게 듣는다.
2. 새 안경으로 원거리 및 근거리 시력을 측정한다.
3. 렌즈미터로 안경렌즈의 도수를 측정한다.
4. 안경렌즈에 긁힘이나 뒤틀림이 없는지 육안으로 살펴본다.

특별한 문제점에 따라 시행해야 하는 검사항목들은 다음과 같다.

5. 안경착용자의 이전 안경과 새 안경의 광학중심점간거리(DBC)를 비교한다.
6. 안경착용자의 동공간거리(PD)를 측정한다. 동공간거리와 DBC를 비교한다.
7. 새 안경을 착용시키고 검사를 한다. 동공중심과 안경의 각 부분들과의 위치관계를 검사한다. 안경테가 얼마나 기울었으며 위치가 제대로 되어 있는지 여부를 살펴본다.
8. 새 안경과 이전 안경의 정점간거리를 비교, 검사한다.
9. 새 안경과 이전 안경렌즈의 곡률반경을 검사한다.
10. 상황에 따라 포롭터나 검안테를 사용하여 굴절검사를 시행하던지, 또는 기존에 사용하던 안경을 착용시킨 상태에서 덧-굴절검사를 시행한다.

모든 검사 중에서 맨 마지막으로 굴절검사를 다시 한다는 것에 주의하기 바란다. 물론 맨 마지막에 할 일이 아닐 수도 있다. 안경착용자가 느끼는 불편의 원인이 다른 데에 있을 수도 있기 때문이다.

굴절검사자의 역할을 재삼 기억하는 것은 매우 중요하다. 검사를 정확하게 하여 가장 적절한 안경처방을 내릴 수 있도록 하는 것이 굴절검사자의 역할이다. 안경착용자가 안경에 문제가 있다고 하며 다시 방문하더라도, 굴절검사자가 해야 할 일은 여전히 검사를 다시 정확하게 하여 발생된 문제가 무엇이며 어떻게 해결해야 할 것인가를 연구하는 것이다. 그러므로 지식이나 경험이 많은 굴절검사자는 처방을 하는 데에 있어서 필요한 정보가 무엇이고 필요 없는 것이 무엇인지를 알고 있으므로 검사를 더 정확하게 할 수 있고, 안경착용자가 원하는 처방을 찾아 낼 수 있게 된다.

다음의 표들은 안경착용자가 호소하는 불편에 대한 원인과 해결법을 찾을 수 있도록 만들어 놓은 것들이다.

[표 44-4] 원거리 시력이 맞지 않는다.

원인	해결법
1. 안경이 처방대로 조제 되지 않은 경우	1. 렌즈미터로 안경렌즈의 도수를 확인한다.
2. 굴절검사가 잘못된 경우	1. 굴절검사를 다시 한다.
3. 두 렌즈의 광학중심점간거리의 오차(프리즘 효과가 나타난다)	1. 각 렌즈의 광학중심점을 표시하고, 두 렌즈의 광학중심점간거리를 측정하여 피검사자의 동공간거리와 전에 사용하던 안경렌즈의 광학중심점간거리를 비교한다. 2. 피검사자가 안경을 쓰고 있는 상태에서 렌즈의 광학중심점의 위치를 확인한다.
4. 정점간거리의 오차	1. 새 안경과 이전 안경의 정점간거리를 측정한다. 2. 검안테를 사용하여 굴절검사를 하고 정점간거리를 측정한다. 3. 헐버그클립을 사용하여 굴절검사를 한다.
5. 처음으로 원시 교정안경을 착용하거나 새로이 원시를 완전교정한 안경을 착용하는 경우	1. 원인에 대해 설명해 준다. 2. 조절마비제를 사용하면 원시교정을 보다 쉽게 할 수 있다. 3. 약간의 플러스 구면도수를 빼줌으로서 보다 편한 원시교정 처방을 할 수 있다.
6. 이전에 과교정된 근시 안경을 착용한 경우	1. 원인에 대해 설명해 준다. 2. 약간의 플러스 구면도수를 추가해 줌으로서 보다 편한 처방을 할 수 있다.
7. 안경렌즈가 휘었거나 긁힘이 많을 때	1. 육안으로 확인한다.
8. 안경처방도수와 눈의 굴절이상이 맞지 않을 때	1. 눈의 굴절이상 교정도수에 변화가 발생했는지를 확인한다. 2. 굴절검사를 다시 한다. 3. 당뇨병이나 다른 굴절상태에 변화를 일으키는 질환이 있는지를 검사한다.
9. 누진다초점렌즈의 가입 도수 부분이 너무 위로 올라가 있을 때	1. 누진다초점렌즈의 가입도수 부분의 높이를 정확하게 조정한다.

[표 44-5] 눈이 피곤하고, 잡아당기는 느낌이 든다.

원인	해결법
1. 두 렌즈의 광학중심점간거리의 오차	1. 각 렌즈의 광학중심점을 표시하고, 새 안경의 광학중심점간거리를 측정하여 이전 안경의 광학중심점간거리와 비교한다. PD와 일치하는지를 확인한다. 2. 렌즈의 광학중심점이 동공중심과 일치하는지를 확인한다.
2. 두 렌즈의 광학중심점간거리와 피검사자의 PD는 일치하나, 피검사자가 이전 안경의 광학중심점간거리가 피검사자의 PD와 일치하지 않은 경우	1. 각 렌즈의 광학중심점을 표시하고, 새 안경의 광학중심점간거리를 측정하여 이전 안경의 광학중심점간거리와 비교한다. PD와 일치하는지를 확인한다. 2. 렌즈의 광학중심점이 동공중심과 일치하는지를 확인한다. 3. 처방자는 서서히 두 렌즈의 광학중심점간거리를 조정하여 광학중심점간거리와 피검사자의 PD가 같게 조정한다.
3. 렌즈곡률반경의 변화	1. 새 안경과 이전 안경의 렌즈곡률반경을 검사한다.
4. 양안 조절력의 불균형	1. 굴절검사를 다시하고, 양안의 균형검사를 정확하게 시행한다.
5. 양안에 맺히는 상의 크기가 다르다	1. 새 안경과 이전 안경의 렌즈곡률반경을 검사한다.

[표 44-6] 이중초점안경을 착용하고 걸어 다닐 수가 없다.

원인	해결법
1. 피검사자가 머리를 제대로 숙이지 않은 경우	1. 원인에 대해 설명해준다.
2. EX형의 렌즈 모양 때문에 발생	1. 다른 종류(모양)의 이중초점렌즈를 선택한다.
3. 이중초점렌즈의 가입도수 부분을 너무 위로 올려 위치시킨 경우	1. 육안으로 확인한다.

[표 44-7] 안경을 착용하면 현기증, 구역질이 난다.

원인	해결법
1. 원주렌즈의 도수 또는 축 방향의 변화	1. 굴절검사를 다시 한다. 2. 검안테를 사용하여 도수를 다시 조정한다.
2. 렌즈곡률반경의 변화	1. 새 안경과 이전 안경의 렌즈곡률반경을 검사한다.
3. 두 렌즈 사이의 광학중심점간거리의 오차(프리즘 효과가 나타난다)	1. 각 렌즈의 광학중심점을 표시하고, 새 안경의 광학중심점간거리를 측정하여 이전 안경의 광학중심점간거리와 비교하고, 피검사자의 PD와 일치하는지를 확인한다. 2. 렌즈의 광학중심점이 동공중심과 일치하는지를 검사한다.
4. 양안에 맺히는 상의 크기가 다르다	1. 새 안경과 이전 안경의 렌즈곡률반경을 검사한다.
5. 양안 조절력의 불균형	1. 굴절검사를 다시하고, 양안균형검사를 정확하게 시행한다.

[표 44-8] 물체가 휘어 보인다, 길어 보인다, 바닥이 깊어 보인다

원인	해결법
1. 렌즈곡률반경의 변화	1. 새 안경과 이전 안경의 렌즈곡률반경을 검사한다.
2. 플러스 구면도수를 올려 줌으로서 물체의 상은 확대되어 보인다.	1. 렌즈미터를 사용하여 새 안경과 이전 안경의 도수를 비교한다.
3. 렌즈모양의 변화는 물체의 상을 변화시켜 보이게 한다.	1. 원인에 대해 설명해 준다. 2. 새 안경렌즈의 크기와 모양을 이전 안경의 모양과 크기와 비교한다.
4. 안경의 경사각이 증가해서 발생한다.	1. 새 안경의 경사각을 이전 안경의 경사각과 비교한다.

[표 44-9] 주위가 높고 구멍 속에 서 있는 느낌이다.

원인	해결법
양안에 동시에 프리즘 효과가 나타나는 경우(양안 렌즈에서 기저하방 프리즘 효과를 동시에 나타낼 때)	각 렌즈의 광학중심점을 표시하고, 렌즈의 광학중심점이 동공중심과 일치하는지를 확인한다.

[표 44-10] 주위가 낮고 언덕 위에 서 있는 느낌이다.

원인	해결법
양안에 동시에 프리즘 효과가 나타나는 경우(양안 렌즈에서 기저상방 프리즘 효과를 동시에 나타낼 때)	각 렌즈의 광학중심점을 표시하고, 렌즈의 광학중심점이 동공중심과 일치 하는지를 확인한다.

[표 44-11] 직선이 휘어져 보인다.

원인	해결법
1. 렌즈의 광학중심부로부터 주변부로 이행되면서 굴절력의 변화가 있기 때문에 나타난다.	1. 원인에 대해 설명해 준다. 2. 적응할 수 있는 시간을 준다. 3. 처방자는 렌즈곡률반경에 변화를 주는 처방을 한다.
2. 두 렌즈의 광학중심점간거리의 오차(프리즘 효과가 나타난다)	1. 각 렌즈의 광학중심점을 표시하고, 새 안경의 광학중심점간거리를 측정하여 이전 안경의 광학중심점간거리와 비교한다. 피검사자의 PD와 일치하는지 확인한다. 2. 렌즈의 광학중심점이 동공중심과 일치하는지 확인한다.
3. 양안에 동시에 프리즘 효과가 나타나는 경우(양안 렌즈에서 같은 기저방향으로 프리즘 효과를 나타내 발생)	1. 각 렌즈의 광학중심점을 표시하고, 렌즈의 광학중심점이 동공중심과 일치하는지 확인한다.
4. 유리 안경렌즈를 플라스틱 안경렌즈로 바꾸었을 때 나타난다(오목렌즈에서는 술통모양왜곡, 볼록렌즈에서는 바늘거레변형이 발생한다).	1. 새 안경렌즈와 이전 안경의 재질을 비교한다. 2. 원인에 대해 설명해 준다. 3. 적응을 못하면 이전 안경 재질로 다시 처방한다.
5. 원주렌즈 축 방향의 변화 또는 원주렌즈 도수를 올려 주었을 때 적응을 하지 못하는 경우	1. 굴절검사를 다시 한다. 2. 검안테를 사용하여 도수를 조정한다. 3. 안경처방 때 올려준 원주렌즈 도수를 다시 줄여주어 피검사자가 적응하기 쉽게 한다.

[표 44-12] 책을 읽을 때 복시가 나타난다.

원인	해결법
1. 두 렌즈의 광학중심점간거리의 오차(프리즘 효과가 나타난다)	1. 각 렌즈의 광학중심점을 표시하고, 새 안경의 광학중심점간거리를 측정하여 이전 안경의 광학중심점간거리와 비교하고, 피검사자의 PD와 일치하는지를 확인한다. 2. 렌즈의 광학중심점이 동공중심과 일치하는지를 검사한다.
2. 근용안경이 원용안경의 PD로 조제 가공되었을 때	1. 각 렌즈의 광학중심점을 표시하고, 두 렌즈의 광학중심점간거리를 측정하여 피검사자의 근용 PD와 원용 PD를 비교한다.
3. 양안 동공의 위치와 관계없이 근용도수의 자렌즈선이 비대칭적으로 조제 되었을 때	1. 육안으로 확인한다.
4. 양안 부등상시(양안의 굴절력 차이로 인해 양안에 맺히는 상의 크기가 다르다)	1. 피검사자가 원하는 것을 다시 확인한다. 2. 안경처방 때 슬랩 오프(slab-off) 렌즈로 처방한다.

[표 44-13] 물체의 상이 커(확대되어) 보인다.

원인	해결법
1. 플러스 구면도수를 올려 주었을 때	1. 원인에 대해 설명해 준다. 2. 처방자는 피검사자가 적응하는 것을 도와주기 위해 플러스 구면도수를 전부 올려주지 말고 조금만 높여주고, 향후 도수를 서서히 높여 주면서 플러스 도수를 전교정 해 준다.
2. 안경렌즈의 크기가 커졌을 때	1. 원인에 대해 설명해 준다.
3. 렌즈곡률반경의 변화	1. 새 안경과 이전 안경의 렌즈곡률반경을 검사한다.

[표 44-14] 물체의 상이 작아(축소되어) 보인다.

원인	해결법
1. 마이너스 구면도수의 과교정	1. 굴절검사를 다시 한다. 2. 조절마비 굴절검사를 시행하는 것이 보다 효과적이다. 3. 운무법 또는 적록 이색검사법을 사용하여 검사한다.
2. 렌즈곡률반경의 변화	1. 새 안경과 이전 안경의 렌즈곡률반경을 검사한다.

[표 44-15] 머리가 아프다 (안경을 끼면 두통이 온다).

원인	해결법
1. 두 렌즈의 광학중심점간거리의 오차	1. 각 렌즈의 광학중심점을 표시하고, 새 안경의 광학중심점간거리를 측정하여 이전 안경의 광학중심점간거리와 비교한다. 피검사자의 PD와 일치하는지를 확인한다. 2. 렌즈의 광학중심점이 동공중심과 일치하는지를 확인한다.
2. 렌즈곡률반경의 변화	1. 새 안경과 이전 안경의 렌즈곡률반경을 비교한다.
3. 양안 조절력의 불균형	1. 굴절검사를 다시하고, 양안균형검사를 정확하게 한다.
4. 마이너스 구면도수의 과교정	1. 굴절검사를 다시하고, 양안균형검사를 정확하게 한다. 2. 조절마비 굴절검사를 한다.
5. 양안에 맺히는 상의 크기가 다르다	1. 새 안경과 이전 안경의 렌즈곡률반경을 비교한다.
6. 렌즈에 의해 발생한 수차	1. 렌즈미터로 안경조제에 잘못된 부분이 있는지를 확인하고 렌즈를 다시 조제 가공한다.
7. 안경테가 너무 꽉 낀다.	1. 조금 큰 안경테로 바꾼다.

[표 44-16] 무언가 불편하다.

원인	해결법
1. 두 렌즈의 광학중심점간거리의 오차(프리즘 효과가 나타난다)	1. 각 렌즈의 광학중심점을 표시하고, 새 안경의 광학중심점간거리를 측정하여 이전 안경의 광학중심점간거리와 비교한다. 피검사자의 PD와 일치하는지를 확인한다. 2. 렌즈의 광학중심점이 동공중심과 일치하는지를 확인한다.
2. 렌즈곡률반경의 변화	1. 새 안경과 이전 안경의 렌즈곡률반경을 비교한다.
3. 난시교정에 변화가 있을 때 (아주 조금의 변화에도 예민한 사람이 있다)	1. 굴절검사를 다시 한다. 2. 검안테를 사용하여 도수를 조정한다.
4. 안경의 경사각이 맞지 않아서	1. 새 안경의 경사각과 이전 안경의 경사각을 비교한다.

[표 44-17] 안경을 착용해도 눈의 충혈, 편두통 등의 증상이 호전되지 않는다.

원인	해결법
1. 이 증상들은 굴절이상에 의해 나타나는 증상들이 아니다.	1. 원인에 대해 설명해 준다.
2. 피검사자들은 시력교정으로 이 증상들이 호전될 것으로 잘못 이해하고 있는 것이다	1. 질환(증상)에 대한 치료를 받으라고 한다.

45 CHAPTER 안경에 의해 유발된 문제

안경착용 중에 발생한 불편한 문제점들이 굴절이상에 대한 잘못된 처방에 의한 것 뿐 아니라 여러 다른 원인에 의해 유발될 수도 있다. 그 중 하나가 안경을 조제, 가공할 때 잘못 되었거나 또는 안경착용자의 안경착용 습관이나 얼굴형과 안경의 모양이 맞지 않아 유발된 경우이다.

안경착용 중 안경 자체에 의해 유발될 수 있는 문제의 원인들은 다음과 같다.

1 안경의 경사각

안경테는 단순히 렌즈를 눈앞에 편평하게 대놓게 하기 위해 사용하는 것이 아니다. 안경테의 상부가 하부보다 눈에서 15도 더 큰 각도로 기울어져 있다는 것을 염두에 두고 안경렌즈를 가공하여 안경테에 끼워야 한다. 이것을 경사각이라고 한다(그림 45-1).

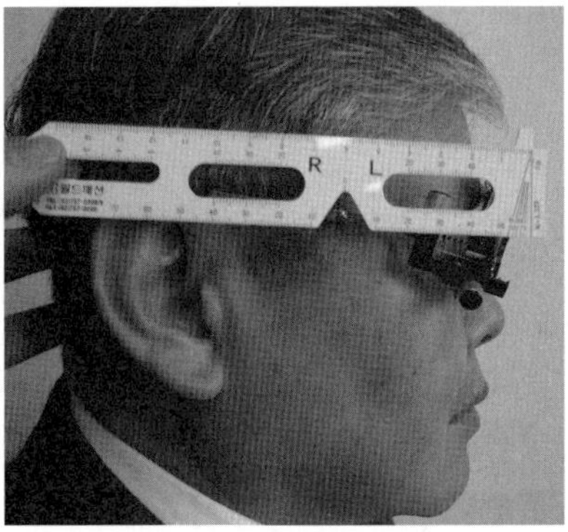

[그림 45-1] 안경의 경사각

안경테의 경사각 각도가 정확하지 못하면 축성 수차가 유발된다. 이 경우에는 여러 증상들, 즉 안경이 정확하게 만들어지지 않은 것과 같은 불편한 느낌, 또는 어지럽거나 물체가 휘어 보이는 현상 등이 유발된다.

경사각이 정확한지를 알아보기 위해서는 안경착용자에게 원거리에 고정되어 있는 빛을 바라보라고 한다. 그 다음 안경착용자의 눈과 안경에 반사된 빛을 관찰한다. 다음 세 위치의 반사점을 주의 깊게 관찰한다.

① 렌즈 앞면의 반사점

② 렌즈 뒷면의 반사점

③ 안경착용자 각막 위의 반사 점

이 점들은 일직선 위에 놓여야 한다. 만약 그렇지 못하다면 이 세 반사점이 일직선에 놓일 때까지 안경테를 기울인다. 처방대로 검안테에 렌즈를 끼우고 검안테를 기울여 안경착용자에게 얼마동안 검사실 안에서 쓰고 있도록 한다. 이 과정을 거쳐 증상이 줄어들면, 안경사는 안경테의 경사각 각도를 조정해 줌으로서 안경착용자의 불편함을 해결 해 줄 수 있다.

2 근거리 가입도수와 자렌즈

렌즈도수의 잘못으로 인해 발생할 수 있는 문제들과 같이 다중초점렌즈의 각 부분들의 크기, 위치와 모양 역시 문제를 유발시킬 수 있다. 가입도수가 너무 높거나 낮게 교정되어 유발된 문제들은 오히려 해결하기가 쉽다. 안경착용자가 책을 읽을 때 평상시의 독서거리보다 가까이 들고 읽어야 잘 보인다고 하면, 이는 근거리 가입도수인 플러스 구면도수가 너무 높게 교정되어 나타나는 현상이다. 반대로 읽어야 할 책을 아주 멀리 들고 있어야만 잘 보인다고 하면, 이는 근거리 가입도수가 너무 낮게 교정되어 발생한 문제이다. 안경착용자에게 평상시에 책을 읽는 편안한 거리에 책을 들고 있도록 하고, 현재 사용하고 있는 안경렌즈 위에 검안렌즈를 가하면서 쉽게 검사해 낼 수 있다. 어느 렌즈가 가장 편하고 잘 보이는지 기록해 놓는다. 그리고 안경착용자에게 새롭게 교정된 근거리용 가입도수를 검안테에 끼고 얼마동안 책을 읽어보라고 한다. 안경착용자가 만족스러워 하면, 새로 측정된 도수로 근거리용 안경처방을 한다.

근거리 시력교정용 안경도수로 가입된 도수가 높을수록, 읽고자하는 물체를 정확한 거리에 들고 있어야만 확실하고 선명하게 읽을 수 있다. 다시 말하자면, +0.50D짜리 근용 가입도수를 사용하는 경우, 안경착용자의 가독범위는 어느 정도 여유가 있는 반면, +3.00D짜리 근용 안경은 약 33cm 거리에서 가장 선명하게 보인다. 이 거리보다 가깝거나 멀어지면 물체나 글자가 선명하지 못하고 흐려 보인다.

이러한 현상 때문에, 몇몇 안경착용자들에게 문제가 발생한다. 가령 어느 안경착용자가 신문의 글자가 잘 보이지 않아 +1.00D의 근용 가입도수를 +1.75D로 바꾸었다면, 이 +1.75D 렌즈의 가독범위는 좁아지기 때문에 더 이상 신문을 예전처럼 책상 위에 놓고 읽을 수가 없다. 전에 사용하던 근거리용 안경보다 더 불편함을 느끼게 된다.

굴절검사자는 안경착용자가 근거리에서 해야 할 일들의 목록을 정한다. 가능하면, 안경착용자 본인이 직접 자신의 작업거리를 측정하는 것이 좋다. 안경처방자는 안경착용자가 실제 작업을 할 때 삼중초점렌즈를 사용하게 하거나 또는 여러 벌의 안경을 작업거리에 따라 사용하도록 처방할 수도 있다. 이처럼 여러 벌의 안경을 사용해야 하거나 삼중초점렌즈의 사용으로 인해 유발될 수 있는 불편한 점들을 해소시키기 위해 누진다초점렌즈가 개발되었다. 최근에는 누진다초점렌즈의 이용자가 급속도로 증가하는 추세이다.

이중초점렌즈의 자렌즈 위치는 아주 중요하다. 사람 얼굴의 좌우가 항상 대칭적이라고 생각해서는 안 된다. 얼굴의 모양이 비대칭적이므로 자렌즈들의 광학중심점 위치도 그만큼 달라야 한다. 안경착용자는 자신의 한 쪽 눈이 다른 쪽 눈보다 높게 위치하고 있다는 사실을 평소에는 모르고 있다가, 두 자렌즈의 위치에 따라 초점이 맞지 않으면 불평을 하게 된다.

이중초점렌즈의 자렌즈가 적절하게 위치하고 있는지를 쉽게 검사해 낼 수 있는 방법은 다음과 같다.

1) 안경착용자가 똑바로 먼 곳을 쳐다보고 있을 때, 자렌즈 상단의 경계선이 6시 방향 각막가정자리(각막과 공막이 만나는 부위)와 평행한지를 검사한다.

2) 안경을 착용하고 머리를 뒤로 젖힌 상태에서 검사한다. 이때 양안 자렌즈의 경계선은 각각의 동공을 같은 위치에서 이등분해야 한다.

이중초점렌즈와 누진다초점렌즈의 장·단점은 다음과 같다(표 45-1, 표 45-2).

[표 45-1] 누진다초점렌즈의 장·단점

장점	단점
1. 경계선이 없어 외관상 보기좋다.	1. 적응이 어렵다.
2. 상의 도약현상이 없다.	2. 장시간 안정된 근업작업이 힘들다.
3. 초점이 무한히 많아 모든 주시거리를 선명하게 볼 수 있다.	3. 가격이 비싸다.

[표 45-2] 이중초점렌즈의 장단점

장점	단점
1. 누진다초점렌즈에 비해 적응하기가 쉽다.	1. 모양이 보기 좋지 않다. 경계선이 보인다.
2. 장시간 근업작업이 가능하다.	2. 계단을 내려갈 때 헛디딜 수 있다.
	3. 중간 거리가 잘 보이지 않는다.
	4. 누워서 책을 볼 때 잘 보이지 않는다.
	5. 목을 뒤로 젖혀서 목이 아프다.
	6. 상의 도약(image jump) 현상(그림 45-2)이 나타난다.

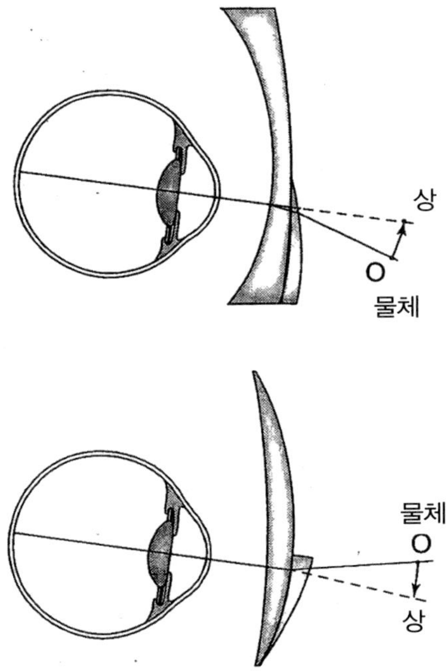

[그림 45-2] 상의 도약

누진다초점 안경은 적응하기가 어렵다는 단점이 있으므로, 누진다초점 안경을 처방할 때에는 나이나 굴절 이상 정도 등을 고려하여 적합한 대상인지 여부를 먼저 판단해야 한다. 누진다초점 안경의 적합한 대상인지 여부를 판단하는 기준은 다음과 같다(표 45-3).

[표 45-3] 누진다초점렌즈 사용 대상

적합한 대상	적합하지 않은 대상
1. 초기 노시안 (40~50세)	1. 높은 가입도수가 필요한 사람들(+2.50~+3.00D)
2. 미용에 신경을 많이 쓰는 사람	2. 현재의 이중초점렌즈로 만족하는 사람
3. 이중초점렌즈로 중간거리가 보이지 않아 불편을 호소하는 사람	3. 굴절부동, 부등난시가 있는 사람
4. 고 조절폭주비(AC/A) 내사시 환자	4. 수직 사시가 있는 사람, 얼굴의 좌우 비대칭이 심한 사람
	5. 무수정체증, 혹은 인공수정체눈

3 렌즈의 긁힘과 휘어짐

안경착용자의 새 안경렌즈에 무슨 문제가 있는지를 검사할 때에는 나안으로도 검사를 해야 하는데, 이 때 안경을 강한 빛 앞에 댄다. 안경렌즈에 긁힌 부분이 있으면 점이나 선으로 비추어져 비교적 쉽게 관찰된다. 안경착용자가 물체를 직접 주시하게 되는 부분인 광학중심점과 그 주변이 긁히게 되면 특히 문제를 일으킬 수 있다.

안경렌즈가 휘어져 있는 것을 찾아내기란 그리 쉽지가 않다. 검사방법으로 다음 두 가지가 있다.

1) 렌즈곡률반경 측정계를 사용한다. 렌즈곡률반경을 측정 할 때와 같은 방법으로 렌즈곡률계를 잡고 렌즈의 180도 경선과 수직방향으로 댄다. 렌즈곡률계를 서서히 코 쪽에서 귀 쪽으로 밀면서, 손의 움직임을 주의해서 관찰한다. 손이 조금이라도 움직이면, 이것은 렌즈가 휘어져 있다는 것을 의미한다. 결과적으로 렌즈곡률반경 측정계 검사에서 렌즈곡률반경의 휘어짐이 나타난다.
2) 똑바로 된 종이의 가장자리에 렌즈를 대고 관찰하는 방법이다, 똑바로 된 가장자리가 휘어져 보이면, 이는 렌즈가 휘어진 상태이다. 이 검사에서 경계선이 없는 삼중초점렌즈는 예외라는 것을 기억해야 한다.

4 렌즈의 재질과 크기

빛은 플라스틱과 유리를 통과할 때 다른 속도로 통과하게 된다. 렌즈의 재질을 바꾸면, 처음에는 왜곡수차가 나타날 수 있다. 이 수차는 안경착용자가 적응해 가면서 없어지게 된다.

갑자기 큰 안경테로 바꾸어, 안경렌즈의 크기를 크게 하면 이와 비슷한 왜곡수차가 나타나게 된다.

5 조절

원거리 물체를 주시하고 있을 때에도 조절을 하고 있는 경우가 있다. 예를 들어, +2.50D의 갖는 원시안이거나 또는 근시가 과교정된 상태에서 이러한 현상이 나타날 수 있다. 굴절검사를 하는 과정에서 조절력을 조정함으로써 안경착용자의 실질적인 굴절이상을 찾아낼 수 있다. 그러나 계속적으로 조절을 하고 있는 안경착용자에서는 새 안경을 착용해도 계속 조절을 하게 된다. 적응이 되기 전까지 안경착용자는 원거리 시력이 흐려 보인다고 호소할 수 있다.

46 CHAPTER

안경처방 전(前) 확인검사

여기 적힌 검사방법들은 여러 부분에서 이미 설명되었으나, 피검사자가 안경을 착용했을 때 호소할 수 있는 불편사항들을 안경처방전을 발급하기 전에 그리고 안경을 조제 가공하기 전에 미리 확인하기 위한 검사과정들을 찾아보기 쉽게 하기 위해 여기에 다시 정리해 놓았다.

1 안경이나 검안테를 끼운 채로 굴절검사

안경이나 검안테를 착용한 상태로 굴절검사를 시행하는 몇 가지 방법이 있다.

1. 포롭터를 이용한다.
2. 착용하고 있는 안경테 위에 헐버그클립을 끼워 검사한다(그림 46-1).

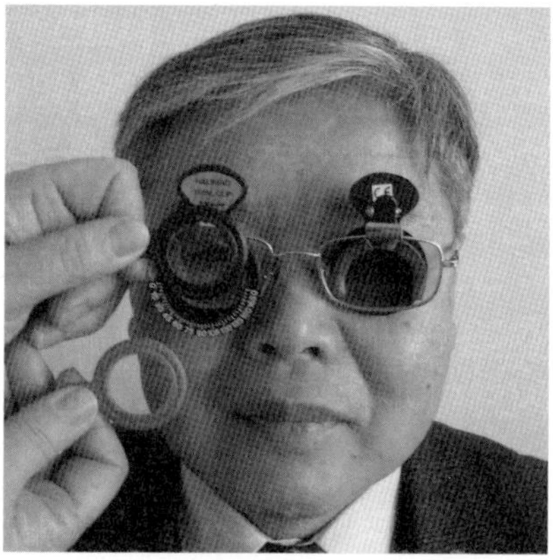

[그림 46-1] 헐버그클립을 사용한 검사

3. 검안렌즈를 사용하여 안경이나 검안테 앞에 직접 렌즈를 대 주면서 검사한다.

이 검사방법은 정확한 정점간거리를 측정 할 때 매우 유용하다.

㉮ 포롭터로 굴절검사를 하여 최대한의 시력교정이 가능하도록 한다. 이 결과를 기록한다.

㉯ 검사된 값을 검안테에 끼워 놓는다.

㉰ 검안렌즈세트의 렌즈를 사용하여 손으로 렌즈를 바꾸어 끼면서 시행하는 일반적인 굴절검사를 다시 시행하여 가장 좋은 교정시력이 나오도록 한다.

㉱ 이 검사된 도수와 정점간거리는 검안테를 사용해 측정한 것임을 기록한다.

손으로 검안렌즈를 사용하여 직접 검사하면, 보다 더 정확하게 근거리 독서용 가입도수를 찾아낼 수 있다.

2 검안테를 사용한 원주렌즈 축 결정

이 방법은 검사하기가 쉽고, 피검사자가 새로운 원주렌즈의 축 방향에 적응을 잘 못하고 있다고 판단될 때 해 볼 수 있는 검사법이다.

검사순서는 다음과 같다.

1. 처방도수대로 검안테에 검안렌즈를 끼워 놓는다.
2. 한쪽 눈을 가리고 피검사자에게 시력표를 보라고 한다.
3. 검안테 옆에 붙어있는 원주렌즈 축 방향을 돌리는 조정나사에 피검사자가 손을 올려놓고 직접 돌리면서 축 방향을 정한다(그림 46-2).

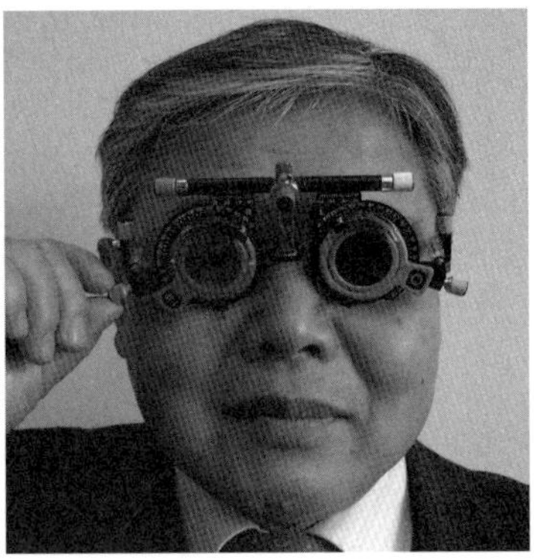

[그림 46-2] 피검사자가 직접 원주렌즈 축 방향을 조정

4. 피검사자에게 가장 깨끗하고 편안하게 보일 때 멈추라고 한다. 이 방법은 굴절검사를 시행할 때 정통적인 과정이 아닌 편법이기는 하지만 아주 좋은 결과를 얻을 수 있다!
5. 피검사자가 축 방향을 현재 사용 중인 안경의 것과 같은 축 방향에 맞추어 놓더라도 새로 맞춘 안경의 원주렌즈 축 방향에는 아무 문제가 없는 것이다.
6. 안경착용자에게 새 안경에 대한 적응 기간이 필요하다고 설명해 준다.

3 안경에 대한 적응 훈련

안경착용자가 새 안경에 적응을 할 수 있는지 여부를 검사한다.

㉮ 검사 값대로 검안테에 렌즈를 끼워 놓고 검사실에서 얼마동안 그것을 끼고 있게 하는 것이 좋다.

㉯ 처방전을 주기 전에 이렇게 해보면 나중에 안경을 다시 만들어야 하는 번거로움을 피할 수 있다.

㉰ 렌즈를 크기별로 써보게 하는 것도 문제를 해결하는 좋은 방법이다. 새로 맞춘 안경렌즈의 크기변화에 따라 발생 할 수 있는 불편함을 미리 찾아내어 불편을 줄여 줄 수 있다.

㉱ 노시안 안경착용자를 검사하고 있다면 피검사자에게 검안테에 끼워져 있는 렌즈가 근거리용인지 원거리용인지를 설명해 주어야 한다.

㉠ 원거리용 안경도수를 착용하고 검사하는 중이라면, 피검사자에게 가까이 있는 것들은 조금 흐려 보일 것이라고 말해 준다.

㉡ 근거리용 가입도수를 검사하고 있는 중이라면, 잡지를 보는 거리 이상에서는 시력이 흐려질 것이라고 미리 설명해 준다.

㉲ 피검사자가 검안테에 렌즈를 끼워 놓고 30분이나 그 이상 쓰고 있게 한 후에 이 처방도수가 잘 보이고 편안한지를 확인한다.

㉳ 피검사자의 반응을 기초 삼아 안경처방을 한다.

4 근거리용 안경 도수확인

새 근거리용 안경도수에 문제가 있는지를 확인한다.

㉮ 안경착용자가 근거리 및 중간거리 시력에 불평을 호소하면, 평상시 어느 정도 근거리에서 작업하는지를 확인해야 한다.

㉯ 안경착용자가 이 같은 호소를 전화를 통해 한다면, 검사자는 시간을 절약할 수 있다. 실제 안경착용자가 자신의 집이나 사무실에서 전화를 하는 경우, 자신이 일상적으로 작업하는 거리에서 바로 대답하기 때문에 정확하고 빠르게 작업거리를 대답해 준다.

㉰ 안경착용자가 검사실이나 안경원에 찾아와 불편을 호소하는 경우, 안경착용자는 실제의 작업거리 보다 상상으로 자신의 작업거리를 대답하게 된다.

㉱ 근거리 시력검사용 시력표, 줄자 그리고 검안렌즈로 안경착용자의 작업거리 상황을 재현시켜 놓고 이에 따른 가장 알 맞는 도수를 찾는다.

㉲ 안경착용자가 주로 하는 작업과 작업거리에 대한 정보를 확실히 알고 안경처방을 해 주어야 나중에 불평이 생기지 않는다.

5 눈의 병적검사

때로는 안과적 이상현상이 새로 맞추어 끼운 안경 때문에 발생했다고 생각하는 경우들이 있다. 자신의 증상이 새 안경 때문에 나타난 것으로 생각하는 경우가 종종 있다. 안경착용자의 주소증을 자세히 들어보아야 하며, 이들이 호소하는 증상이 때로는 어느 질환의 전형적인 증상일 수 있다.

어느 안경착용자는 안경을 쓰고 햇빛에 나가면 눈이 뿌옇게 흐려진다고 호소한다. 안경을 검사해 보고 굴절검사도 다시 했다. 굴절이상 교정 값에는 아무 이상이 없었고 모든 것이 정상이었다. 세극등현미경 검사결과 몇 개월 전 검사 때에는 없었던 빠르게 진행된 후낭하백내장이 발생했음을 알 수 있었다.

눈의 질환 때문에 시력이 떨어졌다고 의심이 들면, 피검사자에게 바늘구멍검사를 먼저 시행해 본다.

바늘구멍검사에 대한 설명은 앞에서 이미 설명되었으며, 바늘구멍검사로 얻어진 결과에 대한 분석은 다음과 같다.

1) 교정시력의 호전이 있으면, 안경도수나 굴절검사결과가 잘못된 것이다.
2) 교정시력의 호전이 없으면 시력장애는 눈의 질환에 의해 야기되었다는 것을 염두에 두어야 한다.

질환의 종류에 따라 단시간에 굴절이상에 심한 변화를 일으키는 경우가 있다.

47 CHAPTER 안경처방 오류

1 안경처방 오류의 원인

이 주제는 별로 즐거운 것이 아니다. 안경처방을 할 때 또는 안경을 조제가공 할 때 실수를 하게 되면 안경착용자는 안경이 불편하다고 다시 되돌아 올 수 있으므로, 굴절검사와 안경 조제가공을 정확하세 하여 이런 불편한 문제가 발생하지 않도록 미연에 예방하자는 것이다. 안경을 조제가공하는 안경사들은 안경착용자의 사소한 데에도 주의와 관심을 기울여야 한다.

(1) 굴절검사자의 오류

누구나 실수는 할 수 있다. 검사기술이 숙달될수록 이러한 실수는 점점 사라질 것이다. 안경착용자에게 무의식적으로 이 같은 불편한 문제를 유발시키는 몇 가지 원인이 있다.

① 피검사자의 설명을 자세히 듣지 않은 경우

안경착용자의 불편했던 점을 확실하게 알아듣지 못했을 경우에 검사상 오류를 일으킬 수 있다. 안경착용자가 하는 말을 자세히 듣지 않으면 그들이 필요로 하는 것을 제대로 파악하지 못하게 된다. 중요한 정보들 예를 들어, 50cm 거리에서 읽기를 원한다는 것 등을 놓치는 경우가 있을 수 있다. 안경착용자의 이야기 중 어느 한 부분을 놓치게 되면 안경처방을 할 때 잘못된 처방을 할 수가 있다.

굴절검사자는 정확한 처방을 하는데 도움이 될 수 있도록 피검사자의 모든 설명을 정확하게 들어야 한다. 피검사자의 정확한 정보는 굴절검사자와 안경사들이 검사를 하는 데에 있어서 보다 정확한 처방을 할 수 있도록 도와준다. 의사들도 안경착용자에 대한 정확한 병력을 듣고, 이와 관련된 모든 검사를 시행해야 적절한 처방과 치료방법을 결정할 수 있다. 이 과정에서 실수를 하지 않기 위해서는 안경착용자의 설명에 특히 주의를 기울여 경청해야 한다.

② 안경착용자에 대한 정보뿐만 아니라 주변상황을 고려하지 않은 경우

모든 정보를 정확하게 얻지 못한 상태에서 피검사자에게 진정으로 필요로 하는 모든 검사를 전부 시행한다는 것은 불가능하다. 특히 고도의 굴절이상이 있는 안경착용자에서는 처방해야 할 도수의 수치뿐만이 아니라 여러 주변상황도 같이 고려해야 한다. 예를 들어, 무수정체증 안경착용자를 검사할 때에는 굴절이상의 정도뿐만이 아니라, 정점간거리, 동공간거리, 그리고 각막의 곡률반경도 정확하게 측정해야 한다. 그렇지 않으면, 모든 검사를 다 끝냈다고 생각한 피검사자를 다시 불러와 이러한 검사들을 다시 해야 하는 번거러운 상황이 발생한다. 가급적 처음에 할 수 있는 모든 검사들을 전부 해서 보내는 것이 좋다.

③ 굴절검사 중 피검사자의 대답을 잘못 이해한 경우

굴절검사 중 피검사자의 대답을 잘못 이해할 수 있다. 만약 "어느 쪽이 더 낫습니까? 1번이요? 2번이요?"라고 피검사자에게 물으면, 피검사자는 "그거요" 하고 대답한다. 이럴 경우 1번을 말하는 것인가 또는 2번을 말하는 것인가? 피검사자의 대답이 정확하지 않을 때에는 검사자의 판단으로 어느 것이 더 잘 보였다고 대답했는지 결정해서는 안 된다. 잘 보인다고 대답한 것이 어느 것인지를 피검사자에게 확인 받아야 한다. 또한 피검사자들은 자신이 평상시에 사용하는 용어로 대답하므로, 검사자는 이들의 대답이 무엇을 의미하는지를 빨리 파악해야 정확한 검사를 시행할 수 있다고 앞에서 설명하였다.

④ 피검사자의 원거리 조절력을 최소로 줄여주지 못한 경우

피검사자의 원거리 조절력을 최소로 줄여주지 못하면 그들이 필요로 하는 교정도수보다 더 많은 마이너스 구면도수로 교정을 해 주게 된다. 마이너스 구면도수의 과교정은 물체의 상을 축소되어 보이게 하므로 원거리물체를 볼 때 불편해하며, 근거리물체는 흐릿하게 보이게 된다. 조절마비 굴절검사가 조절력을 완전히 없애는 가장 확실한 방법이기는 하나, 이색검사나 운무법으로도 마이너스 구면도수의 과교정을 예방할 수 있다.

(2) 처방자의 오류

위에서 설명한 바와 같이 처방자가 피검사자의 모든 정보를 얻지 못하면 검사를 시행할 때 실수를 범하게 된다. 물론 굴절검사자나 안경사는 굴절검사를 시행하는 중에 피검사자에게 보충질문을 할 수 있다. 즉 누가 질문을 하건 피검사자를 만족시킬 수 있는 검사결과가 나온다면 아무 문제는 없는 것이다.

처음 검사 때 피검사자와 의견교환이 충분히 이루어지지 않으면 정확한 안경처방을 못하는 실수를 범할 수 있다. 안경처방자나 안경사가 피검사자로부터 진정 필요로 하는 것을 잘못 이해했을 때에도 이러한 문제가 발생할 수 있다.

때로는 굴절검사자가 피검사자에게서 이전 안경보다 교정시력을 상당히 향상시킬 수 있는 검사결과를 얻었다면, 그 정도의 교정시력을 향상시키기 위해 많은 도수의 변화 또는 원주렌즈 축 방향의 변화가 있었을 것이다. 많은 변화의 검사 값을 고려하지 않고 그대로 처방해 주면, 안경착용자는 구면도수, 원주렌즈 도수, 원주렌즈의 축 방향, 또는 렌즈곡률반경의 변화에 따른 안경처방 값의 여러 요소의 급격한 변화를 견디어 내기가 어려울 수 있다. 이러한 현상이 어느 요소의 변화에 의한 것인지를 미리 예측할 수 있는 방법은 없으며, 전체적인 교정을 해준 후에 나타나는 경우가 대부분이다. 안경처방자는 안경착용자가 얼마만큼의 변화를 견디어 낼 수 있는지를 어느 정도는 경험적으로 예측할 수 있다.

안경처방자가 고도의 굴절이상 값을 처방할 경우, 정점간거리, 렌즈곡률반경, 그리고 동공간거리가 얼마나 중요한지를 간과하는 경우가 있는데, 만약 자동굴절검안계로 미리 검사해 놓았다면 처방자는 안경처방전을 쓰기 전에 다시 한 번 이들의 중요성에 대해 기억을 되살려 볼 필요가 있다.

검사방법이나 검사결과에 의해 얻어진 도수보다 더 신경을 쓰도록 하는 또 한 가지 문제는 바로 악필이다. 안경처방전의 숫자를 알아보지 못하여 안경처방자에게 전화를 걸어 숫자들을 다시 확인해야 하는 것은 아주 불편한 일이다. 안경처방자들이 처음부터 처방전의 숫자들을 깨끗이 또박또박 알아 볼 수 있도록 적어준다면 안경처방자, 안경사, 그리고 간호사 등 모두가 편할 것이다.

(3) 믿을 수 없는 피검사자들

피검사자들 중 몇몇은 검사하는데 신빙성을 주지 못하여, 검사를 진행할 수 없다. 믿음을 주지 못하는 피검사자에게 정확한 안경처방을 써 준다는 것은 거의 불가능하다. 대화법에 대해 공부하였는데, 이러한 문제의 발생을 피해갈 수 있는 방법에 대해 설명하였다. 피검사자가 비협조적이고, 대답을 잘 하지 못하면, 검사에 의해 얻어진 결과 값을 기록지에 기록하고, 기록지의 한 옆에 검사 당시의 상황에 대해서도 기록해 놓는다. 단어는 조심스레 선택해서 사용 한다. 절대 모욕적이거나 피검사자의 기분을 상하게 하는 단어를 사용해서는 안 된다. "비협조적"이라고 쓰는 것은 괜찮다. 굴절검사를 시행하는 사람은 이러한 내용을 참고하여, 처방할 때 신중을 기해서 처방해야 한다.

(4) 처방전 기록할 때 오류

처방전을 적는 과정에서 생기는 오류는 어느 경우에서도 발생할 수 있다.

① 굴절검사자는 포롭터나 검안테를 사용하여 검사된 결과 값을 읽고 기록할 때, 수치나 부호를 잘못 적을 수 있다.

② 처방을 옮겨 쓰는 사람도 기록지에서 처방지로 옮겨 쓸 때 똑같은 실수를 범할 수 있다.

③ 안경사는 처방지에서 주문용지로 옮겨 쓸 때 같은 실수를 할 수 있다.

④ 안경조제실에서 렌즈를 조제가공할 때에도 같은 실수를 할 수가 있다.

처방전을 다시 옮겨 적을 때에는 항상 주의를 기울여야 한다.

처방전을 적을 때에는 누구나 읽을 수 있을 정도로 정확하게 써 주어야 한다. 7자를 쓸 때에는 가운데에 줄을 그어서(7) 2자와 혼동을 일으키지 않게 해야 한다. 축 방향을 적을 때에도 0자를 빈 백 자리나 십 자리 위치에 써넣도록 한다.(예: 005, 082) 도수의 특성을 나타내는 부호도 첫 번째 숫자와 조금 떨어뜨려 적는다. 예를 들면 −1.50D인 처방이 마이너스(−) 부호와 1자가 겹쳐져, 플러스(+)로 잘못 읽혀 +0.50D로 잘못 처방될 수 있다. 안경착용자가 이 처럼 잘못된 처방으로 만들어진 안경을 착용하고는 잘 보이지 않는다고 호소하는 것은 당연하다. 처방전을 적을 때에는 특히 주의를 기울여야 한다.

(5) 도수전환 중에 발생한 오류

굴절검사실에서 플러스 원주렌즈를 사용하여 굴절검사를 시행하는 경우가 있다. 그러나 대부분의 안경사들은 마이너스 원주렌즈를 사용하여 안경을 조제가공한다. 이런 경우 어느 과정에서 누군가에 의해 플러스 도수를 마이너스 도수로 바꾸어 주는 작업이 이루어져야 한다. 이때 수학적으로 실수를 하게 되면 잘못된 안경이 만들어지게 되는 것이다. 도수전환법은 앞에서 이미 설명하였다.

(6) 안경사의 오류

안경사도 실수를 할 수 있다. 때때로 안경사들이 처방을 옮겨 적을 때, 도수전환을 할 때, 또는 렌즈의 플러스, 마이너스 부호를 읽는 과정에서 실수를 할 수 있다. 렌즈미터로 안경도수를 검사할 때 이상이 발견되면, 안경사에게 조제가공한 안경의 렌즈도수와 처방전의 도수를 다시 확인해 보도록 한다.

2 안경처방 오류의 예방법

안경처방을 할 때 피검사자에게 적절한 설명을 해줌으로서 안경착용자의 불평을 사전에 막을 수 있다. 안경착용 중에 불편한 점이 있을 경우, 이 책임은 최종적으로 안경처방을 해준 처방자 또는 안경사에게 있다. 처방자나 안경사가 안경착용 중에 발생할 수 있는 불편한 사항들을 미리 설명하고 경고하는 것은 선제공격을 하는 것과 같다. 안경착용자가 자신의 안경처방에 어떠한 변화를 요구한다면 새로운 안경을 착용하게 될 경우 적응하기까지 어떠한 경험을 하게 될 것이라는 것을 미리 설명해 주어야 한다. 미리 불편할 것이라고 생각되는 점들을 설명해 주었다면 안경착용 중에 불편한 상황이 발생되더라도 전화하지는 않을 것이다.

미리 설명을 해주지 않았을 경우 다음 4가지 상황 중 한 가지를 겪게 될 것이다.

① 안경착용자 스스로 적응해 갈 때까지 열심히 "노력할" 것이다.

② 안경착용자는 조용히 전화를 하거나 지나는 길에 검사실이나 안경원을 들리게 될 것이다.

③ 안경착용자는 만족할 때까지 문제를 해결해 달라고 전화하거나 검사실 또는 안경원을 들락거릴 것이다.

④ 안경착용자는 자기 서랍 속에 안경을 던져 버리고 다시는 쓰지 않을 것이며, 여러분의 검사실이나 안경원에도 다시는 찾아오지 않을 것이다. 또한 돌아다니면서 나쁜 소문을 낼 것이다.

안경을 착용함으로서 발생할 수 있는 문제들을 미리 예방하여, 검사실이나 안경원에 다시 찾아오지 않게 하기 위한 몇 가지 방법이 있다.

그 예방법들은 다음과 같다.

① 새 안경을 착용할 때 몇 주간의 적응기가 필요하다고 미리 설명한다.

일반적으로는 안경착용자에게 전에 착용하던 안경은 다시 사용하지 말고 새 안경을 2주 동안 착용하면서 적응기간을 가져보라고 한다. 그때까지도 안경에 적응하지 못하면 안경착용자는 안경원에 다시 들리게 될 것이다. 적응기간을 미리 설명해 주지 않으면, 불편하다고 찾아 올 때마다 안경도수를 새로 처방해주고 새로 안경을 만들어 주는 식으로 해결할 수밖에 없다.

② 눈의 모든 불편한 증상이 안경으로 해결되는 것이 아니라고 설명한다.

안경착용자에게 안경을 착용해도 호전되지 않는 증상들이 있다는 것을 미리 말해 두는 것이 좋다. 예를 들어, 편두통, 결막염 등의 증상들은 안경을 착용해도 호전되지 않는다. 안경착용자에게 실제 일어날 수 있는 것들을 미리 알려준다.

③ 안경착용자가 새 안경에 만족스럽고 편안하게 착용할 수 있도록 용기를 준다.

안경착용자가 안경이나 처방전를 가지고 검사실을 떠나기 전에 용기를 가질 수 있는 말을 해 주는 것 또한 상당히 중요하다. 예를 들어 "제 생각에 이 안경을 착용하면 더 잘 보실 수 있을 것 같습니다. 아마 놀랄 만큼 잘 보일 것입니다. 문제가 있다면 전화만 주십시오. 그러나 제가 보기엔 지금 굉장히 좋은 것 같습니다."라고 용기를 주고, 안심시키는 말을 해주면 안경착용자는 이 안경에 아주 만족해하며 편안하게 사용할 것이다.

④ 안경착용 중 발생하는 문제에 대해 안경착용자 스스로 해결할 수 있는 자료를 준다.

안경착용자에게 집으로 가지고 갈 만한 어떠한 자료를 주는 것도 아주 좋은 방법 중 하나이다. 이 자료를 통해 안경착용자는 자신에게 일어날 수 있는 안경의 문제점에 대해 알 수 있으므로 안심하게 된다. 어느 안경원에서는 안경착용자들에게 설명서 또는 카세트를 주어, 안경으로 인해 발생할 수 있는 문제점들과 해결 방법들을 설명해 두어 안경착용자가 쉽게 이해 할 수 있도록 도와준다.

이러한 조치들은 안경착용자들로 하여금 굴절검사자 또는 안경사가 그들에게 최선을 다하고 있다고 생각하게 만들 것이다. 결국, 안경착용자가 처방전 또는 안경을 가지고 검사실이나 안경원을 떠나도 교육을 계속할 수 있는 것이다. 안경착용자가 검사실이나 안경원에서 검사를 받고 조제가공한 안경을 착용하고 있는 동안에도 계속적으로 여러분이 행한 교육을 생각하고 있을 것이다.

48 CHAPTER 구면도수의 변화

굴절검사의 최종목적은 굴절검사자에게 필요한 정보를 제공하여 검사자로 하여금 최선의 안경처방을 하여 피검사자가 가장 편안한 안경을 착용할 수 있도록 해 주는데 있다. 굴절검사의 결과는 단순한 숫자들의 집합이 아니라, 굴절검사 때 나타나는 도수의 변화는 피검사자에게 어떠한 질병이 발생했다는 것을 암시해 줄 수도 있다. 굴절검사에서 구면도수의 변화를 일으킬 수 있는 가장 흔한 질환들을 살펴보자.

1 플러스 구면도수의 증가

눈의 길이를 "안축장"이라고 한다. 눈의 길이가 어떠한 원인에 의해 줄어들게 되면 피검사자 눈의 굴절상태는 원시 쪽으로 변화하여 플러스 구면렌즈의 교정이 필요하게 된다.

이러한 변화를 일으키는 질환들은 대부분 안구 뒤쪽에서 발병하여 안구를 앞으로 미는 질환들이다. 망막이 앞으로 밀려, 안축장이 짧아진 것과 같은 효과가 나타나면, 눈의 굴절상태는 변하게 된다. 이 결과로 인해 다음과 같은 굴절상태의 변화를 볼 수 있다.

① 아무 굴절이상이 없던 정시안에서는 플러스 구면도수의 교정이 필요하게 된다.

② 원시인 경우에서는 더 많은 플러스 구면도수가 필요하게 된다.

③ 근시인 경우;

㉮ 근시가 중화되어 정시안이 될 수 있다.

㉯ 약한 근시인 경우 오히려 원시안으로 변할 수가 있다.

㉰ 근시가 심한 경우 여전히 근시 구면도수의 교정이 필요하나, 일부 도수가 원시에 의해 중화되어 근시의 정도가 감소한다.

이상을 종합해 보면, 근시였던 피검사자는 1) 근시의 정도가 중화되어 정시안이 되거나, 2) 마이너스 구면도수가 감소하거나, 또는 3) 심지어 원시안으로 변화될 수도 있다.

안축장이 짧아지는 상황은 안구의 외부나 안구의 내부 모두에서 유발시킬 수 있다.

안축장이 짧아지는 원인으로 다음 것들이 있다.

① **황반부가 부으면(황반부종) 각막과의 거리가 가까워지게 되어 원시가 유발된다.**

㉮ 황반부의 부종(그림 48-1)은 대부분 고혈압 환자에게서 두드러지게 나타난다. 혈압이 정상으로 돌아오면 망막부종도 원래의 상태로 회복되는 경우가 많다. 2008년 현재 한국 성인의 고혈압 유병율은 26.8 %이다.

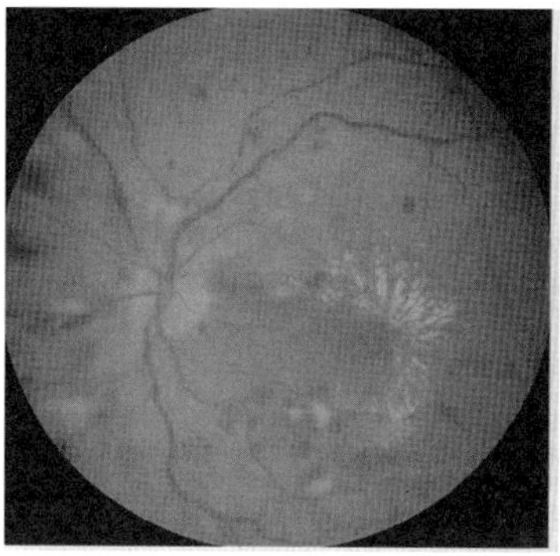

[그림 48-1] 고혈압성망막증

㉯ 중심장액맥락망막병증 때에도 황반부종을 볼 수 있으며 젊은 남자에서 자주 볼 수 있다(그림 48-2).

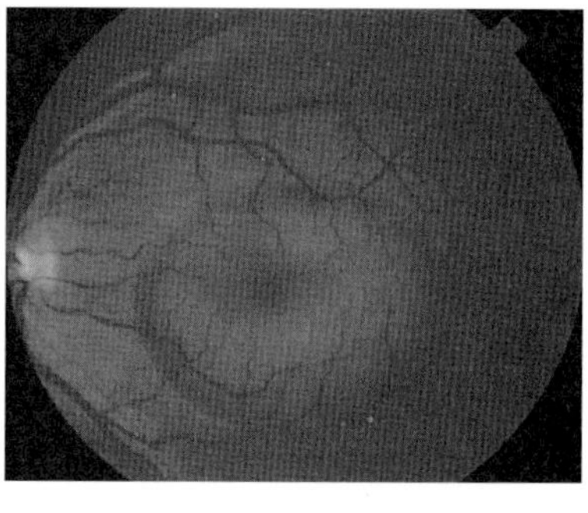

[그림 48-2] 중심장액맥락망막병증

② 안축장이 짧아진다고 해서만 원시가 발생하는 것은 아니다. 각막의 부종도 원시 쪽으로 굴절상태를 변화시켜 플러스 도수를 더 가해 주게 만든다. 그 이유는 각막의 부종으로 각막의 굴절률이 감소하여 빛의 굴절이 감소하게 되기 때문이다.

각막부종의 검사법으로

1) 각막두께측정법(pachymetry)
2) 각막곡률계법(keratometry)이 있다.

2 마이너스 구면도수의 증가

근시는 안구의 길이가 눈의 총 굴절력에 비해 긴 경우에 발생한다. 따라서 안구의 길이를 늘리는 눈의 질환은 굴절상태를 근시 쪽으로 변화시켜 마이너스 구면도수가 증가하게 만든다.

안구의 길이를 길게 변화시키는 질환들은 다음과 같다.

(1) 포도종(staphyloma)

포도종이 발병하면 공막은 얇아지고 안구의 뒷부분이 늘어나 안구의 길이는 길어진다.
포도종의 원인으로는:

1) 선천적
2) 외상
3) 녹내장의 합병증으로 인한 2차적인 발병 등이 있다.

이때 마이너스 구면도수의 변화는 아주 느리게 진행되는 것이 일반적이다.

(2) 당뇨병

당뇨병환자에서 혈당수치의 변동으로 인한 마이너스 구면도수의 증가는 포도종에 의한 굴절상태의 변화보다 더 자주 볼 수 있다. 당뇨병 환자는 모든 조건이 일정한 상태에서 굴절검사를 받고 만들어진 안경을 착용하고도 잘 보이지 않는다고 하면서 검사실이나 안경원을 재방문하는 경우가 종종 있다. 이때 다시 굴절검사를 해보면 놀랍게도, 불과 일주일이나 한 달 전에 검사한 결과보다 1.50D 또는 이 보다 더 마이너스 쪽으로 구면도수의 변화가 나타난 것을 볼 수 있다. 피검사자의 병력을 다시 조사해 보라. 피검사자가 당뇨병으로 진단을 받지 않았더라도 가족 중에 당뇨병환자가 있는지, 또는 이 피검사자가 마지막으로 당뇨검사를 받은 지가 얼마나 되었는지 조사해 보아야 한다. 2008년 현재 한국 성인의 당뇨병 유병율은 9.7%이며, 이 중 30세 이상 당뇨망막병증 유병율은 16.5%이다.

당뇨병환자에서 굴절이상의 변화가 일어나는 기전은 다음과 같다.

① 피검사자의 혈액 내 당의 농도가 올라가면, 신체 조직 내 당 농도와 혈액 내 당 농도의 삼투압 차이의 균형을 맞추기 위해 조직 내의 수분이 혈관 내로 이동하게 된다. 이 결과로 혈관 내의 수분이 증가하게 되어, 당뇨병 환자의 특징적인 증상 중 하나인 빈뇨가 나타나게 된다.

② 사람 눈의 수정체도 이 조직들의 탈수현상에서 예외가 될 수 없다. 탈수된 수정체의 표면 만곡도는 증가하게 되어 마이너스 구면도수가 증가하게 된다.

검사당일 피검사자의 혈당수치가 어느 정도냐에 따라 굴절검사 결과도 판이하게 달라진다. 혈당수치의 변화에 따른 굴절이상도의 변화는 다음과 같다.

① 검사당일 혈당수치가 정상이었다면 굴절검사는 정확하게 된 셈이다. 그러나 피검사자가 새 안경을 착용한 후 혈당수치가 올라갔다면 피검사자 눈의 굴절상태는 근시 쪽으로 변화가 나타날 것이다. 몇 번을 다시 검사해 보아도 결과는 같다.

② 검사당일 혈당수치가 높은 상태였다고 가정해 보자. 굴절검사 값은 더 많은 마이너스 구면도수로 교정해 주어야 하는 결과가 나온다. 혈당수치가 정상으로 회복되면 새 안경이 잘 안 보이게 될 것이고, 다시 굴절검사를 해 보면 피검사자의 근시 정도는 이전보다 많이 줄어든다.

다시 정리하면:

① 피검사자가 당뇨병인 것을 알면 혈당수치가 얼마나 잘 조절되고 있는지를 기록해 놓는다.

② 만약 피검사자의 혈당수치가 6주 이상 잘 조절되고 있지 않는 상태라면, 굴절검사 날짜를 다시 정하여 굴절검사를 시행한다.

③ 시력의 변동이 자주 나타나는 사람은 당뇨병이 있는지 여부를 검사해 보아야 한다.

(3) 백내장

백내장이 발생하게 되면, 근시로 서서히 진행되고 비가역적인 변화를 나타내게 된다.

백내장 환자에서 근시로 진행되는 기전과 교정법은 다음과 같다.

① 투명하던 수정체가 나이가 들면서 혼탁해지고 딱딱하게 변한다.
② 수정체의 굴절력은 증가한다.
③ 굴절력의 증가로 수정체 자체는 더욱 플러스 굴절력
④ 더 많은 마이너스 구면도수를 이용하여 교정해야 한다.
⑤ 초기나 팽대(미숙) 백내장 때, 시력은 마이너스 구면도수로 교정해 줌으로써 교정시력의 향상을 볼 수 있다(그림 48-3).

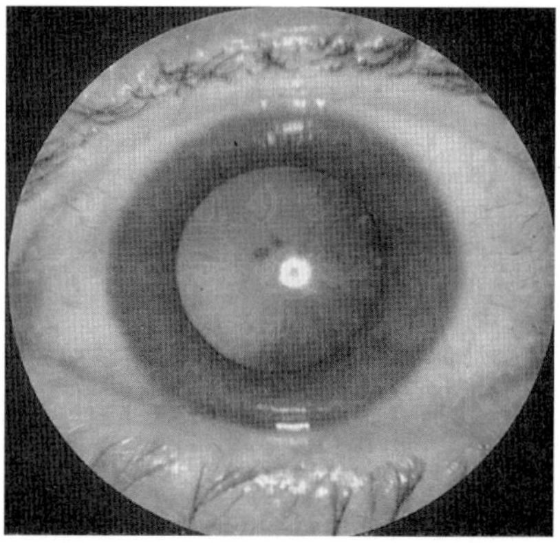

[그림 48-3] 초기 백내장

⑥ 백내장이 진행되면 안경으로는 교정이 불가능하고 수술요법이 필요하게 된다(그림 48-4).

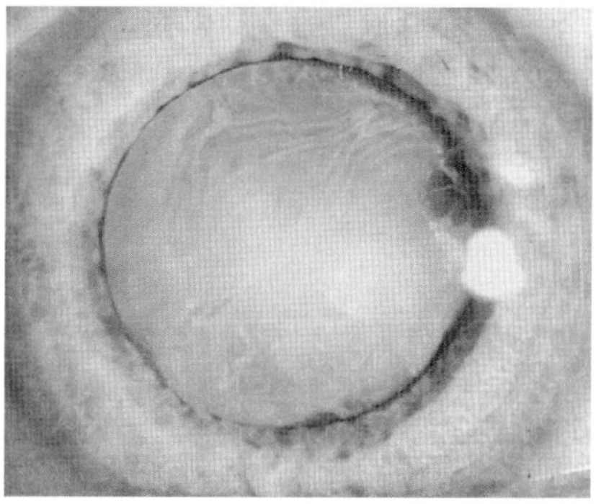

[그림 48-4] 성숙 백내장

몇몇 약물들은 백내장의 진행을 촉진시킬 수 있는데 이 약물들이 피검사자들에게 더 많은 마이너스 구면도수를 필요로 하게 만든다. 잘 알려진 약물들로는 부신피질 호르몬제, 설파노마이드, 비소 유도체 등이 있다.

굴절검사에 있어서 병력청취가 얼마나 중요한지를 재삼 알게 되었을 것이다. 시력이 근시 쪽으로 증가하게 되는 것만으로도 피검사자의 동공을 확대시켜 수정체의 혼탁 유무를 검사 해 보아야 한다.

(4) 수정체 후낭혼탁

마이너스 구면도수의 증가는 수정체적출술과 동시에 인공수정체삽입술을 받은 후 후낭혼탁이 발병하여 나타나는 경우도 있다(그림 48-5).

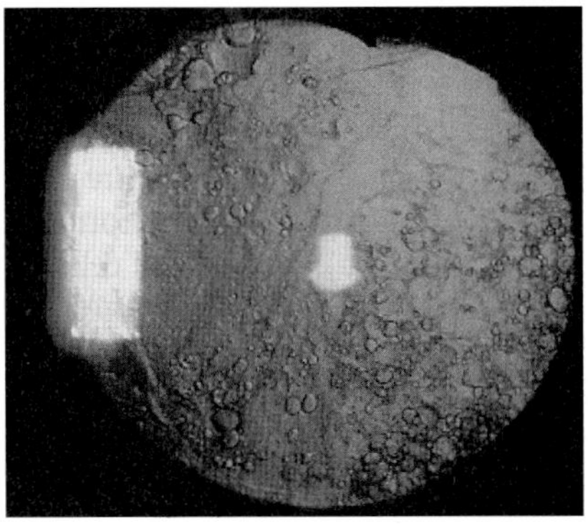

[그림 48-5] 수정체 후낭혼탁

수정체 후낭혼탁의 발생기전은 다음과 같다.

① 눈의 수정체는 일종의 주머니인 수정체낭 안에 담겨 있다.
② 수정체적출술 때 수정체의 전낭을 절개하고 혼탁해진 수정체조직을 제거한다.
③ 원래의 수정체를 대체해 새로 삽입한 인공수정체를 지지해 주기 위해 수정체 후낭은 그대로 남겨 놓는다.
④ 남겨놓은 수정체 후낭은 수술 중에 깨끗하게 처치를 하지만, 수개월이나 수년 후에 다시 혼탁해지는 경우가 빈번하다.
⑤ 처음 백내장이 발병했을 때처럼 시력은 다시 저하되고 굴절이상은 근시 쪽으로 변하게 된다.

안과에서 수정체적출술 후 그 전보다 더 많은 마이너스 구면도수의 교정을 필요로 하는 피검사자는 세극등현미경으로 수정체의 후낭을 검사해 보아야 한다. 후낭혼탁이 발생했을 경우, 네오디뮴야그(YAG)레이저를 사용하여 수정체 후낭의 중심부에 구멍을 뚫어주면 간단하게 치료할 수 있다(그림 48-6). 후낭혼탁의 중심부 혼탁이 제거되면 다시 선명하게 보이게 되고, 후낭혼탁에 의해 유발된 근시 역시 교정되어 다시 이전의 굴절상태로 되돌아간다.

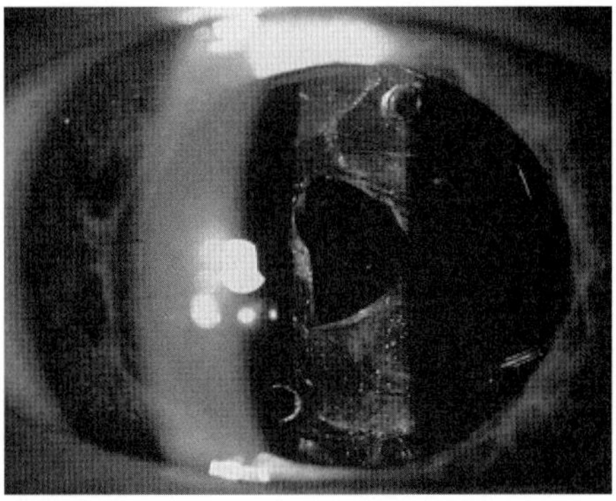

[그림 48-6] 후낭혼탁을 야그레이저로 처치한 후

49 CHAPTER 난시의 변화

앞에서 설명한 바와 같이, 굴절검사에서 나타나는 구면도수의 변화는 우리 몸에 어떠한 전신질환이 발병했다는 것을 의심하게 하듯이, 난시의 변화 역시 피검사자에게 어떠한 질환이 발생했다는 것을 암시해 줄 수 있다. 난시는 각막이나 수정체에 의해 유발되므로 난시의 변화가 있을 때에는 각막이나 수정체의 질환을 의심해 보아야 한다. 굴절검사 때 난시 도수나 난시 축 방향에 변화를 일으킬 수 있는 원인들은 다음과 같다.

1 각막의 변화

플러스 구면도수의 증가요인으로 각막부종이 원인이 되어 발생할 수 있다고 이미 설명했다. 그러나 각막전체가 항상 똑 같이 영향을 받는 것은 아니다. 각막만곡도에 비대칭적인 변화가 나타나게 되면, 눈의 난시상태에 변화를 초래하게 된다. 이는 난시의 도수 또는 난시의 축 방향에 영향을 미치게 된다.

각막의 만곡도에 영향을 미치는 원인들은 다음과 같다.

(1) 콩다래끼(산립종)

눈꺼풀의 마이봄샘에 발생하는 콩다래끼 같은 흔한 질병에 의해서도 각막의 모양이 변하게 된다. 콩다래끼의 크기가 어느 정도 이상 크면, 각막이 눌려서 모양에 변형이 나타나 난시를 유발한다. 콩다래끼가 제거되면 다시 정상으로 돌아온다.

(2) 윗눈꺼풀 피부늘어짐증

각막에 영향을 주는 또 다른 눈꺼풀 질환으로 윗눈꺼풀의 피부가 아래로 늘어져 위속눈썹보다 밑으로 쳐지거나 그 선까지 내려가 발생하는 피부늘어짐증이 있다. 안경원 또는 굴절검사실에서 이 질환으로 수술을 받고 내원한 피검사자에 대해서는 수술 후 6주가 지날 때까지 기다린 다음에 굴절검사를 시행하는 것이 좋다. 일단 늘어졌던 눈꺼풀이 바로잡히면, 각막도 원래의 모양으로 되돌아온다.

(3) 외안근 이상

외안근이 두꺼워지면 안구를 눌러서 이 또한 난시의 유발 요인이 된다. 이 현상은 갑상샘질환 환자에서 눈의 합병증으로 나타난다. 사시수술 후 이러한 이상이 나타나기도 한다.

(4) 하드콘택트렌즈 착용자

콘택트렌즈는 가장 심하게 각막난시를 가역적으로 변화시키며, 콘택트렌즈 착용자들에서 난시의 변화를 자주 볼 수 있다. PMMA 하드콘택트렌즈가 가장 심하게 변화를 일으키는 것으로 알려져 있다. 또한 콘택트렌즈에 의한 각막의 손상이 언제나 가역적이지만은 않다. 따라서 PMMA렌즈를 사용하던 피검사자를 다른 렌즈로 바꾸어 주려고 할 때에는 검사자, 안경사 그리고 피검사자 모두에게 많은 노력이 필요하다. 각막이 정상으로 돌아올 때까지, 콘택트렌즈 착용자들이 가장 싫어하고 하기 어려운 일이 콘택트렌즈가 아닌 안경만을 착용하고 있어야 한다는 것이다. 그렇지 않으면 콘택트렌즈의 곡률반경을 정기적으로 바꾸어 주면서 각막곡률반경의 변화가 더 이상 나타나지 않고, 각막이 안정된 상태인 정상으로 돌아올 때까지 기다리는 것이다. 콘택트렌즈 착용자들은 자주 K 값을 측정하여 콘택트렌즈 때문에 각막곡률반경이 변하고 있지 않은 가를 살펴보아야 한다.

(5) 각막질환

각막질환은 난시를 유발시킬 수 있다. 그 질환들은 다음과 같다.

① 건성각결막염

② 유행각결막염

③ 단순포진각막염

이러한 피검사자들에 있어서 시력이 떨어지면 그 원인을 각막의 흉터 때문이라고 판단하는 경우가 많다. 신중히 K 값을 측정하고 굴절검사를 시행하면 난시의 변화를 검사해 낼 수 있다.

(6) 원추각막

난시의 변화를 특징적으로 나타내는 질환으로 원추각막이 있다. 이 질환은 유전각막이영양증의 일종으로 각막의 중심부가 서서히 얇아져서 앞으로 돌출되는 질환이다. 초기에는 각막곡률반경을 측정하거나 굴절검사를 시행하면 각막곡률반경(K) 값과 난시 도수에 미세한 변화가 나타난다. 그러나 정기적으로 검사할 때마다 K 값과 난시 도수의 계속적인 변화가 나타나는 것을 볼 수 있다.

(7) 안과수술 후

백내장, 녹내장, 각막이식 수술 후에 난시의 변화가 나타나기도 한다.

⑴ 백내장 수술에서 각막을 봉합할 때 봉합사에 가해지는 힘에 따라 각막이 당겨지므로 각막모양에 변형이 생겨 난시를 유발할 수 있다. 수술 후 치료과정에서 K값을 주기적으로 측정하여 봉합부분이나 당겨졌던 각막이 다시 느슨해지지 않았는지를 확인해야 한다. 유발된 난시가 너무 심하다면, 봉합사들을 적당히 조정하여 난시의 도수나 난시의 축 방향을 변화 시켜야 한다. 수술 후 몇 개월이나 몇 년이 지나면 각막의 변화는 줄어들고 안정되어 난시의 축 방향과 도수도 일정해진다.

최근에는 수술 장비의 발달로 수정체적출술 때 각막을 작게 절개하므로 봉합을 하지 않는 경우가 흔하다. 이러한 수술방법의 발전으로 수정체적출술에 의한 난시 도수 또는 난시 축 방향의 변화는 아주 미미하다. 수정체적출술을 받은 무수정체증이나 인공수정체눈 환자에 대한 굴절검사법은 앞에서 설명하였다.

⑵ 녹내장 환자에게 여과수술을 하게 되면 이 또한 각막의 모양을 변화시킨다. 최근에는 레이저 치료법이 개발되고 많은 발전이 있어, 여과수술에 의한 난시 도수의 변화는 점점 보기가 힘들어지는 추세이다.

⑶ 각막의 모양을 변화시키는 가장 큰 원인은 각막이식수술이다. 각막이식수술을 받은 환자는 수술을 받은 한 달 후부터 검사실을 방문 할 때마다 K 값에 대한 검사를 받는다. 수술을 받고 한 달 이전에라도 검사실을 방문하게 되면 K 값을 검사해야 하고 검사는 빨리 시행할수록 좋다. 각막이식수술을 받은 환자에 있어서 봉합사를 제거하거나, 조정함으로서 모든 경선의 각막곡률반경(K 값)이 거의 같도록 조정해 줄 수 있다. 이 과정이 경우에 따라서는 몇 개월이 걸려야 끝나는 수도 있다. 각막이식수술을 받은 피검사자들의 굴절검사법에 대해서도 이미 앞에서 설명하였다.

2 수정체 변화

굴절검사결과 나타나는 난시의 도수와 축 방향은 각막 난시와 수정체성 난시의 합으로 결정된다. 난시의 주된 변화가 각막 만곡도의 변화에 의해 발생 하지만, 수정체 만곡도의 변화도 역시 이 같은 결과를 유발시킨다. 수정체 만곡도의 변화에 의해 발생한 난시를 수정체성 난시라고 한다. 각막 난시는 각막곡률계로 직각을 이루고 있는 두 주경선의 측정된 K 값의 차이로 알 수 있다. 각막 난시와 수정체성 난시의 값은 굴절검사에서 얻은 전체 난시 값과 K 값을 비교하면 알 수 있다. 예를 들어 굴절검사에서는 2.50D의 난시가 있으나, 측정된 K 값에는 난시가 없는 것으로 나타났다면, 이 경우의 난시는 전부 수정체성 난시라는 것을 알 수 있다.

수정체성 난시의 변화를 일으키는 가장 큰 원인 중 하나로 당뇨병환자에서 혈당치의 변화이다. 수정체의 탈수과정 기전은 앞에서 살펴보았다. 비정상적인 수정체의 탈수는 수정체의 만곡도를 변화시킨다고 생각한다면 이로 인해 수정체성 난시가 발생된다는 것도 어렵지 않게 이해될 것이다.

50
CHAPTER

조절력의 변화

굴절검사는 처방자로 하여금 최선의 원거리용 안경뿐 아니라 근거리용 안경 역시 피검사자에게 가장 편안하게 착용할 수 있도록 처방해 주는데 있다. 굴절검사에서 나타나는 도수의 변화들은 피검사자에게 어떠한 질병이 발생했다는 것을 암시해 줄 수 있다. 굴절검사에서 구면도수의 변화와 난시의 변화 뿐 아니라, 경우에 따라서는 조절력의 변화로 근거리 또는 원거리 시력에 변화를 일으킬 수 있다. 일반적으로 조절력에 변화를 일으킬 수 있는 질환들과 조건들은 다음과 같다.

1 당뇨병

눈의 조절이 잘 안 되는 당뇨병환자의 시력이 혈당치에 의해 지대한 영향을 받고 있다고 생각이 든다면, 그것은 정확한 판단이다. 다시 말해, 혈당치의 변동이 수정체의 탈수상태를 변화시켜 조로성 노시안을 유발시킬 수 있다는 것을 알아야 한다. 이것은 혈당치가 얼마나 잘 조절되고 있느냐에 따라 달라지게 되므로, 피검사자에게 혈당치를 항상 일정하게 유지하도록 권고해야 한다.

2 약물

조절력은 일부 약물에 의해서도 변화가 올 수 있다. 약물 중 몇 종류는 안과 외래에 비치되어 있고, 몇몇 약물은 치료제로서 꼭 사용해야 하는 약일 수도 있다.

조절력에 영향을 미치는 약물들은 다음과 같다.

① 필로카르핀(Pilocarpine): 녹내장을 치료하는 동공수축제로 조절경련을 일으킬 수 있다.

② 조절마비제(Cycloplegics): 조절마비제와 동공확대제는 치료 및 검사를 위해 조절력을 마비시킬 때 사용한다.

③ 신경진정제, 파킨슨씨병치료제, 항근육경련제 및 위장관이완제 등과 같이, 전신적으로 사용되는

약물도 조절력에 영향을 주는 경우가 있다.

④ 아트로핀(Atropine): 전신적으로 투여되는 아트로핀제제와 같이, 사람의 평활근에 영향을 주는 약제들도 시력과 조절력에 영향을 줄 수 있다.

3 초기 백내장

백내장환자가 경험하는 "제2의 시력"이라는 현상도 조절의 변화에 의해 나타나는 한 가지 증상이다. 초기백내장은 근시를 유발한다고 설명한 것을 기억하고 있을 것이다. 유발된 근시는 원시나 정시안이었던 사람에게서 이중초점렌즈나 독서용 근거리 안경을 끼지 않고도 신문을 읽을 수 있게 해준다. 이런 경우, 이들은 새로운 시력을 가지게 된 것처럼 가족이나 친구들을 놀라게 한다. 이는 진정한 조절의 변화는 아니다. 그러나 피검사자들의 근거리시력에 영향을 미치고 있으므로 여기에서 같이 설명하였다.

이상에서 공부한 바와 같이 눈의 굴절이상 정도에 변화가 온다는 것은 전신적 또는 안과적 질환이 나타났다는 일종의 신호로 생각 할 수 있다. 그러므로 굴절력의 변화가 있는 경우 눈의 정밀검사 뿐 아니라 전신질환의 유무도 동시에 검사를 해 보아야 한다.

참고문헌

REFERENCE

이진학외 3인 공저, 안과학, 8판, 2008, 일조각

진가헌, 임상안기능검사, 3판, 2008, 대학서림

한국외안부연구회, 각막, 2판, 2006, 일조각

엄부섭, 안과검사, 2/e, 2008, 내외학술

진용한, 굴절검사와 처방, 3판, 2009, 내외학술

강현식, 안경학개론, 3판, 2009, 신광출판사

성풍주, 안경광학, 6판, 2009, 대학서림

和 泉 行 男, 一般屈折檢査, 1983, 일본

보건복지가족부, 국민건강영양조사, 2010

Stein, The Ophthalmic Assistant: A Text for Allied and Associated Ophthalmic Personnel, 8e, 2006, Mosby

Benjamin, Borish's Clinical Refraction, 2e, 2006, BH

Michaels, Visual optics and Refraction, 3e, 1985, Mosby

Ledford, Excercise in Refractometry, 1990, Slack

Vrabec, Ophthalmic Essentials, 1992, Blackwell Scientific

Yanoff, Ophthalmology, 3e, 2008, Mosby

Albert, Principles & Practice of Ophthalmology, 3e, 2008, Saunders

Duane's, Clinical Ophthalmology, 2009, Lippincott Williams & Wilkins

Kanski, Clinical Ophthalmology, 6e, 2007, Saunders

Jaffe, Cataract Surgery & Its Complications, 6e, 1998, Mosby

Paul Riordan-Eva, Vaughan & Asbury's General Ophthalmology, 17e, 2007, Lange

A.A.O, Basic and Clinical Science Course (BCSC)(section 3, 11, 13), 2010, A.A.O

Wright, Textbook of Ophthalmology, 1e, 1997, W.W

Newell, Ophthalmology Principles &Concepts, 8e, 1996, Mosby

Duke-Elder, Practice of Refraction, 3e, Churchill Livingstone

Grosvenor, Primary Care Optometry, 5e, 2006, BH

Remington, Clinical Anatomy of the Visual System, 2e, 2004, BH

Brooks, System for Ophthalmic Dispensing, 3e, 2006, BH

Macnaughton, Eye Essentials: Low Vision, 1e, 2005, BH

Pickwell, Binocular Vision Anomalies, 5e, 2007, BH

Carlson, Clinical Procedures for Ocular Examination, 3e, 2003, McGraw-Hill Medical

찾아보기

INDEX

ㄱ

ㅇ

ㅈ

ㅊ

ㅋ

ㅌ